브레인 리셋

Brain Power by Catherine de Lange

브레인 리셋

10년 더 젊어지는 뇌 습관

1판 1쇄 발행 2025년 4월 8일

지은이 캐서린 드 랭
옮긴이 이영래 ｜ 감수 조한경
펴낸이 이수정 ｜ 펴낸곳 북드림
교정교열 고혜림 ｜ 표지 및 본문 디자인 북디자인 경놈

등록 제2020-000127호
주소 경기도 남양주시 다산순환로20 C동 4층 49호
전화 02-463-6613 | 팩스 070-5110-1274
도서 문의 및 출간 제안 suzie30@hanmail.net
ISBN 979-11-91509-58-8 (03510)

· 책값은 뒤표지에 있습니다.
· 파본은 구입처에서 교환해 드립니다.

브레인

| 10년 더 젊어지는 뇌 습관 |

리셋

BRAIN RESET

캐서린 드 랭 지음 | **조한경** 감수 | **이영래** 옮김

북드림

이 책을 거의 다 써 내려갈 무렵, 나는 처음으로 신경과 전문의의 진료를 받았다. 이따금 나를 괴롭히던 편두통이 만성화되어 그 원인을 알고 싶었기 때문이다. 신경과 의사는 내 생활 방식, 가족력 및 두통에 대해 여러 가지를 물었다. 내가 무엇 때문에 편두통이 생겼는지 모르겠다고 하자, 그는 신경과 전문의인 그조차도 자신이 겪는 편두통의 원인을 알 수 없다며 걱정하지 말라고 했다.

　의사는 상담을 끝내면서 심각한 문제는 아닐 것이라고 나를 안심시키고 종이를 꺼내 실험을 통해 편두통 환자에게 도움이 되는 것으로 입증된 약의 이름을 휘갈겨 썼다. 대단한 신약이나 강력한 진통제가 아닌 '비타민 B2(리보플라빈) 400mg'이었다.

　비타민 B2는 내가 충분히 먹는 아몬드, 브로콜리, 달걀과 같은 식품에 함유되어 있으며, 음식물을 에너지로 전환하고, 신경계의 적절한 기능을 돕는 등 우리 몸에서 여러 용도로 사용되는 것으로 알려져 있다. 우리에게 매일 필요한 비타민 B2의 양은 신경과 전문의가 처방한 양보다 훨씬 적지만, 많은 양의 비타민 B2를 복용한 사람들은 편두통이 줄어들고 통증 지속 시간도 짧아진다는 것이 여러 연구를 통해 입증되었다. 심지어 한 연구는 편두통의 횟수가 절반으로 줄어드는 것을 발견했다. 과학 저널리스트인 내가 가장 먼저 한 일은 그런 연구들을 찾아보고 직접 증거를 평가하는 것이었다. 난 여전히 다소 회의적인 입장이었지만 비타민 B2 복용 후에 소변이 노랗게 변한 것 말고는 부작용이 없었기 때문에 처방을 따르기로 했다. 신경과 진료를 통해 편두통을 조금 더 편안하게 생각하게 되었으며, 이 책을 쓰는 동안 발견한 뇌와 관련된 많은 중요한 정보, 즉 우리 모두에게 유용한 정보에 더 관심을 기울일 수 있었다.

꽤 유명한 두통 전문가 중 한 사람인 이 의사조차 여러 가지 두통을 유발하는 원인이 무엇인지 잘 모르고 있었다는 사실부터 이야기해 보자. 인간의 뇌가 우주에서 가장 복잡하다는 말이 진부하게 들리겠지만, 사실 뇌는 정말로 믿을 수 없을 만큼 복잡하다. 수십 년간의 연구에도 불구하고 우리는 뇌가 어떻게 작동하는가에 대해 겨우 겉핥기 정도의 지식을 갖고 있을 뿐이다. 뇌를 구성하는 세포가 어떻게 서로 소통해 우리의 복잡한 생각, 감정, 행동, 감각을 만들어내는지, 특히 의식은 어떻게 생기는지에 대해 알기는커녕, 뇌를 구성하는 세포조차 제대로 알지 못한다. 그러므로 뇌 관련 세부 사항을 전부 알지 못한다고 신경과 의사를 탓할 수는 없다.

이 이야기를 듣고 그럼 포기해야 하는 게 아닌가, 뇌가 지나치게 복잡해서 우리가 이해하기 어려운 게 아닌가 생각할 수 있다. 뇌가 복잡하다는 것은 뇌를 이해하는 모든 노력을 포기해야 한다는 의미가 아니다. 우리는 뇌의 작용에 대한 새로운 정보를 끊임없이 발견해 나가고 있다. 특히 뇌가 어떻게 활성화되는지 볼 수 있는 MRI 스캔과 같은 기술이 큰 도움을 주고 있다. 지금 신경 과학 분야는 대단히 흥미로운 시기를 맞고 있으며, 우리는 이 새로운 지식을 잘 활용해야 한다.

하지만 우리는 이 과학이 현재 진행형이라는 점 또한 염두에 두어야 한다. 이 책에서 다루는 몇 가지 영역, 특히 운동, 수면, 정신의 안정, 사회적 관계 유지 등이 뇌에 미치는 영향력은 강력하고 명확하다. 따라서 이 부분에서는 우리의 행동을 통해 뇌 기능을 향상할 확실한 방법이 있다는 데 합의가 이루어지고 있다. 한편, 그만큼 증거가 명확하지 않은 뇌 과학 분야도 있다. 그러나 뇌 연구가 진행됨에 따라 새로운 사실들이 발표되고 뇌에 관한 이해가 더욱 깊어질 것이며, 그 과정을 주시하는 것도 분명 가치 있는 일이다.

이제 비타민 B2 이야기로 다시 돌아가 보자. 여기서부터 상황이 흥미진진해진다. 오늘날에는 뇌(정신)와 몸이 따로 작동하는 것이 아니라 정신적 문제들이 신체적 건강과 복잡하게 연관되어 있다는 인식이 커지고 있다. 여러분은 어떨지 모르겠지만, 비타민 보충으로 두통을 예방할 수 있다면, 나는 편두통 증상을 치료하기 위해 진통제보다는 비타민을 택하고 싶다(물론 필요할 때는 진통제를 복용할 것이다).

흥미롭게도 최근 연구에 따르면, 노화로 인한 뇌의 변화와 인지력 저하에는 유전보다는 환경적 요인이 가장 큰 영향을 미친다고 한다.[1] 이것은 우리가 일상에서 선택하는 삶의 방식, 즉 라이프스타일이 뇌 건강에 얼마나 중요한지를 다시 한번 입증한다. 라이프스타일을 개선하여 뇌 건강을 돌볼 수 있다는 사고방식은 혁신적이다. 신체 건강을 유지하는 것뿐만 아니라, 다양한 취미와 습관을 통해 우리 뇌가 원활하게 기능하도록 하는 수많은 방법이 있다는 것을 시사하기 때문이다. 이 책은 바로 이런 방법을 이야기한다.

이것은 병원에 가야 할 상황이 되기 전에 뇌 건강을 지키기 위한 행동을 시작해야 한다는 의미이기도 하다. 이 책은 지금 당장 뇌 건강 관리를 시작하라는 선언문이다. 그리고 그 시작은 빠를수록 좋다.

우리에겐 기다릴 여유가 없다. 빨리 혁명에 나서야 한다. 2030년이면 60세 이상 인구가 56% 증가해 14억 명에 이를 것으로 예상된다.[2] 이러한 인구 고령화로 인해 알츠하이머병 및 혈관성 치매와 같은 신경 퇴행성 질환이 발생할 가능성이 급증할 것이며, 우리 중 절반은 치매에 걸릴 수도 있다. 하지만 어떤 요소가 치매 위험을 높이는지 알지 못하는 사람이 태반이다.[3] 안타깝게도 우리는 알츠하이머병의 원인에 대해 대략적인 지식만을 갖고 있을 뿐이며, 아직 치료법도 없다. 이는 이런 질병들을 예방하고 발병 속도를 늦출 수 있는 라이프스타일을 선택하는 것이 그 어느 때보다 중요하다는 것을 의미한다.

이 책 전반에 걸쳐 뇌 건강을 개선하기 위해 우리가 할 수 있는 일과 피해야 할 일은 무엇인지 알아볼 것이다. 그렇다면 건강하고 행복한 뇌란 무엇을 의미할까? 이 책에서는 뇌에 구조적인 문제가 없으며, 뇌 스캐너로 검사했을 때의 기능을 바탕으로, 뇌가 예상대로 기능하는 것을 건강한 뇌라고 정의했다. 또한 뇌가 나이가 들어감에 따라 어떻게 변하는지, 특히 치매로 이어질 수 있는 해로운 변화를 최소화하기 위해 우리가 할 수 있는 일은 무엇인지에 대해서도 충분히 다룰 것이다.

행복한 뇌와 관련해서 실질적으로 이야기하려는 것은 기분이다. 우울증과 불안 같은 기분에 영향을 미치는 정신 건강 상태뿐만 아니라 스트레스처럼 우리를 기분 나쁘게 만드는 다른 상태들도 함께 살펴볼 것이다. 또한 정서적 문제와 관계없이 우리의 기분을 즉각적으로 개선하는 방법에 대해서도 살펴볼 것이다. 그리고 이러한 범주 내에서 인지 능력을 개선하고 유지하는 법을 논의할 것이다. 이는 집중력 및 창의력 향상은 물론, 장기적으로 명료한 정신을 유지하는 것을 포함한다.

이 책은 거의 전적으로 뇌에 초점을 맞추고 있지만, 여기서 다루는 다양한 정보는 신체 전반에도 큰 이점을 가져다줄 수 있을 것이다. 뇌 건강을 개선하는 여정은 여러모로 삶의 질까지 향상시키기 때문이다. 더욱이 이러한 방법들 대부분은 돈이 들지 않으며, 시간이 많이 필요하지 않고 상당히 재미있기도 하다.

결국, 뇌가 건강하다는 것은 기분이 좋다는 것을 의미한다. 내 바람은 이 책이 지금은 물론 나이가 들어 가면서도 일상에 도입할 만한 크고 작은 변화를 찾아내는 데 도움을 주는 것이다. 이러한 변화

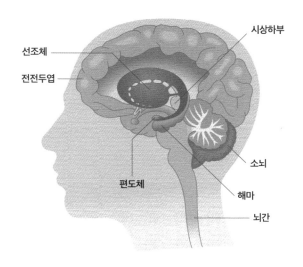

들이 번거로운 짐이나 고역처럼 느껴지지 않길 바란다. 이 책에서 소개한 다양한 방법을 시도해 보고 자신에게 맞는지 확인해 보길 권장하지만, 부담스럽게 느껴지는 방법은 건너뛰고 다른 방법을 선택해도 괜찮다.

시작하기 전에, 비타민 B2를 먹어 보라는 신경과 전문의의 조언으로 돌아가 보자. 앞에서 언급한 그 설득력 있는 임상 시험에서 비타민 B2를 복용한 사람들의 편두통 발생률은 절반으로 줄었지만, 연구에 참여한 사람 모두가 효과를 본 것은 아니었다. 나 역시 효과가 있을지는 아직 알 수 없다. 다만 우리의 놀라운 뇌가 우리를 독특하게 만든다는 점을 기억하는 것이 중요하다. 뇌는 제각각 다르며, 모든 사람에게 맞는 만능 해결책은 존재하지 않는다. 많은 사람들이 라이프스타일에 관계없이 정신 건강 문제와 신경 질환을 앓고 있으며, 앞으로도 그럴 것이라는 점은 반드시 지적하고 넘어가야 한다. 중요한 것은 우리의 행동이 뇌 건강에 큰 영향을 미칠 수 있지만, 모든 문제를 해결하는 답은 아니라는 점이다.

특효약이나 빠른 길은 없다. 뇌를 보호하는 가장 안전하고 확실한 방책은 유익한 습관들을 조합해 그 효과가 커지도록 하는 것이다. 이는 빠른 해결책이 아니며, 지속적인 생활 습관의 변화가 동반되어야 한다.

미래의 언젠가는 과학자들이 뇌 건강에 좋은 습관을 실행했을 때와 같은 효과를 내는 알약을 개발해 운동, 좋은 친구들과 함께 마시는 레드 와인 한 잔, 견고한 인간관계, 자연에서의 산책, 숙면, 얼굴에 닿는 따뜻한 햇살, 영양가 있는 음식의 영향을 대신할 수 있을지도 모른다. 그런 날이 오면, 노력 없이 알약 하나로 뇌 건강의 모든 이점을 누리며 다른 일에 집중할 수 있을지도 모르겠다. 하지만 나는 여러분이 이런 즉각적인 해결책을 바라기보다, 뇌를 건강하고 행복하게 만드는 그 활동 자체에서 즐거움을 찾고, 그것을 라이프스타일로 삼아 오래도록 건강한 삶을 유지하기를 바란다.

- 캐서린 드 랭

내가 기능의학을 처음 접한 것은 2005년 초였다. 약물이나 수술로 단순히 '솔루션'을 찾는 것이 아니라, '원인'을 규명하는 신선한 접근 방식에 금세 매료되었다. 마치 환자들을 도울 수 있는 무궁무진한 길이 펼쳐진 듯했다. 현대 의학에서 간과해 왔던 장내 마이크로바이옴, 호르몬 균형, 인슐린 저항성, 중금속으로 인한 독성 문제, 영양학 등을 공부하며 진료에 활용했다.

환자들을 진료하며 데이터가 쌓일수록 선명하게 드러나는 공통적인 질병의 원인이 있었다. 모든 병의 원인이라고 단정할 수는 없지만, 거의 대부분의 질환과 연결된 공통분모가 하나 있었으니, 그것은 바로 '스트레스'다.

스트레스는 우리 몸이 더 많은 에너지를 요구받는 상태를 의미한다. 물론, 스트레스가 무조건 나쁜 것은 아니다. 오히려 적절한 육체적 스트레스는 삶의 활력을 불어넣는다. 하지만 현대인들은 운동이 부족해 육체적 스트레스는 줄어든 반면, 정신적 스트레스는 훨씬 커진 상태다. 문제는 과도한 정신적 스트레스가 몸을 병들게 한다는 것이다.

인슐린 저항성의 원인은 단순히 과도한 탄수화물 섭취에만 있는 것이 아니다. 스트레스가 심하면 인슐린 분비가 증가해, 심지어 굶어도 당뇨병에 걸릴 수 있다. 스트레스는 콜레스테롤과 혈압을 높이며, 장내 환경을 망가뜨리고, 호르몬 불균형을 초래한다. 영양제를 챙겨 먹어도 스트레스가 심하면 몸이 영양소를 제대로 활용하지 못한다. 스트레스는 단순히 마음의 문제가 아니다. 온몸에 영향을 미치며, 그중에서도 가장 큰 타격을 받는 곳이 바로 뇌다.

이렇듯 스트레스에 지속적으로 노출되는 것은 생각보다 훨씬 위험한 일이다. 어떻게든 해결책을 제시하고 싶지만, 사람마다 처한 환경과 스트레스에 대한 내성이 다르기에, 각자의 상황에 맞춘 해결책을 제시하는 것은 사실상 불가능하다. 게다가 어설픈 조언은 오히려 상처가 될 수도 있다.

이런 고민을 늘 하던 와중에, 나는 『브레인 리셋』을 감수하게 되었다. 이 책은 뇌 건강에 관한 내용을 다루지만, 단순한 '뇌 기능' 이야기에서 그치지 않는다. 건강한 뇌, 행복한 뇌를 가꾸는 방법이 담겨 있다. 뇌가 건강하고 행복하면 스트레스를 이겨 낼 수 있으며, 실제로 기능의학 병원을 찾는 많은 환자들의 질환이 해결된다.

물론, 뇌 건강을 위협하는 요인은 스트레스만이 아니다. 『브레인 리셋』은 식사, 수면, 운동, 장 건강, 사회적 활동, 감정 관리까지 폭 넓게 다루며, 뇌를 건강하게 유지하는 현실적인 방법을 제시한다.

　이 책의 저자는 의사나 과학자가 아니라 과학 저널리스트이자 편집자이다. 전문 연구자가 아니라는 점에서 의아할 수도 있지만, 오히려 깊이 있는 취재와 방대한 최신 과학 정보를 바탕으로 탄탄한 내용을 제공한다. 저자는 방대한 최신 과학 정보를 선별하고, 복잡한 개념을 쉽게 풀어내는 데 능숙하다. 단순히 학문적인 이론을 나열하는 것이 아니라, 일반 독자들이 현실에서 적용할 수 있도록 명확하고 친숙한 언어로 전달한다. 덕분에, 의사들이 쓴 전문적인 책보다 훨씬 더 쉽게 읽히고, 실생활에서 유용하게 활용할 수 있다.

　그 어떤 슈퍼컴퓨터보다 정교하고 강력한 우리 뇌를 최고의 성능으로 유지할 보물 같은 내용이 이 책에 담겨 있다. 나이가 들수록 뇌의 기능은 빠르게 쇠퇴한다. 따라서 뇌 건강을 유지하는 것은 단순한 건강 관리 차원을 넘어, 삶의 질을 결정짓는 중요한 요소다. 뇌를 가진 모든 이들에게 이 책을 추천한다.

- 캘리포니아 오렌지카운티에서

조한경, 『환자 혁명』 저자

차례

1부

식습관

DIET

뇌는 신체 에너지의 약 20%를 소비하는 대식가다. 하지만 우리는 음식을 선택할 때 신체 건강에 미치는 영향만을 고려하곤 한다. 심장에 좋을까? 살이 찌지는 않을까? 암이나 당뇨병을 유발하지는 않을까? 이런 식으로 생각하는 것은 개인뿐만이 아니다. 대체로 의학계 역시 식단이 정신 건강에 미치는 역할을 과소평가해 왔다. 장이 독립적인 기관이 아니며 뇌와 끊임없이 대화하고 있다는 것이 오래전부터 알려져 있었는데도 말이다. 현재는 과학이 뇌와 장 사이의 대화에 관심을 쏟기 시작했고, 이를 통해 믿기 어려운 결과들이 드러나고 있다.

장과 뇌가 소통하는 방법 중 하나는 최근 들어 연구가 폭발적으로 증가하고 있는 마이크로바이옴microbiome(미생물군집)을 통한 것이다. 1장에서는 우리 몸속에 살고 있는 수조 개의 미생물에 대해 배우고, 그 미생물들이 건강에 어떤 영향을 미치는지에 대해 알아볼 것이다. 결정적으로, 우리가 이 미생물들을 어떻게 먹이고 보살피면 그들은 물론 우리 자신까지 행복하게 만들 수 있는지 배울 것이다.

2장에서는 무엇을 먹는지뿐만 아니라 '언제' 먹는지가 정신을 맑게 유지하는 데 중요한 역할을 한다는 견해에 대해 알아볼 것이다. 다양한 단식법이 인기를 끌고 있지만, 정말 단식이 효과가 있는지 그리고 공복이 뇌를 조율하는 데 도움이 되는지를 살펴볼 것이다.

나쁜 식습관은 전 세계 대부분의 국가에서 흡연보다 더 많은 생명을 앗아 가는 주요 사망 요인이다.[4] 어디에서부터 잘못된 것일까? 3장에서는 가장 건강한 식습관을 가진 것으로 알려진 세계의 여러 지역을 둘러보고, 최적의 뇌 건강과 장수를 위해 실제로 무엇을 먹어야 하는지를 최신 연구 결과를 바탕으로 알아볼 것이다.

식습관이 뇌에 미치는 영향에 대해 여전히 확신이 생기지 않는 사람들을 위해 마지막 4장에서는 신체가 음식을 처리하는 능력에 문제가 생겼을 때 어떤 일이 일어나는지 살펴보고, 알츠하이머병을 뇌에 생긴 당뇨병으로 볼 수 있다는 놀라운 견해에 대해서도 알아볼 것이다.

또한 빠른 효과를 약속하는 그릇된 다이어트 방법과 유행 대신 진정으로 뇌를 건강하게 유지할 수 있는 지속 가능하고 맛있는 식단에 대해 여러 장에 걸쳐 배울 것이다.

1장

기분을 개선하려면
무엇을 먹어야 할까

첫 데이트에서 속이 울렁거리는 경험을 해 보았는가? 상대방이 나에게 솔직하지 않다는 직감gut feeling(직감, 육감이라는 의미의 gut feeling에서 gut은 소화관을 의미한다 —옮긴이)이 든 적이 있는가? 직장에서 중요한 프레젠테이션을 앞두고 배탈이 난 적은? 누구나 어떤 형태로든 장과 뇌의 연관성을 경험해 본 적이 있을 것이다.

그러나 장에 자체 신경계가 있다는 사실, 먹고 있지 않을 때도 장과 뇌가 끊임없이 대화하면서 생각과 기분에 영향을 미치고 있다는 사실을 알고 있는 사람은 많지 않을 것이다. 이 연관성이 어찌나 강한지 과학자들은 장을 제2의 뇌라고 부를 정도다. 이들은 어떻게 하면 장과 뇌의 관계를 발전시켜 더 좋은 기분을 느끼고 더 나은 사고를 할 수 있을지 알아내기 위해 그 어느 때보다 노력하고 있다.

장과 뇌 사이의 양방향 커뮤니케이션을 장-뇌 축이라고 하며, 이 안에서 정보가 여러 가지 방식으로 오간다. 가장 직접적인 소통 방법은 미주 신경을 통하는 것이다. 장과 중추 신경계를 연결하는 정보의 초고속 통로인 미주 신경은 신체의 '휴식 및 소화' 모드에서 핵심적인 역할을 한다. 미주 신경은 장기의 활동을 감지하고 중요한 정보를 뇌로 전달하는 능력이 있어 신체의 제6감으로 간주된다.[5] 장은 미주 신경 외에도 호르몬, 면역 체계, 장내 미생물 등 다양한 매개체를 통해 뇌와 소통할 수 있다.

장-뇌 축이 정신 건강에 미치는 영향을 이해하게 된 것은 비교적 최근의 일이며, 그중에서도 장내 미생물의 역할에 대한 이해는 더더욱 그렇다. 그럼에도 불구하고 이는 매우 흥미로운 연구 분야로, 우리가 장내 미생물을 대하는 방식이 정신 건강에 지대한 영향을 미칠 수 있다는 설득력 있는 증거가 있다.

마이크로바이옴을 만나 보자

우리의 소화관에는 약 40조 개의 미생물이 살고 있다. 이해하기 쉽게 설명하자면, 장내 미생물의 수는 인간 몸을 구성하는 세포 수와 거의 비슷하며, 지구상의 인구보다 10만 배 더 많다.[6]

이 미생물들은 주로 소화관의 마지막 부분인 대장에 서식한다. 대장은 소화 시스템에서 가장 느린 부분으로, 음식물을 처리하는 데 약 12~30시간이 걸린다. 이는 장내 미생물이 마법을 부릴 충분한 시간이다. 박테리아, 바이러스, 곰팡이, 기생충을 포함한 수조

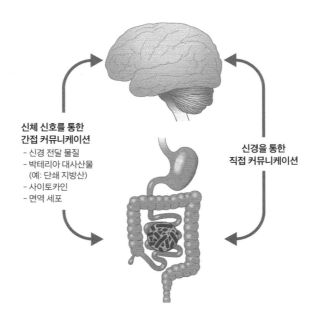

신체 신호를 통한
간접 커뮤니케이션
- 신경 전달 물질
- 박테리아 대사산물
  (예: 단쇄 지방산)
- 사이토카인
- 면역 세포

신경을 통한
직접 커뮤니케이션

개의 미생물을 통틀어 장내 미생물총microbiota이라고 부른다. 이들은 우리 몸의 모든 유전 물질을 뜻하는 게놈보다 수백 배 더 많은 유전자를 갖고 있다. 이런 미생물 유전자 집합을 마이크로바이옴 microbiome이라고 부른다.

놀랍게도 21세기 이전까지 우리의 장내 미생물 중 80%는 미지의 존재였으나, 유전자 염기 서열 분석 기술 덕분에 상황이 바뀌고 있다. 2007년에는 '두 번째 게놈' 염기 서열 분석을 위한 인간 마이크로바이옴 프로젝트Human Microbiome Project가 시작되었다. 이제 우리는 장에 살고 있는 이 거주민들이 무엇인지에 초점을 맞추는 데서 벗어나 장내에서 그들이 어떤 활동을 하는지, 신체 건강과 정신 건강에 긍정적인 영향을 가져올 수 있도록 그들을 최대한 활용하는 방

법은 무엇인지에 집중하는 흥미로운 단계에 접어들고 있다.[7]

 '유익한 박테리아'라는 이야기를 들어 보았을 것이다. 이는 장내 미생물에 대해 생각할 때 핵심이 되는 개념이다. 소화관은 해로운 유기체가 우리 몸에 침입하는 주요 통로 중 하나다. 장내에 '유익한' 박테리아가 충분하면 해로운 병원균을 수적으로 압도하기 때문에 감염으로부터 우리 몸을 보호하는 데 도움이 된다. 이것이 건강을 위해 가능한 한 다양한 마이크로바이옴을 보유해야 하는 중요한 이유 중 하나다. 마이크로바이옴이 더 많은 기량을 가질수록 건강을 유지하는 데 더 많은 도움이 될 수 있다.

 하지만 이 장내 거주자들은 단순히 해로운 미생물과의 경쟁에서 이기는 것 이상의 일을 한다. 이들은 소화가 잘 안 되는 음식물의 분해를 도와 갖가지 유용한 화합물(대사산물)을 생성하고 8종의 비타민 B군을 포함한 다양한 비타민을 만든다. 놀랍게도 장내 미생물들은 뇌세포들이 소통할 때 필요한 신경 전달 물질도 생산해 낸다. 여기에는 세로토닌serotonin(세로토닌 부족은 우울증의 원인이다), 노르아드레날린noradrenaline(신체 활동이나 자극에 대한 반응을 위해 신체를 준비시킨다), 도파민dopamine(기분과 학습 및 계획 능력에 중요한 역할을 한다) 등이 포함된다. 실제로 도파민의 50%는 장에서 생성된다.[8]

강력한 인플루언서, 장내 미생물

이 모든 사실은 장내 미생물이 단순히 우리 몸에 무임승차한 존재가 아님을 보여 준다. 장내 미생물의 건강은 우리의 건강과 밀접하게 연결되어 있고, 뇌에도 강력한 영향을 미친다.

지난 10여 년간의 연구를 통해 장내 미생물이 우리에게 미치는 영향이 얼마나 큰지 점차 명확해지고 있다. 그 시작은 무균 생쥐를 대상으로 한 연구였다. 과학자들은 미생물이 없는 무균 환경에서 사육된 무균 생쥐를 통해 다양한 미생물에 노출되었을 때 어떤 결과가 나타나는지를 관찰했다.

2004년 일본 연구진이 수행한 선구적인 연구에 따르면, 마이크로바이옴이 없는 무균 생쥐의 경우 뇌가 충분히 발달하지 않았고, 스트레스에 과도하게 반응했으며, 우울증이 있는 듯한 행동을 보였다.[9] 이 생쥐에게 박테리아 혼합물을 먹이자 스트레스 반응이 빠르게 정상으로 돌아왔다.

더 설득력 있는 증거는 대변 이식을 활용한 연구에서 나왔다. 대변 이식은 한 개체의 대변에서 나온 물질을 관장이나 알약 경구 투여 방식으로 다른 개체의 장으로 옮기는 것이다. 2020년에 발표된, 이 기법에 대한 한 검토 논문에서는 특정 질환을 앓고 있는 사람들의 대변을 쥐에게 이식한 연구를 검토했다. 쥐는 대변 이식 후 우울증, 불안, 거식증, 알코올 의존증 등 사람에게서 보이는 증상과 비슷한 증상을 보였다. 물론 이러한 증상들은 인간의 경우와 완전히 일치하는 것은 아니지만 비슷했다. 예를 들어, 불안 증상을 보이는 생쥐는 개방적인 장소에서 보내는 시간이 줄어들고 구석 자리를 고수하려 들었다. 강박적인 행동을 보이는 생쥐는 기회만 생기면 필사적으로 구슬을 묻었다. 단순히 건강이 좋지 않은 사람의 마이크로 대체로 항생제는 장내 미생물의 균형을 깨뜨리기 때문에 마이크로바이옴에게는 좋은 소식이 아닌 것으로 보인다(물론 항생제는 세균 감염에 매우 중요한 치료제이므로 필요하다면 의사의 지시를 따라 사용해야 한다). 그러나 지속적으로 부정적인 증상을 보이는 조현병 환자나 표준 치료에 반응하지 않는 우울증 환자에게 항생제가 도움이 될 수 있다는 증거로 인해 항생제가 마이크로바이옴에 미치는 영향을 바라보는 상황은 복잡해졌다. 따라서 항생제가 마이크로바이옴에 어떤 역할을 하는가(질병의 치료와 예방의 측면)는 앞으로 많은 관심을 받는 주제가 될 것이다.

바이옴을 생쥐에게 이식하는 것만으로 건강상의 문제까지 전염되는 모습을 보인 것이다.

반대로 건강한 사람의 마이크로바이옴을 기저 질환이 있는 사람에게 이식하여 질환을 없애려는 시도는 어떨까? 이 흥미로운 아이디어를 적용한 임상 연구는 거의 이루어지지 않았고, 소수의 연구만이 존재한다. 위에서 언급한 검토 논문에서는 대변 이식을 통해 건강한 지원자의 마이크로바이옴을 우울증 환자에게 옮긴 6건의 연구를 확인했는데, 모든 연구에서 이식을 받은 환자들의 우울증 증상이 단기간에 개선되었다. 다만 보통 몇 달 후에는 증상이 이전 수준으로 되돌아갔다.

이런 효과는 장과 뇌가 다양한 방법으로 소통하기 때문에 나타난다. 장내 미생물이 우리가 소화하지 못하는 식이 섬유를 분해할 때 신경 전달 물질과 단쇄 지방산이 생성되며, 이 두 물질은 뇌로 신호를 보내는 미주 신경을 활성화한다. 실제로 미주 신경을 절단한 생쥐는 장내 미생물의 혜택을 누리지 못한다.

단쇄 지방산은 소염 작용을 하며, 다른 방식으로도 면역 체계에 영향을 준다. 많은 정신 질환이 염증의 영향을 받는다는 점을 고려하면(더 자세한 내용은 25장 참조), 장내 마이크로바이옴의 소염 능력은 특히 흥미를 자아낸다.

사이코바이오틱스 혁명

대변 이식은 너무 극단적인 방법이며, 2020년 미국 식품의약국US Food and Drug Administration, FDA은 이 시술과 관련된 심각한 감염 위험을 경고했다.[10] 그 대안으로 제시된 것은 장 건강에 유익한 것으로 입증된 박테리아인 프로바이오틱스를 정신 건강 문제 치료의 일환으로 사람들에게 제공하는 것이다. 이 분야의 선도적 연구자로, 아일랜드 코크 대학교의 존 크라이언John Cryan, 테드 다이넌Ted Dinan을 비롯한 연구진은 이 아이디어에 '사이코바이오틱스psychobiotics'라는 이름을 붙였다.

하지만 동물 실험에서 드러난 마이크로바이옴의 효과가 인간에게도 적용될까? 한 비극적 사건으로 그 증거를 볼 수 있었다. 2000년 폭우로 인해 캐나다 온타리오주 워커튼의 상수도가 가축 배설물에서 나온 대장균과 캄필로박터compylobacter에 감염되었다. 그 결과, 세균성 이질이 유행해 마을 인구의 절반이 감염되었고 안타깝게도 7명이 사망했다. 생존자 상당수는 감염 후 과민성 대장 증후군을 앓게 되었다. 다이넌 박사는 그해 말 감염 환자의 상당수가 심각한 우울 증세를 보였으며, 이는 병원체가 어떤 식으로든 뇌에 영향을 미쳤다는 의미라고 주장했다.[11] 또 다른 많은 연구를 통해 우울증, PTSD, 조현병 환자의 마이크로바이옴이 놀라울 정도로 유사하며 대조군에는 그런 유사점이 보이지 않았다는 사실이 밝혀졌다.

장내 미생물이 감정에 영향을 미친다는 견해를 뒷받침하는 또 다른 연구로, 건강한 여성의 뇌 스캔을 활용한 연구가 있는데, 이를 통해 장내 특정 박테리아의 수치가 사람들이 감정적인 사진에 반응하는 방식에 영향을 미친다는 것이 밝혀졌다. 이 연구에서 연구자들은 뇌 스캔 이미지만으로도 해당 여성의 장에 어떤 종류의 박테리아가 있는지를 예측할 수 있을 정도로 확연한 차이가 있었다. 이는 장내 거주자들이 우리의 감정에 영향을 미칠 수 있음을 보여 주는 상당히 설득력 있는 증거다.[12]

이 연구 결과를 발표한 캘리포니아 대학교 로스앤젤레스 캠퍼스 연구진은 여성들에게 4주 동안 하루 두 번 프로바이오틱스 요구르트를 제공한 결과, 뇌가 감정을 처리하는 방식이 개선되었음을 확인했다. 이미 정신 건강 관련 문제가 있는 사람들에게도 프로바이오틱스가 도움이 될 수 있다는 연구도 있으며, 일부 연구에서는 프로바이오틱스가 우울증과 불안 증상을 완화하는 데 효과적이라는 결과를 확인했다.[13]

프로바이오틱스 요구르트를 사러 가기 전에 잠시 멈추자. 다양한 건강상 이점을 주장하는 제품이 많이 판매되고 있지만, 다이넌 박사 조차도 실험실에서 테스트한 대부분의 프로바이오틱스가 정신 건 강에 아무런 영향도 없었으며, 프로바이오틱스가 위산을 통과해 대 장까지 살아서 도달할 것이라는 보장도 없다고 말한다. 게다가 기 분을 개선하는 데 효과적인 박테리아가 어떤 것인지 아직 정확히 알 지 못할 뿐만 아니라, 사람마다 장내 마이크로바이옴이 다르기 때 문에 어떤 사람에게 효과가 있다고 해서 모두에게 효과가 있을지는 모르는 일이다. 이 모든 것이 명확히 밝혀질 때까지 사이코바이오 틱스의 전망은 하나의 가능성에 불과하다.

장내 미생물 관리

장에 살고 있는 수조 개의 유익한 미생물을 보호하고 건강하게 지 키는 것은 정신 건강을 보호하는 데도 도움이 되는 것으로 보인다. 하지만 어떤 것이 가장 좋은 방법일까?

킹스 칼리지 런던의 장 건강 전문가 메건 로시Megan Rossi 박사에 따르면, 다양한 미생물을 육성하는 데 가장 중요한 일은 다양한 식 물성 식품을 섭취하는 것이라고 한다. 그녀는 현대 농업 기술로 인 해 식물성 음식 재료의 다양성이 급감해 전 세계 식량의 75%가 단 12종의 식물로 만들어지고 있다고 말한다.[14] 장내 마이크로바이옴 을 위해서는 가능한 한 다양한 식물을 섭취하는 것이 매우 중요하 다. 그녀는 일주일에 최소 30가지 이상의 식물 기반 식품을 섭취하 도록 권한다. 어렵다고 생각되는가? 하지만 몇 가지 요령으로 섭취하는 식물성 식품의 종류를 빠르게 늘릴 수 있다(30페이지 박스 글 참조). 이때 식이 섬유(섬유질)를 충분히 섭취하는 것이 중요하다.

식이 섬유는 소화 기관에서 분해되지 않지만, 장내 미생물의 먹이가 되어 우리 몸에 매우 중요한 단쇄 지방산short-chain fatty acids으로 분해된다. 이 단쇄 지방산은 우리 건강에 매우 유익하며, 스트레스와 불안을 조절하는 데도 도움을 준다.[15]

식이 외에도 마이크로바이옴을 관리하기 위해 할 수 있는 일들이 몇 가지 있다. 그중 하나는 잠을 충분히 자는 것이다. 장내 마이크로바이옴은 24시간 주기에 따른 생체 리듬을 가지고 있으므로, 수면 장애는 이들에게도 혼란을 준다. 그리고 충분히 수면을 취하면 더 나은 몸과 마음의 상태를 유지할 수 있어 더 건강한 음식을 선택하는 데 도움이 되므로 마이크로바이옴에게는 일거양득이다(더 나은 수면을 위한 팁은 이 책의 2부 참조).

스트레스를 받으면 장 누수(자극이나 손상에 의해 장 내벽을 구성하는 점막 세포 간의 결합이 약해지면서 점막 세포 사이 틈으로 장 속의 물질들이 흘러 나와 혈류로 유입되는 현상—옮긴이)가 심해져 박테리아가 혈류로 유입된다. 이는 몸 곳곳에 염증을 유발하는데, 과도한 염증은 신체 건강은 물론 정신 건강에도 좋지 않다. 크라이언과 그의 동료들이 쥐를 대상으로 진행한 연구에 따르면, 섬유질을 섭취한 후 장내 미생물이 생성하는 단쇄 지방산이 이런 염증성 손상을 복구하는 데 도움이 되었다. 이는 식단에 과일과 채소를 포함해야 하는 또 하나의 이유다.

- 주로 식물성 음식을 먹고 일주일에 최소 30가지 이상의 다양한 식물성 음식을 섭취하도록 노력한다. 식물성 음식에는 과일과 채소, 콩류, 견과류, 씨앗류가 포함된다. 섬유질, 특히 통곡물이 매우 좋다.

- 심하게 정제되고 가공된 음식과 단 음식 및 음료의 지나친 섭취를 피한다.

- 허브와 향신료는 식단에 다양성을 더하고 풍미를 가득하게 할 수 있는 손쉬운 방법이다.

- 매주 과일과 채소를 배달하는 서비스 이용을 고려한다. 평소 먹는 음식의 다양성을 늘리는 재미있는 방법이 될 것이다.

- 시리얼, 요구르트, 수프 위에 혼합 견과류와 씨앗을 뿌려 먹으면 주간 30가지 식물성 식품 섭취라는 목표를 쉽게 달성할 수 있다.

- 여러 가지 잎채소를 혼합한 샐러드를 먹는 것은 최소한의 노력으로 식단을 다양화할 수 있는 쉬운 방법이다.

- 남은 과일과 채소는 얼려서 영양소 파괴를 막은 뒤 스무디를 만들거나 다른 요리에 넣는다.

대체로 장이 기분에 영향을 미치고 그 반대의 경우도 마찬가지라는 증거가 늘어나고 있다. 기분이 좋아지도록 음식을 섭취하려면 장내 미생물이 좋아하는 것도 고려해야 하며, 장내 미생물을 잘 관리하는 것이 신체적·정신적 건강을 개선하는 데 점점 더 중요한 방법이 될 가능성이 크다.

2장

젊은 뇌를 원한다면
공복을 즐겨라

아침 식사를 절대 포기할 수 없는 사람이라면 이 부분의 내용을 받아들이기 어려울지도 모르겠다. 나는 아침 식사가 그렇게 맛있는 이유가 보통 10시간 이상 아무것도 먹지 않았기 때문이라고 생각한다. 아침 식사 시간을 이보다 조금 더 미뤄 본다면 어떨까? 이런 습관이 뇌에 미치는 영향을 고려한다면 인내하고 시도할 만한 가치가 있을 것이다.

신경 세포 생성neurogenesis, 즉 새로운 뇌세포의 생성과 성장은 인지력 향상 및 기분 개선과 연관되어 있지만, 안타깝게도 나이를 먹으면서 자연적으로 감소한다. 사실 비교적 최근까지만 해도 새로운 뇌세포를 성장시키는 것은 젊은 나이에만 가능하며, 성인은 어린 시절과 십 대 때에 얻은 뇌세포만으로 살아간다고 여겼다. 다행히도 성인 역시 해마를 비롯한 일부 뇌 영역에서 노년기까지 뇌세포를 생성할 수 있다는 증거가 늘어나고 있다. 따라서 이런 새로운 세포를 생성하기 위한 모든 전략은 긍정적인 소식이 아닐 수 없다 (신경 세포 생성에 대한 더 상세한 내용은 16장 참조). 그중에서도 많은 주목을 받고 있는 접근법은 단식이다.

배고픔이 뇌에 주는 이점

단식은 오랜 세월 동안 종교적·문화적 전통의 일부로 자리 잡아 왔으며, 이제 과학계에서도 그 중요성을 점차 인정하고 있다. 효모부터 벌레, 쥐에 이르기까지 다양한 생물들이 칼로리를 고도로 제한한 식단을 따를 경우 수명이 연장된다는 사실이 밝혀졌다. 쥐의 경우, 일일 칼로리 섭취량을 약 40% 줄이면 수명이 최대 80%까지 늘어나는 것으로 나타났다. 특히, 이러한 식단은 대개 동물들의 뇌에 매우 유익한 영향을 미치는 것으로 보인다. 예를 들어, 알츠하이머병에 걸린 쥐는 4개월 동안 칼로리 섭취를 30% 줄이자, 뇌의 질병 지표가 개선되었다.

비타민, 미네랄, 기타 필수 영양소가 충분히 공급되는 조건에서 칼로리를 제한한 쥐들은 뇌 가소성(뇌가 변화하고 적응하는 능력)이 증가하고, 학습과 기억에 중요한 역할을 하는 시냅스(뇌세포 간 연결)의 기능이 향상된 것으로 나타났다.[16] 또한 장기간 칼로리를 제한한 쥐들은 작업 기억(짧은 시간 동안 여러 정보를 기억하며 동시에 다른 작업을 수행하는 능력)에서도 개선을 보였는데, 이는 뇌가 노화하면서 현저히 감소하는 능력이다.

왜 적게 먹는 것이 건강에 좋을까? 세포는 우리가 섭취한 음식을 분해할 때 활성 산소free radical라고 불리는 유해 화합물을 방출하는데, 이는 다른 세포와 조직을 손상시키고 노화를 촉진한다. 단식과 칼로리 제한의 이점 중 하나는 대사 활동을 줄여 몸이 이러한 손상에서 회복할 시간을 갖게 한다는 것이다.

간헐적 단식의 가능성

칼로리 제한이 더 오래 살고 건강하게 살기 위한 방법으로 주목받으면서, 의지가 확고한 사람들은 매일 먹는 양을 엄격하게 제한한다. 그러나 대부분의 경우는 소식을 지속하는 데 어려움을 느낀다. 먹고 싶은 것을 제한하면서 배고픔에 시달리는 것 자체가 힘들기도 하거니와 이런 상태를 유지하며 더 오래 사는 것이 과연 매력적인 삶인가에 대한 의문을 갖기 때문이다.

그런데 최근 과학자들은 지속적인 배고픔 없이 단식의 효과를 얻을 수 있는 더 간단한 방법이 있다는 점을 발견했다. 동물 실험에서 칼로리를 제한한 식단을 제공할 때, 음식을 하루 종일 조금씩 먹인 것이 아니라, 짧은 시간 동안만 음식을 주고 나머지 시간에는 아무것도 먹이지 않는 경향이 있다는 점에 주목한 것이다. 그리고 칼로리 제한 식단이 몸과 뇌에 좋다고 생각했던 이유가, 실제로는 단식과 정상적인 식사(섭식) 사이를 전환하는 과정에서 발생하는 현상 때문이라는 공감대가 형성되고 있다.

단식과 뇌 질환

몇 년 후면 단식이 알츠하이머병, 파킨슨병, 뇌졸중과 같은 뇌 질환 증상에 도움이 되는지 확인할 수 있게 될 것이다. 동물 연구는 유망한 결과를 보여 줄 것으로 예상된다. 단식할 때 생성되어 신체의 연료로 쓰이는 케톤체$^{ketone\ bodies}$가 학습과 기억, 스트레스에 대한 뇌의 적응 능력은 물론 질병으로부터 뇌를 보호하는 데 중요한 기능을 하는 BDNF(뇌유래신경영양인자)라는 단백질 분자의 생성을 자극하는 것으로 드러났기 때문이다. 게다가 알츠하이머병과 유사한 병을 가진 설치류는 단식을 할 때 학습과 기억 과제를 더 잘 수행한다. 단식은 뇌졸중과 유사한 질환을 가진 동물의 뇌 손상까지 감소시키는 것으로 보인다.

케톤체가 알츠하이머병에 관련된 유망한 연구 대상으로 떠오른 이유 중 하나는 알츠하이머병 환자의 뇌가 포도당을 사용하는 능력이 감소하기 때문이다. 이는 아마도 알츠하이머병 환자의 뇌에 축적되는 아밀로이드 플라크가 포도당의 이동을 차단하는 것이 원인일 수 있다. 따라서 다른 에너지원을 사용하는 것이 뇌 기능을 유지하는 데 도움이 될 수 있는데, 케톤체는 뇌에서 포도당을 대체하는 에너지원으로 사용되어 알츠하이머병 환자의 뇌 기능을 지원할 가능성이 있다.

실제로 동물에게 하루에 할당된 짧은 시간 동안만 먹이를 주는 방식의 간헐적 단식을 조사한 연구들을 살펴보면 비만, 당뇨, 심혈관 질환, 암, 신경 퇴행성 질환의 개선을 비롯한 유망한 결과를 확인할 수 있다.

현재 전반적인 견해에 따르면, 간헐적 단식이 소화 과정에서 생성되는 활성 산소를 줄이는 수동적 역할에 그치는 게 아니라, 신체를 일종의 수리 모드로 전환시켜 세포 찌꺼기를 더 잘 청소하고 활성 산소로부터 신체를 적극적으로 보호하는 경로를 활성화시키는 것으로 보인다. 단식은 신체와 뇌의 세포가 스트레스에 더 잘 대처할 수 있게 해 주고 면역 기능은 물론 기억력, 학습 능력, 인지력, 주의력도 향상시키는 것으로 밝혀졌다.[17] 쥐 실험에서는 간헐적 단식이 비만과 당뇨와 관련된 인지 장애까지도 개선하는 것이 확인되었다. 다시 말해, 비교적 단기간의 단식으로 생기는 신체적 스트레스가 신체와 뇌를 더 효율적인 기계로 바꾸어 놓는 듯하다. 이후 단식을 마치고 식사를 재개하면 뇌에서 급격한 성장과 새로운 연결이 이루어진다. 이는 정원을 가꿀 때 새순과 더 튼튼한 가지가 자라도록 잡초를 뽑고 가지치기를 하는 것과 비슷하다.

키토시스 활성화

단식의 효과는 앞에서 언급한 것이 전부가 아니다. 음식 없이 일정 시간이 지나면 신체는 혈액 속에서 순환하고 있는 포도당과 간에 저장된 글리코겐을 태워 버린다. 이 시점에 몸은 연료로 사용할 당을 다 써 버렸기 때문에 새로운 에너지원을 찾아야 한다. 그러므로 몸은 저장된 지방을 케톤체, 즉 신체와 뇌가 포도당 대신 에너지로 사용할 수 있는 또 다른 유형의 연료로 전환하기 시작한다. 키토시스라 불리는 이 과정은 단식과 관련된 긍정적 효과의 근거로 꼽히며, 당과 탄수화물을 제한해 지방을 연소시키는 키토제닉 다이어트ketogenic diet의 개념을 뒷받침한다.

많은 동물 실험을 통해 케톤체가 학습과 기억에 중요한 역할을 하는 단백질인 BDNF의 생성을 포함한 수많은 건강 증진 과정을 촉발하는 것으로 드러났다. 이는 사람들이 단식을 할 때 정신이 더 명료해지는 것을 느낀다고 보고하는 이유일 수 있다. 동물 실험과 같은 결과가 인간에게도 나타나는지 확인 중이다.

인지력을 높이는 허기

허기로 정신의 기능을 높인다는 생각은 상식에 어긋나게 느껴질 수 있다. 음식은 에너지를 만드는 연료이고, 공복 상태에서는 많은 일을 하기 어렵다. 그러나 지속적인 먹이 공급이 보장되지 않아 상당 기간 단식과 기아를 견뎌 내야 하는 야생 동물을 생각하면 단식의 혜택이 이치에 닿는다. 만약 허기가 동물들을 기운 없이 우울하게 만든다면, 이는 생존에 아무런 도움이 되지 않을 것이다. 반대로, 음식이 부족할 때 동물들은 사냥을 하거나 이전에 먹이를 찾았던 장소를 기억해야 하므로 그 어느 때보다 인지력을 높일 필요가 있는데, 허기가 이 과정을 돕는다.

문제는 인간도 그와 같으냐는 것이다. 진화의 측면에서는 그렇지 않을 이유가 없다. 현재는 많은 사람이 24시간 편의점, 온라인 쇼핑, 패스트푸드 배달이라는 사치를 누린다 해도, 우리 조상들에게는 장기간의 식량 부족이 더 흔한 상황이었을 것이다. 존스홉킨스 대학교에서 단식을 연구하는 마크 맷슨Mark Mattson은 식량 부족으로 인한 이런 단식과 기아의 사이클이 뇌의 진화에 영향을 주면서 인간 뇌의 복잡성에까지 한몫을 했을 수도 있다고 말한다. 그는 먹

> ### 단식 시도를 위한 조언
>
> 1 많은 사람이 단식을 하면서 짜증과 배고픔을 느끼고 집중력이 저하되는 경험을 한다. 하지만 단식을 약 한 달 정도 실천하면 이런 증상은 대개 사라진다. 그러니 너무 빨리 포기하지는 말라.
>
> 2 운동을 통해 단식의 효과를 좀 더 빠르게 볼 수 있다. 단식의 커다란 이점은 신체 에너지 대사가 탄수화물 연소에서 지방 연소로 전환되는 데 있다. 간과 혈액 속에 저장된 탄수화물을 다 태우는 데는 10시간 이상이 걸리지만, 운동을 통해 이 과정을 촉진할 수 있다. 예를 들어, 아침 식사 전 한 시간의 달리기는 신체를 지방 연소 모드로 전환시킨다.
>
> 3 천천히 시작하라. 첫 식사를 한 시간 늦춰서 먹고, 마지막 식사를 한 시간 앞당겨 먹는 것을 시도하라. 이후 적응이 되면 첫 식사와 마지막 식사 사이의 시간 차를 좁혀서 공복 시간을 늘려라.
>
> 4 너무 과한 단식은 좋지 않다. 단식 다이어트는 일정 기간 식사를 제한한 후에 정상적인 식사를 하면서 몸이 성장하는 시간을 가지기 때문에 신체와 뇌에 유익한 것이다. 정상적인 식사 기간 없이 지나치게 오래 단식하려는 유혹에 넘어가서는 안 된다.

이를 풍족하게 지속적으로 공급받으며 인간에게 길들여진 개는 야생 개보다 뇌가 작다는 부분을 지적한다. 풍족한 먹이가 개의 뇌를 축소시킨 것일 수 있다는 설명이다.[18]

이런 정보들로 인해 정상적인 식사 후에 일정 시간 동안 음식을 전혀 먹지 않거나 아주 적게 먹는 단식 다이어트의 인기가 높아졌다. 여러분도 여러 가지 단식 다이어트에 대해 들어 보았을 것이다. 일주일에 5일은 정상적으로 먹고 이틀은 엄격하게 섭취를 제한하는 5:2 다이어트, 하루에 8시간 동안만 음식을 섭취하는 8:16 다이어트, 하루에 단 한 시간으로 음식 섭취를 제한하는 1일 1식 다이어트, 격일 단식 등 여러 가지 단식 다이어트 방법이 있다.

그러나 단식 다이어트가 인간의 뇌에 미치는 영향에 대한 연구는 다른 동물을 대상으로 한 연구에 비해 찾기 어려울 뿐만 아니라, 사람들이 장기적으로 적절한 효과를 볼 수 있을 만큼 이런 방식의 식단을 충분히 오래 유지하지 않았다. 하지만 몇 가지 유망한 조짐이 있다. 70세 이상의 노인을 대상으로 한 연구에서 3개월간 간헐적 단식을 한 후 언어 기억력(읽거나 들은 내용을 기억하는 능력)이 극적으로 개선된 것을 발견했다.[19] 또 다른 연구에 따르면, 알츠하이머병의 위험 요소인 경도 인지 장애가 있고 비만인 사람들을 대상으로 12개월간 칼로리 제한 소식을 하게 한 결과 기억력, 인지 기능, 실행 기능이 개선되었다. 2020년에 킹스 칼리지 런던의 산드린 투레Sandrine Thuret 박사를 비롯한 연구진은 칼로리 제한 소식이 해마 내 새로운 뇌세포의 성장과 관련된 특정 유형의 기억력을 향상시킨다는 것을 발견했다.[20]

단식하는 과학자들

아직 단식의 다양한 효과에 대한 명확한 결론은 나오지 않았지만, 단식을 연구하는 과학자들이 자신들의 주장을 일상에서 직접 실천하는 것을 보면, 그들이 단식에 특별한 가치가 있다고 평가하는 것이 분명하다. 투레는 내게 격일로 식사를 하는 단식 패턴을 따른다고 말한 적이 있다(그녀는 단식하는 날에도 여전히 카페라테, 과일, 시리얼 바 같은 것을 먹는다). 맷슨은 하루 중 음식을 6시간 안에 먹는 6:18 스타일의 다이어트 지지하며, 키토시스를 더욱 활성화하기 위해 단식을 끝내는 시간에 맞춰 운동도 한다.[21]

그렇지만 사람이나 동물을 대상으로 한 단식 관련 연구의 상당수가 과체중을 비롯한 건강상의 문제가 있는 사람을 대상으로 했다는 점을 염두에 두어야 한다. 젊고 건강하다면 단식의 효과가 크지 않을 수 있다. 유망한 증거가 관심을 끌기는 하지만 동물에게서 확인한 단식의 혜택들이 정말 사람에게도 유효한지는 아직 확실치 않다. 또한 임산부나 음식 섭취 관련 문제를 가지고 있는 등 일부 사람들에게는 단식이 적합하지 않다. 따라서 새로운 식이요법을 시작하기 전에는 반드시 의사와 상의해야 한다. 책의 후반부에서 운동과 관련된 내용을 다룰 때 알게 되겠지만, 뇌 건강을 위해 생활 습관을 개선하는 방식을 도입할 때 신체가 어떻게 반응하느냐에는 유전자도 영향을 미칠 수 있다. 단식이 일련의 특정 유전자들을 가진 사람의 뇌에서는 효과가 좋지만, 다른 유전적 변이를 가진 사람에게는 아무런 효과가 없거나 심지어 해로울 가능성도 있다.

그러나 단식이 가져오는 몇 가지 습관들, 예를 들어 우리가 무엇을 먹고 있는지 더 잘 인식하게 하고 저녁 늦게 간식을 먹지 않게 하는 것 등은 일반적으로 유익할 수 있다. 특히 소화 시스템은 자체적인 일주기 리듬을 가지고 있어서 주간에 더 잘 작동하기 때문이다. 게다가 몇 시간의 기다림은 아침 식사를 더 맛있게 만들어 준다.

3장

뇌를 강화하는 식품,
정말일까?

블루베리는 기억력 향상에 좋다. 달걀은 뇌 수축을 저지한다. 세이지는 집중하는 데 도움을 준다. 건강식품 매장은 말할 것도 없고 인터넷만 봐도 소위 뇌 강화 식품에 대한 정보가 가득하다. 그중 사실인 것이 있기는 한 걸까?

우선 말해야 할 것은 이 질문에 대한 답을 찾기가 극히 어렵다는 점이다. 식단이 건강에 미치는 영향에 대한 질 높은 연구를 실행하는 것은 쉬운 일이 아니다. 그 이유 중 하나는, 우리가 단일 영양소를 섭취하는 것이 아니라 식품을 다른 식품과 함께 보존하고 조리해서 다양한 방식으로 섭취한다는 것이다. 예를 들어, 우리가 먹는 여러 음식 가운데 블루베리만의 효과를 알아내는 것은 사실상 불가능하다. 그뿐만 아니라 블루베리를 스무디로 먹는지, 아이스크림과 함께 먹는지, 파이로 먹는지, 생으로 먹는지, 냉동 상태로 먹는지, 제철에만 먹는지 등도 구분해야 한다. 음식은 서로 다른 방식으로 상호 작용한다는 점도 염두에 두어야 한다. 한 가지 좋은 예로, 비타민 C는 철분 흡수를 돕는다. 블루베리가 피로를 완화하는 효과가 있다는 것은 블루베리 자체 때문이 아니라 블루베리의 비타민 C 성분이 철분 흡수를 증가시키기 때문일 수 있다. 그렇다면 비타민 C가 풍부한 다른 과일도 블루베리만큼 좋은 효과를 낼 수 있을지 모른다.

블루 존 장수의 비밀

또 다른 문제는 식단과 다른 생활 습관 요인을 매번 명확히 구분하는 것이 어렵다는 데 있다. 블루베리는 비싸다. 블루베리를 더 많이 먹는 사람들은 비교적 돈이 더 많고 뇌 건강에 도움이 되는 피아노 레슨이나 필라테스를 할 만한 여가 시간도 더 많을 것이다. 마지막으로, 장기적으로 식이가 건강에 미치는 영향을 파악하려면 대규모 집단을 상대로 생후 6개월부터 60세까지 일주일에 한 번씩 블루베리를 먹게 하고 60세 때의 뇌를 비교해야 하지만, 이런 일은 현실적으로 불가능하다. 대신 많은 연구는 사람들에게 과거에 무엇을 먹었는지 묻는 방식에 의존한다. 안타깝게도 사람들은 이런 질문에 정확하게 답변하는 데 매우 서투르다. 이는 의도적으로 진실을 왜곡하거나 무의식적으로 특정 세부 사항을 생략하기 때문이다. 따라서 연구 문헌을 참고할 때는 매우 신중하게 해석해야 한다.

경고는 이 정도로 마치고 이제 우리가 알고 있는 사실로 넘어가 보자. 장수와 건강한 삶을 위해 우리가 무엇을 해야 하는지 직접적인 정보를 얻고 싶다면, 세계에서 100세 이상 인구가 가장 많은 지역 다섯 곳을 주목할 필요가 있다. 이 지역들은 '블루 존blue zone'(이런 이름이 붙은 것은 연구자들이 이 지역을 지도에 표시할 때 처음 사용했던 펜의 색상 때문이다)이라고 불리며, 코스타리카의 니코야 반도에서 일본의 오키나와, 이탈리아의 사르데냐에 이르기까지 전 세계에 걸쳐 있다. 이들 지역은 신체 활동을 좋아하고 사회적 관계와 목적의식을 중시하는 등 거기에 사는 사람들이 왜 그토록 장수하는지 설명할 수 있는 여러 가지 공통점을 가지고 있다.

블루 존 사람들의 식단을 살펴보면, 지역마다 먹는 음식은 다르지만 주로 식물을 기반으로 한다는 공통점이 있다. 일부는 육류를 먹지만 소량에 그친다. 대체로 달걀과 유제품도 절제해 적당히 섭취한다. 보통 가공이 많이 된 정크 푸드보다는 자연 식품을 섭취하고, 술을 거의 마시지 않으며, 소비하는 술은 주로 와인이다. 또한 블루 존 다섯 곳 중 두 곳은 건강식으로 유명한 지중해식 식단을 따른다.

식물을 많이 먹는 것은 우리가 마이크로바이옴에 대해 알고 있는 것과 일치하며, 실제로 최근의 일부 연구는 지중해식 식단이 몸에 좋은 이유가 바로 장내 미생물에 영향을 주기 때문이라고 말한다.[22] 오키나와 사람들은 일본의 기준으로도 매우 소식하는 경향이 있으며, 이는 소식이 건강을 위한 좋은 전략이 될 수 있다는 것을 암시한다. 블루 존 사람들의 식단이 시사하는 결과는 대부분의 국가에서

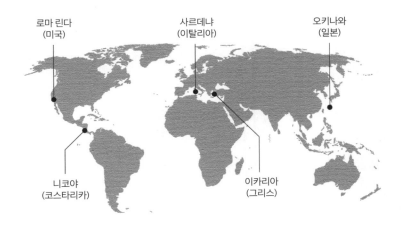

로마 린다
(미국)

사르데냐
(이탈리아)

오키나와
(일본)

니코야
(코스타리카)

이카리아
(그리스)

꼽는 주요 사망 원인이 나쁜 식습관이라는 최근의 연구 결과와도
일치한다. 나쁜 식습관 중에서 주범은 무엇일까? 가공된 정제 탄수
화물, 자극적인 맛, 채소 없는 식단이 아닐까. 블루 존 식단과 정반
대로 말이다.

지중해 식단의 경이

오래 사는 것은 좋은 일이 틀림없다. 그런데 뇌는? 여기서 지중해식
식단이 역량을 발휘한다. 여러 연구가 지중해식 식단이 뇌졸중, 우
울증, 알츠하이머병을 비롯한 여러 뇌 질환의 위험을 감소시킬 수
있다는 것을 입증하고 있다.[23] 반면에 가공식품 위주의 건강에 해로
운 식단은 우울증은 물론 불안증을 가져올 수 있다.[24]

식단과 정신 건강 사이에는 분명한 연관성이 있지만, 이에 관한
대부분의 연구는 관찰을 토대로 한 것이다. 관찰 연구는 상관관계

를 보여 줄 수는 있지만, 직접적인 원인과 결과를 증명하기에는 적합하지 않다. 따라서 식단이 정신 건강 문제의 주요 원인이라고 단정할 수는 없다.

이러한 상황에 변화가 시작되고 있다. 식단이 정신 건강에 미치는 역할에 대한 이해가 깊어지면서, 식단이 정신 질환을 예방하고 치료하는 도구가 될 수 있다는 흥미로운 가능성을 시험하는 '영양 정신의학nutritional psychiatry'이라는 연구 분야가 등장했다. 영양 정신의학자들은 식단을 통해 정신 질환의 일부 증상을 완화할 수 있는지 확인하고자 하며, 이 점에서 매우 흥미로운 연구가 진행되고 있다.

이런 초기의 중재 연구 중 하나는 실수에서 시작됐다. 연구자들은 특정 유형의 심리 치료가 본격적인 우울증으로 발전할 가능성이 높은 초기 우울증 환자들에게 도움이 될 수 있는지 알고 싶었다. 당시 연구진은 정신 건강에 있어 식단이 어떤 역할을 하는지 잘 알지 못한 데다 그것이 아직 새로운 연구 분야였던 탓에, 식단이 우울증에 영향을 미치지 않을 것이라는 가정하에 대조군에게 심리 치료대신 영양적 조언을 했다. 연구진은 심리 치료를 받은 사람과 식이에 대한 조언을 받은 사람의 우울증 발병률이 모두 약 8%로, 둘 다받지 않은 사람의 20~25%에 비해 같은 감소세를 보였다는 놀라운사실을 발견했다.[25]

이는 식이요법이 우울증 증상에 도움이 될 수 있다는 것을 처음으로 보여 준 사례이다. 이후 2017년 호주 디킨 대학교의 영양 정신의학자 펠리스 자카Felice Jacka가 주도한 SMILES 연구(Supporting the Modification of lifestyle In Lowered Emotional States의 약자로, 저조한 감정 상태에서의 라이프스타일 개선을 지원함을 뜻한다)가 시작되었다.[26] 이 연구는 식단의 변화가 우울증 증상을 완화하는 데 도움이 될 수 있는지를 살펴본 최초의 무작위 대조 시험이었다. 단 음식, 짠맛의 간식, 가공육을 많이 섭취하고 과일과 채소, 섬유질, 살코기를 적게 섭취하는 몸에 좋지 않은 식습관을 가진 우울증 환자 67명이 연구에 참여했다.

참가자들은 12주 동안 지중해식 식단과 유사한 식단을 따르고 영양사와 7시간 동안 상담을 하는 영양적 개입 그룹 또는 사회적 지원을 받는 대조 그룹에 배정되었다. 연구가 끝났을 때, 영양적 개입 그룹의 사람들은 대조군의 사람들보다 우울증에 차도가 있을 가능성이 4배 더 높았으며 불안 증상도 상당히 줄어들었다. 흥미롭게도 식단 개입은 표준적인 우울증 치료법보다 더 효과적이었다.[27]

이후 여러 연구가 이 연구 결과를 뒷받침한다. 2019년 호주에서 발표된 또 다른 연구는 우울증을 앓고 있으며 나쁜 식습관을 가진 젊은 성인들을 조사하여 비슷한 결과를 도출했다.[28] 2020년, 총 45,000명이 넘는 참가자를 대상으로 우울증과 불안에 대한 식단 개입을 조사한 16개의 무작위 대조 임상 시험의 결과에 따르면 참가자들의 우울 증상이 눈에 띄게 감소했으며, 특히 여성의 경우 효과가 큰 것으로 드러났다. 이렇듯 식이요법이 일부 우울증 환자에게 대단히 유용한 치료법이 될 수 있음을 보여 주는 증거가 쌓이고 있다.

SMILES 연구의 우울 증상 완화 식단

이 연구의 초점은 다음의 주요 식품군(괄호 안에는 해당 식품의 권장 섭취량을 표기)의 섭취를 늘림으로써 식단의 질을 높이는 데 있었다.

- 통곡물(1회 제공량은 통곡물 빵 1조각 또는 현미 등 익힌 통곡물 1/2컵, 하루 5~8회 제공량 섭취)

- 채소(1회 제공량은 익힌 채소 1/2컵 또는 생채소 1컵, 하루 6회 제공량 섭취)

- 과일(1회 제공량은 중간 크기의 과일 1개 또는 작은 크기의 과일 2개, 총 150g, 하루 3회 제공량 섭취)

- 콩류(1회 제공량은 익힌 콩 1컵 또는 두부 100g, 주 3~4회 제공량 섭취)

- 저지방과 무가당 유제품(1회 제공량은 1컵의 저지방 우유 또는 플레인 및 그릭 요구르트 200g, 하루 2~3회 제공량 섭취)

- 조미하지 않은 생 견과류(하루 1회 제공량 30g 섭취)

- 생선(1회 제공량은 익힌 생선 100g(대략 손바닥 크기), 주 2회 이상 제공량 섭취)

- 붉은 살코기(1회 제공량 65~100g, 주 3~4회 제공량 섭취)

- 닭고기(1회 제공량 80~100g, 주 2~3회 제공량 섭취)

- 달걀(1회 제공량 달걀 1개, 주 최대 6개 섭취)

- 올리브유(하루 3큰술 섭취)

단위: 컵(250ml)

이와 동시에 참가자들은 과자, 정제 시리얼, 튀긴 음식, 패스트푸드, 가공육, 단음료와 같은 식품의 섭취를 줄이라는(주당 3회 제공량 이하) 지시를 받았다. 하루 2잔을 초과하는 레드 또는 화이트 와인과 그 외 모든 주류 섭취 역시 제한되었다. 술은 가급적 레드 와인을 선택하고 식사와 함께 마시라는 조언이 있었다.

전인적 접근

이런 연구로는 증상 개선의 구체적 원인을 알 수 없지만, 연구자들은 이 식단이 염증 감소와 장내 미생물 환경에 도움이 된다고 보고 있다. 이는 뇌 건강과 정신 질환 치료에서 뇌뿐 아니라 사람 전체를 고려해야 함을 시사한다.

우울증은 없지만 뇌 건강을 위해 좋은 음식을 먹고자 하는 사람들은 어떻게 해야 할까? 정말 블루베리, 세이지와 같은 것들이 해답일까? 우리는 특정 영양소가 뇌 기능을 최적화하는 데 영향을 미친다는 것을 알고 있다. 예를 들어, 지중해식 식단에는 필수 아미노산인 트립토판tryptophan이 함유된 식품이 많은데, 이는 신체가 스스로 만들 수 없어 반드시 음식을 통해 섭취해야 하며 기분을 좋게 하는 뇌 화학 물질인 세로토닌 생성에 중요한 역할을 한다. 과일과 채소가 많이 포함된 식단에는 뇌 건강에 중요한 비타민과 미네랄, 특히 비타민 B와 비타민 E도 포함되어 있다.

우리는 영양소를 먹는 것이 아니라 음식을 먹고 식사를 하는 것이기 때문에 맥락에서 벗어나 특정 영양소에 지나치게 집착할 필요는 없지만, 뇌 기능에 있어 가장 영향력이 크고 중요한 영양소를 살펴보고 이를 충분히 섭취하는 것은 여전히 유용한 일이다. 식단과 뇌에 관한 주제만으로도 책 한 권을 쓸 수 있고, 실제로 그런 책들이 많아서 이번 장에서는 사람들이 그 중요성에 대해 익히 들었고 궁금해할 만한 것 가운데 필수 지방과 폴리페놀에 대해서만 살펴볼 것이다.

> ## 뇌를 위한 최적의 식단은?
>
> 뇌를 위한 최적의 식단을 찾고 있다면 MIND 다이어트를 확인해 보라. 이 식단은 지중해식 식단의 변형 버전으로, 시카고 러시 대학교 의료 센터Rush University Medical Center의 고故 마사 모리스Martha Morris가 뇌 건강에 도움이 되도록 특별히 고안한 것이다.
>
> 모리스는 양로원에 거주하는 900명 이상의 노인들을 대상으로 한 실험에서 참가자들을 MIND 다이어트, 지중해식 식단, 심장 건강을 위해 고안된 DASH 다이어트 중 하나에 배정했다. MIND 다이어트를 가장 엄격하게 지킨 사람들은 알츠하이머병에 걸릴 위험이 절반 이상 감소하는 가장 좋은 결과를 보였다. MIND 다이어트의 경우 블루베리와 딸기를 먹고 레드 와인을 마시는 것을 지지하지만, 세 가지 식단이 모두 매우 유사하며, 한결같이 식물성 식품, 좋은 지방과 기름을 많이 섭취하고 동물성 지방과 가공식품은 많이 먹지 않도록 권고하고 있다.

뇌를 위한 필수 지방

뇌는 11% 정도가 지방이다(70~75%를 차지하는 물을 빼면 지방의 비율은 60% 이상). 하지만 신체의 다른 부위와 달리 지방을 저장하지는 않는다. 뇌가 지방을 저장한다면 식량이 부족할 때 뇌를 분해하여 먹기 시작했을 것이며, 우리 조상들이 다음 끼니를 찾을 가능성은 낮아졌을 것이다. 뇌에 있는 지방은 저장소로 존재하는 것이 아니라, 뇌의 기능적 역할을 수행할 수 있도록 뇌 구조를 형성하는 데 쓰이는 구조적 지방이다. 이러한 유형의 지방은 미엘린myelin이란 지방 피막(수많은 뉴런을 보호하며 생체 신호가 뉴런을 따라 더 빨리 이동하도록 돕고 뇌의 백질을 구성한다)에서 가장 많이 발견된다.

지방이 이렇게 중요한 역할을 한다고 해서 뇌에 영양을 공급하기 위해 치즈버거와 감자칩을 주문할 필요는 없다. 뇌는 필요한 대부분의 지방을 스스로 만들 수 있기 때문이다. 중요한 예외는 다가불포화지방산polyunsaturated fatty acids이라고 하는 유형의 지방이다. 이런 지방은 음식을 통해 섭취해야 하는데, 특히 그중 두 가지는 염증 반응에 영향을 미치며(단, 그 방식은 다르다), 효과적인 뇌세포 간 소통과 면역 기능에 꼭 필요하다. 이 두 가지가 바로 오메가 3와 오메가 6다. 여러 연구에 따르면, 뇌 건강을 최적화하기 위해서는 오메가 3와 오메가 6를 1 : 2 비율로 섭취해야 한다고 한다.

오메가 3에는 공급원이 다른 세 가지 유형이 있는데, ALA(알파리놀렌산), DHA(도코사헥사엔산)와 EPA(에이코사펜타엔산)이며 주로 다음과 같은 식품에 풍부하다.

- ALA: 아마씨, 대마씨, 치아씨드, 호두 등
- DHA: 기름진 생선(연어, 고등어, 참치 등)
- EPA: 기름진 생선(연어, 고등어, 참치 등)

반면, 오메가 6가 많이 들어 있는 식품은 다음과 같다.

- 식용유(옥수수유, 대두유, 해바라기유 등)
- 가공식품, 간식류(감자칩, 쿠키 등)

뇌 건강을 위한 식단 팁

1 물을 많이 마신다. 뇌가 하는 모든 활동에는 수분이 필요하다. 하지만 사람들은 물을 필요량에 비해 너무 적게 마신다. 탈수는 뇌 수축을 가져올 수 있으며, 뇌에 충분한 수분을 공급하려면 하루 8잔의 물을 마시는 것이 좋다.

2 좋은 식단과 운동을 결합한다. 과일, 채소, 통곡물을 많이 섭취하고 설탕과 지방을 적게 섭취한다는 점에서 지중해식 식단과 비슷한 DASH 식단 연구에 따르면, 이 식이요법을 실행하면서 일주일에 세 번 30분씩 운동한 사람들은 12주 후 인지력 테스트 결과가 30% 향상되었다. 또 다른 인지 장애 노인 식단 연구에서는 식단에 운동까지 추가한 경우 실행 기능이 8살 어린 사람들과 같은 정도로 개선된 것을 발견했다.

3 보충제, 특히 항산화 특성을 내세우는 보충제를 조심하라. 이들은 때로 건강에 해로울 수가 있다. 이들이 몸에서 자연적으로 일어나는 항산화 활동을 중단하라는 신호를 보내기 때문으로 보인다. 의심이 든다면 의사와 상담하라.

4 요오드가 첨가된 소금을 선택하라. 세계보건기구World Health Organization, WHO에 따르면, 요오드 결핍은 예방 가능한 뇌 손상의 주요 원인이며, 요오드가 결핍된 사람은 IQ가 15점 정도 떨어질 수 있다.

서구식 식단에서는 가공식품 및 대두유 등 오메가 6가 많은 식용유의 사용이 많아 오메가 6 섭취가 과도해지기 쉽다. 따라서 식단에서 오메가 3의 비율을 높이는 것이 중요하다.

치매 위험을 낮추고 나이가 들어도 두뇌의 명료함을 유지하기 위해 한 가지를 꼭 먹어야 한다면 그것은 오메가 3다. 관련 연구는 오메가 3를 적게 섭취하는 노인이 많이 섭취하는 노인에 비해 치매 발병률이 70% 높으며, 이러한 지방의 부족은 뇌의 노화를 가속하고 나이가 들어감에 따라 진행되는 해마 수축도 더 촉발한다는 것을 보여 준다. 오메가 3는 기분을 좋게 하며, 매일 최소 4g 섭취로 효과를 볼 수 있다는 연구 결과가 많다.[29]

신경 과학자 리사 모스코니Lisa Mosconi는 자신의 책 『브레인 푸드Brain Food』에서 오메가 6 대신 유익한 오메가 3를 섭취하는 간단한 방법들이 있다고 말한다. 그중에서 내가 권하고 싶은 방법은 오메가 6가 많이 든 땅콩 버터 대신 아몬드와 같은 견과류 버터를 사용하는 등 오메가 3 섭취를 고려해서 식품을 선택하는 것이다.

장내 미생물과 뇌 건강에 효과적인 폴리페놀

초콜릿과 레드 와인이 기분을 좋게 한다는 기사가 넘쳐난다. 초콜릿과 레드 와인에는 정말 미뢰를 자극하는 것 이상의 효능이 있을까? 이 두 식품은 과일과 채소, 향신료, 차, 커피와 마찬가지로 폴리페놀polyphenol이라는 영양소를 포함하고 있다는 공통점이 있다. 폴리페놀은 강력한 항산화 물질로 알려져 있다. 즉, 조직과 세포를 손상시키는 활성 산소를 몰아내는 데 도움이 되며, 기분까지 개선할 수 있는 것으로 보인다. 폴리페놀은 우리 몸에서 소화되지 못하기 때문에 대개 장내 미생물의 먹이가 되며, 장내 미생물은 폴리페놀을 항산화 효과를 유발하는 다른 화합물로 전환한다.

특히 관심을 모으는 것은 베리류, 코코아, 향신료에 함유된 플라보노이드flavonoid라는 종류의 폴리페놀이다. 최근의 연구를 통해 플라보노이드를 많이 섭취하는 여성은 우울증 위험이 낮다는 것이 확인되었다.[30] 10년에 걸친 또 다른 연구에서는 플라보노이드가 풍부한 식단을 통해 프랑스 노인 그룹의 인지 기능 저하가 늦춰진 것을 발견했다.[31] 그렇다면 플라보노이드의 가장 좋은 공급원은 무엇일까? 폴리페놀이 가장 많이 함유된 식품을 조사한 한 연구는 1회 제공량을 기준으로 베리류, 다크 초콜릿, 커피가 상위권에 있다는 것을 발견했다. 향신료, 특히 정향과 팔각도 폴리페놀이 풍부하게 함유되어 있다.

이런 식재료들을 포함한 레시피를 이용하는 것도 폴리페놀 섭취를 위한 좋은 방법이며, 이런 연구 결과들은 다크 초콜릿 한 조각이나 와인 한 잔을 즐길 수 있는 좋은 핑곗거리가 될 것이다. 단, 펠리스 자카 교수를 책임자로 하는 디킨 대학교의 식품과 기분 센터Food and Mood Centre의 영양 정신의학자들은 지금까지의 모든 증거를 바탕으로, 식단의 주요 구성 요소는 충분한 과일과 채소는 물론 샐러드, 콩류(병아리콩, 렌틸콩, 두부), 통곡물, 생 견과류를 비롯한 식물성 식품이어야 한다고 조언한다. 섬유질은 장내 마이크로바이옴에 특히 중요하므로 하루에 50g 섭취를 목표로 해야 한다. 또한 생선과 살코기(채식주의자가 아니라면), 올리브유와 같은 몸에 좋은 지방도 섭취해야 하며, 지방, 설탕, 소금, 정제 탄수화물이 많이 포함되거나 감미료와 유화제가 들어간 가공식품을 피해야 한다.[32]

이런 식단은 건강한 심장을 위한 합리적인 조언으로 생각하면 될 것이다. 뇌에 좋은 것이 몸의 다른 부분에도 좋다는 것은 그리 흥미진진하지는 않지만 좋은 소식이다.

4장

알츠하이머병은
뇌의 당뇨병인가

제1형 당뇨병에 대해 들어 보았는가? 제2형 당뇨병에 대한 이야기는 분명 들어 보았을 것이다. 그렇다면 제3형 당뇨병은? 제3형 당뇨병에 대해 알지 못하는 사람이라면, 그것이 사실 알츠하이머병을 지칭한다는 것을 알고 놀랄지도 모르겠다.

제2형 당뇨병은 포도당을 연료로 사용하고 저장하는 신체의 능력에 지장이 생기는 흔한 질환이다. 탄수화물이 포함된 음식을 먹으면 혈당이 상승하고, 이에 따라 췌장에서 인슐린이 분비된다. 인슐린은 세포가 혈당을 흡수하여 에너지로 사용하거나 저장하도록 돕는다. 제2형 당뇨병의 주된 원인은 인슐린 저항성이다. 인슐린 저항성으로 인해 포도당을 사용하고 저장하는 시스템이 둔감해져 적절한 작동을 멈추면 혈당은 급상승한다. 이 유형의 당뇨병은 비만과 밀접한 관련이 있으며, 기억력과 인지력의 문제로 이어질 수도 있다. 게다가 제2형 당뇨병은 알츠하이머병의 주요 위험 요인이기도 하다.

과학자들은 최근에야 인슐린이 뇌에서도 중요한 역할을 한다는 사실을 발견했다. 이제 우리는 인슐린이 두 가지 중요한 역할을 한다는 것을 알고 있다. 우리가 음식을 얼마나 많이 먹느냐에 영향을 미치고 뇌 신호와 인지 기능을 조절하는 것이다. 예를 들어, 인슐린이 해마에 도달하지 못하면 새로운 기억을 형성하는 해마의 기능이 저하된다. 식사를 하면 혈당이 오르고 그에 따라 인슐린이 분비되는 것은 기억을 통한 학습 능력이 촉발되는 과정이다. 음식 자원이 풍부한 장소를 기억하는 것이 우리 조상들의 생존에 중요한 역할을 했을 것이기 때문이다. 하지만 음식이 넘쳐나는 현대 식생활에서는 이 과정에 문제가 발생한다. 달콤한 간식을 통해 인슐린 자극에 지속적으로 노출된 뇌는 결국 인슐린 신호에 둔감해지는 것이다.

제2형 당뇨병과 알츠하이머병의 강력한 연관성

당뇨일 때는 뇌가 인슐린에 둔감해져 그와 연관된 기억력 문제를 일으킨다는 생각은 일부 과학자들로 하여금 치매가 사실 대사 장애일 수 있다는 주장을 펴게 했다. 이와 관련해 가장 설득력 있는 증거는 로드아일랜드주 프로비던스 소재 브라운 대학교의 수잔 드 라 몬테Suzanne de la Monte의 연구실에서 나온 것이다.

첫째, 그녀는 알츠하이머병에 걸리면 해마가 인슐린에 둔감해진다는 것을 발견했다. 또한 설치류에게 제2형 당뇨병을 유발하도록 고안된 식단을 제공하자 뇌에 알츠하이머병의 징후인 베타 아밀로이드 플라크가 형성되는 것을 확인했다. 이런 연구 결과는 알츠하이머병이 일종의 뇌 당뇨병일 수 있다는 것을 시사한다. 따라서 일부 연구자들은 알츠하이머병을 제3형 당뇨병이라고 부르는 것이다. 다만 그 명칭에 대해서는 아직 논란이 있다.

이 견해가 맞는다면 정크 푸드 중독이 몸에만 해로운 것이 아니라 정신에도 나쁜 영향을 미친다고 볼 수 있다. 하지만 이것이 다가 아니다. 원래 당뇨병에서 관찰되는 인지 기능 저하는 뇌에 인슐린 저항성이 생겨 뇌 기능에 중요한 인슐린 신호가 제대로 작동하지 않기 때문에 발생하는 것으로 보았다. 베타 아밀로이드 플라크 축적을 이런 상황의 유감스러운 부산물로 본 것이다.

그러나 이제는 베타 아밀로이드 플라크 자체가 제2형 당뇨병 환자에게 나타나는 치매의 근본 원인일 수 있다는 견해가 주목받고 있다. 베타 아밀로이드 플라크의 전구체, 즉 올리고머^{oligomer}라고 불리는 작은 아밀로이드 덩어리가 해마로 보내는 인슐린 신호를 차단하는 것으로 밝혀졌다. 뇌는 이런 성가신 덩어리를 제거할 수 있는 효소를 만들어 내지만, 안타깝게도 이 효소는 인슐린 수치를 조절하는 역할을 하는 효소이기도 하다.[33] 당뇨병으로 인해 인슐린 수치가 급등하면 이 효소는 인슐린 수치를 낮추는 데 모든 노력을 기울이느라 올리고머를 제거할 여력이 부족해진다. 이 과정에서 올리고머는 베타 아밀로이드 플라크로 축적되고 이는 인슐린 수용체를 한층 더 차단해 악순환을 유발한다.

　이런 연구 결과들은 당뇨병에서 나타나는 인지 기능 저하가 실제로 알츠하이머병의 초기 증상일 수 있다는 주장으로 이어졌다. 제2형 당뇨병의 유병률은 증가세에 있으며, 2025년까지 당뇨병 환자가 5억 7천만 명을 넘어설 것으로 예상된다.[34] 제2형 당뇨병이 알츠하이머병의 초기 형태일 수 있다는 주장으로 인해 많은 연구자들은 제2형 당뇨병의 폭발적인 증가에 뒤따라 치매도 유사한 추세를 보이지 않을까 우려하고 있다.

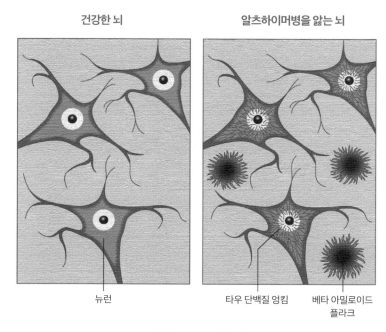

건강한 뇌	알츠하이머병을 앓는 뇌
뉴런	타우 단백질 엉킴　　베타 아밀로이드 플라크

※ 알츠하이머병의 일반적인 징후는 베타 아밀로이드와 타우라는 단백질이 뇌에 쌓이는 것이다.

새로운 치료법의 가능성

끔찍한 전망처럼 들리는가? 이미 이런 종류의 당뇨병을 앓고 있는 사람에게는 특히 더 그럴 것이다. 하지만 알츠하이머병이 실제로 뇌의 당뇨병이라면 그 사실은 알츠하이머병의 치료법을 찾는 데 도움이 될 수 있다. 예를 들어, 일부 초기 연구에서는 인슐린을 코로 흡입하여 뇌로 전달하는 방법을 사용하면 일부 기억력 문제를 완화할 수 있다는 가능성을 보여 주었다.[35] 당뇨병이 있는 쥐를 연구한 다른 실험들은 올리고머의 작용을 차단하는 특수 항체를 사용한 결과 당뇨병과 관련된 기억력 문제가 개선되는 것을 발견했다. 현재 같은 작용을 하면서도 사람에게 안전하게 사용할 수 있는 약물을 찾는 작업이 진행 중이다. 인슐린 불균형을 표적으로 삼는 기존의 당뇨병 치료제도 도움이 될 수 있는데, 그런 약물 중 하나는 최근 인슐린 저항성과의 연관성이 드러나고 있는 또 다른 질환인 파킨슨병의 증상도 완화하는 것으로 밝혀졌다.[36] 이 연구에 대한 2021년 리뷰 결과에 따르면, 제2형 당뇨병 환자의 경우 파킨슨병에 걸릴 확률이 21% 더 높고 증상이 더 빠르게 진행된다고 한다.[37]

이 사안에 대한 과학계의 의견은 아직 분분하지만, 인슐린 저항성이 뇌에 베타 아밀로이드 플라크를 축적시키는 여러 원인 중 하나일 가능성에는 동의하고 있다. 하지만 알츠하이머병 환자 모두가 당뇨병을 앓고 있는 것은 아니며, 베타 아밀로이드 플라크 축적이 질병의 증상에 어떤 역할을 하는지에 대한 많은 의문이 여전히 남아 있다. 여기에는 베타 아밀로이드 플라크를 제거하는 약물이 인지 증상을 치료하는 데 매우 저조한 효과를 보인 것도 영향을 미쳤다.

그럼에도 불구하고, 당뇨병과 알츠하이머병 사이의 연관성은 식단과 뇌 건강 간의 부인할 수 없는 연관성의 가장 좋은 예일 것이다. 패스트푸드에 손이 갈 때, 우리는 몸뿐만 아니라 뇌 건강에 대해서도 생각해야 한다. 당뇨병을 유발하는 음식을 피할 동기가 필요하다면, 알츠하이머병과의 연관성이 그 동기가 되어야 한다.

나의 당뇨병 위험도는?

우리는 당뇨병의 원인을 아직 완전히 파악하지 못하고 있고 유전이나 인종 관련 위험 요소는 통제할 수 없다. 그러나 당뇨병을 예방하는 데 도움이 되는 일도 분명히 있다.

- 체중 증가를 막는다. 지방이 많을수록 세포가 인슐린에 대한 저항성을 갖기 쉽다. 미국 당뇨병 협회는 당뇨 전 단계인 사람의 경우 체중의 7~10%를 감량하도록 권장하지만, 이 부분은 의사와의 상의가 필요하다.

- 음료를 현명하게 선택한다. 설탕이 많이 함유된 차나 커피는 물론 과일 주스, 스무디를 비롯한 당분이 많은 음료를 피한다. 과음도 위험하다.

- 활동적인 생활을 유지한다. 운동은 체중 조절에 도움이 되며, 포도당을 소모하고, 인슐린 민감성을 높인다. 이 모든 것이 당뇨병 위험을 줄인다.

- 섬유질이 풍부한 음식을 충분히 섭취한다. 섬유질이 풍부한 음식은 더 큰 포만감을 주며 탄수화물(당질) 흡수를 늦추는 데 도움이 된다(혈당을 천천히 올린다).

- 지나친 염분 섭취를 피한다. 과도한 염분 섭취는 고혈압의 위험을 증가시키며 이는 다시 제2형 당뇨병의 위험을 높인다.

- 충분한 수면을 취한다. 수면 부족은 인슐린 저항성을 증가시키고 체중 증가와 당뇨병 위험을 높일 수 있다. 매일 7~8시간의 충분한 수면을 확보하고, 수면의 질을 관리하는 것이 중요하다.

- 스트레스를 관리한다. 만성 스트레스는 호르몬 불균형을 일으켜 인슐린 저항성을 악화시키고, 당뇨병 위험을 높인다. 명상, 요가, 심호흡 같은 방법을 통해 스트레스를 해소하면 도움이 된다.

- 정기적으로 혈당 검사를 한다. 당뇨병 위험이 있거나 가족력이 있는 경우, 정기적으로 공복 혈당과 당화혈색소(HbA1c)를 검사하는 것이 필요하다. 이러한 검진은 조기 발견과 예방에 핵심적인 역할을 한다.

우리가 통제할 수 없는 당뇨병 발병 위험 요인은 다음과 같으며, 알아 둘 필요가 있다.

- 당뇨병 가족력이 있는 경우 더 위험하다.

- 흑인, 히스패닉, 아메리카 원주민, 아시아계 사람들이 더 위험하다.

- 성인만 제2형 당뇨병에 걸리는 것은 아니지만 나이가 들수록 위험이 더 증가한다.

- 다낭성 난소 증후군이 있는 여성은 당뇨병에 걸릴 위험이 증가한다. 인슐린 저항성이 당뇨병뿐만 아니라 이 증후군을 유발하는 데 중요한 역할을 하기 때문이다. 하지만 그에 관한 구체적인 연관성은 아직 제대로 파악하지 못하고 있는 실정이다.

당뇨병은 한 번 발병하면 완치가 어려울 수 있지만, 적절한 관리와 예방 습관을 통해 충분히 발병 위험을 낮출 수 있다. 조기에 실천하고 꾸준히 관리한다면 건강한 삶을 유지할 수 있다.

2부

수면

SLEEP

수면은 우리가 하는 일 중 가장 모순된 행위일 것이다. 진화론의 측면
에서 생각하자면, 수면은 매일 의식의 종료 스위치를 내리고 포식자
앞에 자신을 무방비 상태로 내던지는 일과 같으므로 전혀 합리적으
로 보이지 않는다. 그런데도 인간을 비롯한 모든 동물이 매일 잠을 잔
다. 인간은 인생의 3분의 1을 잠을 자면서 보낸다. 따라서 수면에는
치명적인 위험을 무릅쓸 만한 분명한 목적, 즉 생명 유지에 필수적인
목적이 있다는 것을 예상할 수 있다.

　하지만 우리는 수면의 목적을 아직 제대로 이해하지 못하는 상황
이다. 다행히도 여러 연구를 통해 수면의 이유에 대한 다양한 견해가
제시되고 있으며, 그중 몇 가지는 이후 소개할 것이다. 뇌를 잠재우는
일의 명확하고도 중요한 기능 중 하나는 새로운 기억을 저장하고 그

것을 기존의 기억에 연결하는 것이다(5장 참조). 기억을 할 수 없다면 학습이 이루어질 수 없다. 학습 능력은 오늘날 우리가 하나의 종으로서 세상에 존재할 수 있는 이유 중 하나이다. 어쩌면 이것이 수면이라는 무리수를 두면서 얻는 이득일 수 있다.

수면 상태의 뇌 연구를 가능하게 하는 기술 역시 무의식의 시간 동안 우리 머릿속에서 정확히 어떤 일이 일어나는지 밝히는 데 실마리를 제공하고 있으며, 수많은 과학적 증거가 수면이 정신 건강 및 뇌의 노화를 관리하는 데 얼마나 중요한지를 보여 주고 있다. 예를 들어, 6장에서 살펴볼 것처럼 수면은 알츠하이머병을 이해하는 데 있어 중요한 퍼즐 조각으로 보인다. 이 흥미로운 아이디어는 알츠하이머병을 발견하고 예방하며 심지어 치료까지 할 수 있는 새로운 방법을 이끌어낼 가능성이 있다.

수면의 일부 요소, 특히 수면의 또 다른 신비한 요소인 꿈은 감정을 처리하는 데 중요한 역할을 하는 것으로 보이며, 따라서 충분히 수면을 취하지 못하면 심각한 결과를 초래할 수 있다.

수면의 진정한 목적이 무엇이든, 우리는 불면의 밤이 얼마나 끔찍한지 경험으로 잘 알고 있다. 7장에서 살펴볼 것처럼 충분히 잠을 자지 못하거나 적절치 못한 시간에 잠을 자면 인지 기능에 위험할 정도로 해로울 수 있으며, 8장에서 살펴볼 것처럼 정신 건강에도 영향을 줄 수 있다.

이 책에서는 수면이 인지와 정신 건강에 미치는 영향에 초점을 맞추지만, 수면 교란은 제2형 당뇨병에서 위장 장애, 심지어 암에 이르는 온갖 종류의 건강 문제로 이어질 수도 있다. 그러므로 수면 습관을 개선해서 야간의 숙면이 주는 정신적 혜택을 얻게 된다면 신체의 다른 부분도 연쇄적인 효과를 얻을 것이다.

9장에서는 실제로 필요한 수면 시간과 이러한 수면 시간을 취할 가능성이 얼마나 되는지 알아볼 것이다. 일부 수면 연구자들은 우리가 과거에 비해 잠을 덜 자고 있다고 지적하며, 전 세계에 걸친 설문 조사 결과 역시 대다수 사람이 권장 수면 시간을 채우지 못하고 있다는 것을 보여 준다. 생산성에 초점을 맞추는 현대 사회에서 수면 시간은 목표 달성의 방해 요소로 인식됐다. 하지만 실제로는 수면을 우선시하지 않은 채 최선의 능력을 다해 무언가를 이룰 수 있다고 생각하는 것이 어리석은 일이다.

5장

학습 성과와
기억력을 향상시키는 수면

어릴 때 우리 어머니는 시험 전날 밤 노트를 베개 밑에 넣어 두고 푹 자면 다음 날 더 많은 것을 기억해 낼 수 있다고 말씀하시곤 했다. 나는 마치 삼투 작용처럼 머릿속에 스며든 것들이 떠오르는 상상을 했다. 단순한 바람에 가까운 생각이었지만, 결국은 어머니 말씀이 맞았다. 시험 전날 밤새 지식을 욱여넣는 것보다는 숙면을 취하는 것이 학습한 정보가 머릿속에 굳어져 다음 날 시험을 더 잘 치를 수 있도록 해 주었던 것이다.

우리는 잠을 자는 이유를 아직 정확히 파악하지 못했다. 하지만 분명한 것은 잠자는 뇌는 휴식하는 뇌와는 큰 차이가 있다는 점이다. 두피에 작은 센서들을 부착하는 뇌파 전이 기록술EEG을 사용해 잠자는 동안 사람의 머릿속에서 일어나는 일을 모니터링하면, 밤 동안 뇌가 다양한 종류의 활동을 주기적으로 수행하는 것을 볼 수 있다. 여기에서 주목해야 할 것은 이런 활동 중 하나는 뇌가 부지런히 하루의 사건을 분류해 일부 경험을 장기 기억 저장소로 옮기는 과정이라는 점이다.

수면의 기억력 증진 효과를 어떻게 유익하게 활용할지에 대해 알아보기 전에, 정상적인 야간 수면 중 뇌에 어떤 일이 일어나는지를 먼저 이해해야 한다. 수면에는 두 가지 주요한 유형, 즉 렘수면^{REM}과 비렘수면$^{non-REM}$이 있다. 밤에 잠이 들면 약 90분을 주기로 이 두 가지 수면이 교대로 나타나며, 얼마나 오래 자느냐에 따라 다르지만 일반적인 야간 수면 동안 4~5번 이런 사이클을 거친다.

수면 주기별 효과

렘수면과 비렘수면이 밤새 고르게 분포되는 것은 아니다(65페이지 도해 참조). 잠이 든 직후인 수면 초기에 뇌는 회복을 위한 깊은 단계의 서파 수면$^{slow\ wave\ sleep}$이 포함된 비렘수면을 필요로 한다. 밤이 깊어지면 각 수면 주기에는 이런 서파 수면이 줄어들고 흔히 '꿈 수면' 또는 '역설 수면'이라 불리는 렘수면이 늘어난다. 렘수면 중 뇌의 모습은 깨어 있을 때와 매우 흡사하다.

렘수면에서 렘이란 급속 안구 운동$^{rapid-eye\ movement}$을 뜻하며, 이 수면 단계에서 나타나는 특징적인 안구 운동을 말한다. 보통 꿈을 꿀 때가 렘수면 상태인 것으로 알려져 있지만, 항상 그런 것은 아니다. 실제로 렘수면 시간의 대부분은 꿈을 꾸는 데 사용되며, 그 꿈이

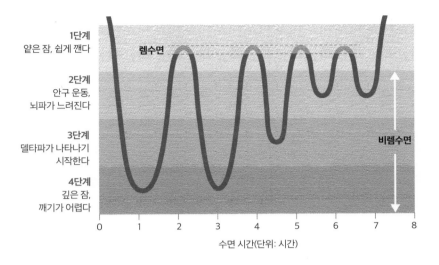

가장 생생하고 두드러지는 것은 맞지만, 비렘수면 중에도 꿈을 꿀 수 있다. 다만 이때의 꿈은 따분하고 지루하다. 렘수면의 또 다른 특징은 근육이 비활성화되어 꿈을 실제 행동으로 옮기는 것을 막는 다는 점이다.

이에 비해 비렘수면은 훨씬 더 차분하다. 호흡이 느려지고 규칙적이 되며, 뇌 활동이 느려진다. 이런 종류의 수면은 특히 회복 효과가 크며, 수면이 부족할수록 잠이 들었을 때 훨씬 더 많은 비렘수면을 취하게 된다. 마치 뇌가 놓친 것을 따라잡는 것을 최우선 과제로 삼은 것처럼 말이다.

수면 주기의 비렘수면 후반에 가장 깊은 수면에 들어가며 이때 뇌파가 한층 더 느려진다. 이 회복성 서파 비렘수면은 기억 저장에 특히 중요한 것으로 간주되므로 중요한 시험 전날 밤이라면 결코 놓쳐서는 안 된다.

기억은 어떻게 만들어지나

새로운 경험을 하거나 새로운 정보를 익힐 때, 뇌는 이것들을 주로 해마에서 기억으로 바꾼다. 새로운 정보를 기억하는 과정은 마치 뇌세포들이 특정 순서대로 불을 켜듯이, 특정 패턴으로 활성화되는 일련의 과정이라고 볼 수 있다. 악기 연주나 운동을 반복하는 것처럼, 이러한 뇌세포의 활성화 패턴을 반복할수록 기억은 공고화되어 장기 기억 저장소로 옮겨 간다. 시험을 위해 같은 내용을 반복적으로 학습하고, 학습하고자 하는 정보에 대한 기억을 재활성화할 때도 이런 일이 일어난다.

그러나 이런 과정은 우리가 잠을 자는 동안 무의식적으로도 일어난다. 현재까지 알려진 바에 따르면, 서파 수면 중에 해마에서 새로운 기억이 재활성화되어 기억뿐만 아니라 복잡한 사고에도 중요한 역할을 담당하는 두뇌 영역인 신피질neocortex로 이동되고, 결국 그곳에 장기 저장된다. 신경 과학자인 캘리포니아 대학교 버클리 캠퍼스의 매튜 워커Matthew Walker 교수는 이런 기억 통합 과정을 USB를 지우고 그곳에 저장되어 있던 파일을 컴퓨터로 옮겨 더 많은 공간을 확보하는 것과 비슷하다고 말한다. 기억이 성공적으로 신피질로 옮겨져 이후 다시 꺼내 쓸 수 있는 준비가 되면 해마에는 다음 날 새로운 기억이 형성될 수 있는 공간이 마련된다.

이런 종류의 깊은 수면이 부족하면 기억을 계속 보관하는 데 어려움을 겪게 마련이다. 예를 들어, 불면증으로 고생하는 사람들은 서파 수면이 적고 기억 공고화에도 손상을 입는 경향이 있다. 이는

기억이란 무엇인가?

기억나는 최초의 생일은 언제인가? 아마 어린 시절의 어느 시점일 것이다. 그렇다면 그 기억이 어떻게 뇌에 자리를 잡았기에 지금 되살릴 수 있는 것일까? 이는 한 번에 이루어지는 일이 아니다. 그 여정의 첫 번째 단계를 인코딩이라고 부른다. 이때 경험의 표상이 뇌에 저장된다. 하지만 그 초기 기억이 지속되기 위해서는 공고화consolidation라고 불리는 과정이 필요하다. 그것도 많이 말이다. 우리가 기억을 되새기거나 떠올릴 때 기억은 공고화되는데, 수면도 기억을 다시 활성화하고 장기 저장소로 이동시킴으로써 기억 공고화 과정에서 중요한 역할을 하는 것으로 보인다. 기억이 공고화되면 시간에 따른 기억 쇠퇴에 더 강하게 저항할 수 있다.

잠자는 동안 뇌는 서로 다른 기억들 사이에 네트워크를 구축해 한 가지를 기억할 때 관련된 기억이 촉발되도록 한다. 우리는 뇌가 저장할 경험과 무시할 경험을 어떻게 선택하는지 모르지만, 이 과정에서 감정이 중요한 요소로 작용하며(8장 참조), 뇌는 특히 부정적인 감정에 우선순위를 부여하는 경향을 보인다는 것을 알 수 있다. 이는 진화적 관점에서 유리한 일이다. 또한 수면 중의 뇌는 중요하다고 생각되는 정보, 예를 들어 다음 날 시험을 볼 것이라는 정보를 우선시한다.

일반적인 노화에서도 마찬가지로 진행되는데, 30세 이후에는 서파수면이 감소하고 기억 공고화가 약해진다.

수면 부족이 기억 수행을 방해하듯이, 숙면은 기억 수행에 도움을 준다. 여러 연구에 따르면, 새로운 것을 배운 후 야간에 적절히 수면을 취하거나 낮잠을 자는 등 잠을 충분히 잤을 때 기억력 테스트에서 더 나은 성적을 내는 것으로 밝혀졌다. 또한 뇌 자극 기술을 사용해 이런 종류의 서파 수면을 강화하면 다음 날 더 많은 것을 기억할 수 있다. 하지만 모든 기억이 서파 수면 중에 저장되는 것은 아니다. 서파 수면은 특히 서술 기억declarative memory, 즉 사실과 사건에 대한 기억에 작용한다.

서파 수면은 기억을 장기 저장소로 옮길 뿐 아니라 뇌의 연결을 '가지치기'해 연결을 분류하고 연결의 수를 줄여 중요한 회로만 남김으로써 특정 기억을 강화한다. 이는 새로운 정보 중 가장 중요한 부분만 기억하도록 돕는다. 워커는 이를 진흙으로 조각상을 만드는 것과 같이 가장 중요한 특징만 남기고 필요치 않은 것은 잘라 내는 과정과 같다고 말한다.

뇌 스캔을 통해 비렘수면 과정에는 스핀들spindle이라는 폭발적인 활동이 있다는 것도 드러났다. 스핀들은 마치 조각품을 다듬고 연마하듯 우리의 기억을 더 정교하게 만들어 준다.

학습 전후의 수면이 중요한 이유

문제를 생각하며 잠들었다가 잠에서 깨면서 새로운 아이디어나 문제 해결책을 떠올린 적이 있는가? 그것은 잠자는 동안 뇌가 창의력을 북돋운 덕분이다. 시험 전에 잘 자야 한다는 내 어머니의 직감이 정확했던 것이다. 굳이 노트를 베고 자지 않더라도 수면은 기억을 공고히 하거나 창의력을 발휘하는 데 도움을 준다. 하지만 그것이 전부가 아니다. 새로운 것을 제대로 배우고 싶다면 복습 후뿐만 아니라 학습 전에도 잠을 잘 자는 것을 목표로 삼아야 한다.

한 연구가 이에 대한 설득력 있는 증거를 제시한다. 이 연구는 피험자들을 두 그룹으로 나누어 한 그룹은 36시간 동안 수면을 박탈하고 다른 그룹은 정상적으로 수면을 취하게 했다. 이후 피험자들은 시간 기억(사건이 언제 일어났는지에 대한 기억)을 테스트하는 학습 과제를 수행하고 이틀 동안 정상적으로 수면을 취했다. 학습 전에 수면을 박탈당했던 사람들은 수면이 회복된 후에조차 기억력이 현저히 낮았다.

따라서 학습 이전의 수면 역시 매우 중요하다.[38] 마지막으로 규칙적인 수면 루틴을 갖는 것 역시 기억 공고화에 도움이 되는 것으로 보이기 때문에,[39] 좋은 수면 습관을 유지하는 것이 좋다.

수면 중의 무의식적 학습

수면이 깨어 있는 동안 집중했던 내용을 기억하는 데 도움을 준다는 것은 명백하다. 그렇다면 잠을 자는 동안 학습을 할 수 있다면 일이 더 쉬워지지 않을까? 사실, 이는 근거가 있는 아이디어다. 잠깐 눈을 붙이는 동안에도 우리의 뇌는 외부 세계의 소리를 듣고 있으며, 이를 활용하면 힘들이지 않는 학습이 가능하다.

신체의 감각을 자극하는 실험이 이런 일이 가능하다는 것을 암시한다. 한 연구에서 참가자들은 장미향이 주변에 퍼져 있는 동안 학습 과제를 수행해야 했다. 이후 참가자들은 서파 수면 중에 같은 향기에 노출되자 기억력이 향상되어 학습한 내용을 다음 날 더 잘 기억해 냈다. 향기로 인한 자극이 기억 공고화를 증대하는 것처럼 보였다. 다른 실험들은 소리를 이용해 비슷한 효과를 확인했다.

이런 종류의 무의식적 학습은 우리가 잠자는 동안 새로운 언어처럼 복잡한 것을 기억하는 데 이용할 수 있다. 실제로 뇌 스캔은 우리가 무의식 상태에서도 단어의 의미를 계속 처리한다는 것을 보여준다.[40]

이런 식으로 수면 중 기억에 영향을 주는 방법은 학습뿐 아니라 나쁜 습관을 없애거나 심지어는 더 나은 사람이 되는 데에도 도움을 줄 수 있다.[41] 일례로, 한 실험에서는 흡연자들이 잠을 자는 동안 담배 냄새와 함께 썩은 생선이나 썩은 달걀 냄새에 노출되도록 했다. 이들은 실험 다음 주에 담배를 훨씬 덜 피웠다(깨어 있을 때 악취에 노출된 경우에는 이런 일이 일어나지 않았다).[42] 결국 기억을 조작해 생각하는 방식을 바꿀 수도 있는 것이다. 특정 기억을 다른 기억보다 강화하면 이기심을 줄이거나 공정성을 키울 수 있지 않을까? 아니면 특정 기억을 촉발해 더 기분 좋게 잠에서 깨어나도록 도움을 줄 수 있지 않을까?

기억 형성에 있어 수면의 중요한 역할을 고려하면, 기억이 수면의 기능 중 하나가 아닌가 하는 의문이 든다. 하지만 그리 간단한 문제는 아니다. 만약 그렇다면 가장 복잡한 뇌를 가진 동물이 잠을 가장 많이 잘 것이라고 예상이 되지만, 그렇지 않기 때문이다. 스티븐 락클리Steven Lockley와 러셀 포스터Russell Foster가 『잠Sleep』에서 지적했듯이, 갈색 박쥐, 왕아르마딜로, 비단뱀을 비롯해 잠을 가장 잘 자는 동물들은 하루 약 18시간의 수면을 취하지만 결코 세계에서 가장 똑똑한 동물이 아니다. 따라서 수면이 기억력에 중요한 것은 분명하지만, 이는 전체 이야기의 일부에 불과하다.

성공을 위한 낮잠

낮잠이 게으름의 상징이라는 생각은 버려라. 전략적인 낮잠은 여러 가지 혜택을 준다. 다음 조언을 따라, 죄책감 없이 낮잠을 즐겨 보자.

- 점심 식사 후 졸음은 자연스러운 현상이다. 점심 후 나른함이 밀려오는 것은 많은 사람들이 생각하듯 탄수화물을 과다 섭취한 탓이 아니다. 오후 3시경 졸음이 몰려오는 이유는 신체의 24시간 활동 주기의 일시적 저하 때문이다. 이 시기를 활용해 짧은 낮잠을 자는 것은 훌륭한 방법이다. 특히 시험이나 프레젠테이션을 준비할 때는 낮잠 전후에 공부를 하는 것이 효과적이다.

- 학습이 목표라면 60분 이상 낮잠을 자도록 한다. 60분 이상의 낮잠은 기억을 장기 저장소로 옮기는 데 중요한 서파 수면을 포함한다.

- 짧은 낮잠도 효과적이다. 5~15분의 짧은 낮잠만으로도 즉각적인 효과를 얻을 수 있으며, 최대 3시간 동안 각성 상태를 유지할 수 있다.

- 긴 낮잠에는 장단점이 있다. 더 긴 낮잠은 최대 24시간 동안 인지 능력을 향상시킬 수 있지만, 깊은 수면에서 깨어날 경우 수면 관성이라는 현상이 나타나 깨어난 후에도 정신이 혼미할 수 있다.

- 커피로 수면 관성을 예방하라. 30분 낮잠 후 수면 관성을 방지하려면 낮잠을 자기 직전에 커피 한 잔을 마셔 보라. 카페인이 효과를 발휘하려면 약 20분이 걸리므로, 그동안 잠들었다가 더 상쾌하게 깨어날 수 있다.

- 규칙적인 낮잠을 이용하라. 야간 수면에 방해되지 않는다면 낮잠을 생활 루틴에 포함시키는 것도 좋은 방법이다. 규칙적으로 낮잠을 자는 사람들은 간헐적으로 낮잠을 자는 사람들에 비해 낮잠 후 기분이 더 좋고 만족감을 더 많이 느낀다고 보고한다.

- 짧은 낮잠이라도 누워서 자라. 앉아서 자면 누워서 잘 때보다 잠드는 데 시간이 50% 더 걸린다.

6장

수면과
알츠하이머병에 대한 진실

알츠하이머병은 의료계에서 가장 시급한 미스터리 중 하나다. 수십 년에 걸친 연구에도 불구하고 무엇이 이 병을 유발하는지, 왜 어떤 사람은 이 병에 걸리고 어떤 사람은 걸리지 않는지, 결정적으로 치료 방법은 무엇인지에 대한 이해가 여전히 형편없는 수준이다.

그래도 지난 몇 년 동안 퍼즐 조각 하나가 제자리를 찾았다. 알츠하이머병과 수면 사이의 복잡한 관계라는 퍼즐이다. 과학자들이 발견한 것은 알츠하이머병에 따르는 기억 문제를 설명할 잠재적인 메커니즘으로, 이는 알츠하이머병의 조기 진단 및 일부 환자의 치료법에 대한 근거가 될 수도 있다.

수면이 알츠하이머병에 중요한 역할을 할 수 있다는 징후는 이미 오래전부터 있었다. 수면 장애는 알츠하이머병보다 몇 년 앞서 나타나는 경향이 있으므로, 이는 무언가 잘못되었다는 경고 신호가 될 수 있다. 또한 알츠하이머병이 진행되면서 수면 장애는 더욱 심해진다.

수면과 기억의 중요성에 대해 우리가 알고 있는 것을 고려하면, 기억 상실을 특징으로 하는 병에서 이런 근본적인 연관성을 파악하는 데 그토록 긴 시간이 걸렸다는 사실이 놀랍게 느껴질 수 있다. 하지만 비교적 최근까지만 해도 알츠하이머병과 같은 질환이 진행되는 동안에는 환자의 뇌를 검사할 수 없었고, 환자가 사망한 후에야 뇌를 살펴볼 수 있었다.

현재는 다양한 뇌 스캔 기술을 통해 살아 있는 알츠하이머병 환자의 뇌를 자세히 살피고, 그 특징인 베타 아밀로이드 플라크와 타우 단백질 엉킴이 어떻게 진행되는지 모니터링하고, 특정 테스트와 과제를 수행하도록 요청했을 때 뇌에서 어떤 일이 일어나는지 확인할 수 있다.

수면 부족과 기억력 저하

2015년 매튜 워커 교수와 그의 동료들은 수면과 알츠하이머병의 연관성을 조사하기 위한 획기적인 실험을 했다. 치매나 수면 장애 병력이 없는 노인 26명의 뇌를 스캔한 연구 팀은 이들의 뇌에 베타 아밀로이드(알츠하이머병 환자의 뇌에 축적되고 있는 것이 종종 관찰되는 단백질 중 하나)가 얼마나 축적되어 있는지를 측정할 수 있었다. 특히 연구 팀은 서파 수면 생성에 중요한 역할을 하는 내측 전전두 피질mPFC이라 불리는 뇌 부위를 조사했다. 이전 장에서 살펴보았듯이 서파 수면은 기억을 장기적으로 저장하는 데 도움이 되는 것으로 밝혀진 깊은 회복 수면이다.

참가자들은 뇌 스캔으로 베타 아밀로이드가 얼마나 축적되어 있는지 검사받은 후 학습 과제에 참여했다. 그 후 이들은 야간 수면 중에 뇌파 모니터링을 받았고 다음 날 기억력 테스트를 수행했다. 결과는 놀라웠다. 내측 전전두 피질에 베타 아밀로이드가 더 많이 축적된 사람들은 서파 수면에 더 크게 지장을 받았다. 그리고 이렇게 서파 수면 장애를 많이 경험할수록 기억 형성에도 크게 지장을 받았다.[43] 또한 베타 아밀로이드가 많이 축적돼 있을수록 서파 수면이 적었고 밤사이 기억보다는 망각이 더 많이 일어났다.

이 연구 팀은 질 낮은 수면이 알츠하이머병 환자의 기억력에 영향을 미치는 메커니즘을 처음으로 밝혀냈으며, 베타 아밀로이드 축적이 서파 수면을 직접적으로 방해한다는 사실을 확인했다. 또한 이 연구는 서파 수면이 전반적으로 줄어드는 정상적인 노화 과정과 달리, 베타 아밀로이드가 축적된 뇌에서는 서파 수면 중에서도 가장 깊은 단계가 영향을 받는다는 것을 보여 주었다. 이는 알츠하이머병과 관련된 수면 문제의 경우 일반적으로 노화된 뇌에서 예상할 수 있는 것과 다른 특이한 현상이 일어난다는 점을 시사한다.

이 놀라운 발견 이후 베타 아밀로이드와 수면, 기억력 사이의 연관성에 대한 연구가 급증했다. 하지만 이것은 퍼즐의 일부분에 불과한 것으로 드러났다. 알츠하이머병은 수면과 기억력 문제를 유발하며, 이제는 그 이유도 설명할 수 있다. 그러나 수면 부족은 질병의 발병 전부터 나타난다. 그렇다면 수면 부족이 베타 아밀로이드의 축적 자체를 유발하는 것은 아닐까? 쥐를 대상으로 한 연구에서는 깊은 수면을 박탈당한 설치류의 뇌에 이 해로운 단백질이 즉시 축적된다는 것이 명백하게 드러났다.[44] 사람에게도 같은 일이 일어날까? 만약 그렇다면 숙면을 취하는 것이 베타 아밀로이드의 축적을 막고 알츠하이머병 발병을 지연시키거나 심지어 예방할 수 있는 유망한 방법이 될 수 있다.

미주리주 워싱턴 주립대학교의 요엘 주Yo-El Ju 교수와 그녀의 동료들은 그에 대해 알아보기 위해 기발한 실험을 고안했다. 연구 팀은 수면 연구실에서 건강한 사람 22명을 대상으로 이들이 헤드폰을 낀 채 잠을 자는 동안 10초마다 뇌파를 모니터링했다. 연구 팀은 잠든 참가자가 서파 수면에 들어가는 것을 확인할 때마다 헤드폰 음량을 점점 크게 했다. 참가자는 밤새 잠을 자기는 했지만 서파 수면 박탈(서파 수면 부족은 유해 단백질 축적과 관련되어 있다)을 경험한 것이다.

다음 날 아침, 뇌와 척수를 둘러싼 액체인 뇌척수액 검사를 통해 참가자들의 베타 아밀로이드 수치를 측정했다. 아니나 다를까 서파 수면을 빼앗긴 사람들은 방해받지 않고 수면을 취한 사람들에 비해 베타 아밀로이드 수치가 훨씬 높았으며, 서파 수면 박탈이 심할수록 그 수치가 더 높았다.[45] 하룻밤의 수면 부족만으로도 뇌의 베타 아밀로이드 축적을 야기할 수 있었던 것이다. 이 연구와 그 이후의 다른 연구들은[46] 잠을 잘 자지 못한 사람들에게는 타우 단백질(알츠하이머병의 또 다른 주범)이 축적된다는 것을 발견했다.

종합하면, 이런 연구 결과들은 수면과 알츠하이머병 사이의 연관성이 순환적일 가능성이 높다는 것을 시사한다. 수면 장애는 베타 아밀로이드의 축적으로 이어지고, 이는 다시 수면을 방해하는 식으로 꼬리를 물게 되는 것이다.

수면 중 뇌의 자가 세정 기능, 글림프 시스템

이 연구가 수면과 알츠하이머병의 연관성을 밝히던 무렵에, 또 다른 놀라운 발견이 있었다. 이는 오랫동안 찾아내려 애썼던 수면의 목적을 밝혀내는 돌파구가 되었을 뿐 아니라, 수면과 알츠하이머병 환자의 뇌에 쌓이는 플라크 사이의 밀접한 연관성을 설명하는 데도 도움이 되었다.

2013년 덴마크의 신경 과학자 마이켄 네데르가르드Maiken Neder-gaard와 뉴욕 로체스터 대학교의 동료들은 뇌에 자체적인 노폐물 제거 시스템이 있다는 것을 발견했다. 신체가 림프계를 사용해 노폐물을 조직에서 혈액으로 옮기는 것과 비슷하게, 이 시스템은 아교 세포glia라는 세포를 사용해 뇌세포가 활동할 때 생성되는 독소와 대사 폐기물을 모아 뇌척수액으로 내보낸다.

연구자들은 이 과정을 해당 임무를 수행하는 세포(아교세포, glia)의 이름을 따서 글림프 시스템glymphatic system이라고 부르는데, 이 과정은 우리가 깨어 있을 때도 일어나지만, 잠을 잘 때는 터보과급기를 단 듯 활발해져서 10~20배 더 많은 뇌척수액을 내놓는다. 매

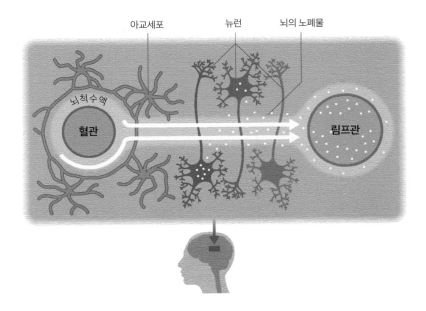

아교세포　　뉴런　　뇌의 노폐물

뇌척수액

혈관 → 림프관

튜 워커가 〈뉴 사이언티스트New Scientist〉와의 인터뷰에서 언급했듯이, 이 시스템은 우리 뇌에 '야간의 강력 세정' 서비스를 제공한다(위의 도해 참조).[47]

　1년 후, 네데르가르드와 그녀의 팀은 특히 비렘수면 동안 교세포가 수축해 뇌척수액이 뇌의 구석구석을 씻어 낼 수 있는 공간이 60% 더 생긴다는 사실도 발견했다.[48] 결정적인 점은, 매일 밤 잠을 자는 동안 글림프 시스템이 씻어 내는 독성 부산물 중 하나가 바로 알츠하이머병에서 관찰되는 베타 아밀로이드 플라크라는 것이다.

　이들 연구는 생쥐를 대상으로 했지만, 보다 최근의 연구는 사람을 대상으로 실시한 것으로, 지원자들이 잠을 자고 있는 동안 이들의 뇌척수액을 조사했다. 2019년 보스턴 대학교의 니나 폴츠Nina

Fultz와 그녀의 동료들은 11명의 지원자를 대상으로, 이들이 자는 동안 그들의 뇌를 연구한 결과, 비렘수면 중에 서파의 맥동 패턴 직후 뇌척수액의 파동이 뒤따른다는 사실을 처음으로 발견했다. 수면 중에 나타나는 서파가 세탁기의 회전 사이클처럼 뇌척수액의 파동을 유발하는 듯하며,[49] 이는 서파 수면이 뇌의 독소 제거에 얼마나 중요한지 좀 더 상세히 보여 준다.

얼마나 자야 할까?

치매로부터 뇌를 보호하려면 얼마나 자야 할까? 2020년부터 영국과 중국에서 시작된 한 대규모 장기 연구 프로젝트는 28,700명이 넘는 사람들을 대상으로, 이들이 잠을 얼마나 자는지 조사하고 이후 일정 기간 동안(인원수를 토대로 한 총 추적 기간이 10만 년에 이른다) 인지 기능이 얼마나 저하되는지를 조사했다.

연구진은 U자형 곡선을 발견했는데, 이는 4시간 미만으로 자거나 10시간 이상 자는 극단적인 수면 습관을 가진 사람들이 후속 추적 기간 동안 가장 큰 인지 기능 저하를 보였다는 것을 의미한다. 이런 결과는 특히 기억력과 관련해서 두드러지게 나타났고, 따라서 연구진은 수면 시간이 부족하거나 과도한 사람의 경우 인지 기능을 모니터링해야 한다고 결론 내렸다.

너무 적은 수면이 기억에 좋지 않다는 것은 알고 있지만, 너무 많은 수면이 왜 문제가 되는지는 아직 명확하지 않다. 치매 초기 단계의 결과로, 또는 치매를 유발하는 다른 문제 때문에 더 많이 자는 것일 수도 있다.[55] 중년의 성인을 대상으로 한 2021년 연구는 하루 7시간의 야간 수면이 가장 적절하고, 6시간 미만으로 자는 사람들은 이후 치매에 걸릴 위험이 7시간 자는 사람들에 비해 훨씬 높다는 것을 시사한다.

수면 문제 치료를 통한 알츠하이머병 예방

알츠하이머병 예방의 가능성을 극대화하고자 한다면, 수면을 진지하게 생각하고 바쁜 일상에서도 수면을 위한 충분한 시간을 마련해야 한다. 물론 우리가 다루는 것이 대단히 복잡한 질병이고, 뇌에 베타 아밀로이드 플라크가 있는 모든 사람이 알츠하이머병에 걸리는 것은 아니며, 따라서 수면의 역할이 이 거대한 퍼즐의 일부에 불과하다는 점을 기억하는 것도 중요하다.

그렇다 해도, 수면과 베타 아밀로이드 사이의 메커니즘이 밝혀짐에 따라 수면 문제를 파악하는 것이 알츠하이머병을 조기 진단하는 방법이 될 수 있다는 전망에 관심이 쏠리고 있다. 2020년 워커와 그의 동료들은 사람들이 얼마나 잘 자는지가 몇 년 후 뇌에 베타 아밀로이드가 얼마나 많이 축적될지에 대한 직접적인 예측 변수가 될 수 있음을 보여 주었다. 이는 수면이 알츠하이머병 발병 시기를 예측하는 조기 진단 도구가 될 수 있음을 의미한다.[50]

궁극적으로는 알츠하이머병의 발병 위험을 높이는 일부 수면 문제를 치료함으로써 이 질병의 발병을 지연시키고 심지어 예방할 수 있을 것으로 기대된다. 초기 치매 환자를 대상으로 한 한 연구는 수면 장애 치료가 인지 기능 저하를 늦추고 알츠하이머병 발병을 10년까지 지연시킬 수 있다는 유망한 결과를 보여 주었다.[51] 인지 행동 치료를 통해 수면 개선 효과를 톡톡히 보는 사람들도 있지만, 기존 방법으로는 수면 문제를 치료하기가 매우 어려운 사람들이 있다. 그러므로 현재 워커 연구소를 비롯한 여러 연구소에서 수면 장애를 치료하고, 뇌 내 정화 기능을 하는 서파 수면을 촉진하는 첨단의 방법들을 연구하고 있다.

그런 방법 중 하나는 비침습적 뇌 자극으로,[52] 두피에 약한 전류를 흘러 서파 수면을 촉진하는 것이다.[53] 또 다른 방법은 수면 중 서파와 일치하는 청각 신호를 전달해 수면을 촉진하는 것이다.[54] 더불어 수면의 질과 양을 개선하고 서파 수면의 양을 늘려 준다고 약속하는 기기의 시장도 점점 성장하고 있다. 다만 이들 기기는 대개 규제 기관의 승인을 받지 않은 까닭에 얼마나 효과가 있는지 확인할 수 없는 상황이다. 일찍 잠자리에 들고 뇌의 강력 세정 작용이 일어나도록 해야 할 이유가 그 어느 때보다 확실해진 것만은 분명하다.

7장

피로는 인지 능력을
떨어뜨린다

대부분의 사람들은 술을 마시면 운전대를 잡아서는 안 된다고 생각한다. 그렇다면, 피곤할 때는? 이 부분은 사회의 강력한 비난을 피해 간다. 이를 금지하는 법이 없다는 사실만 봐도 알 수 있다. 그러나 어쩌면 이런 법이 필요할 수도 있다.

수면 부족이 정신 활동을 둔하게 만든다는 것은 익히 알려진 사실이다. 하지만 그 영향이 얼마나 큰지는 대부분이 잘 모르고 있다. 2020년 스코틀랜드 던디 대학교의 조안나 로리Joanna Lowrie와 던디 소재 포렌식·법의학 센터Centre for Forensic and Legal Medicine의 헬렌 브라운로우Helen Brownlow는 피곤할 때 운전하는 것과 술을 마신 후 운전하는 것의 영향을 비교하는 실험에 착수했다.

30명의 지원자가 술에 취하지 않고 휴식을 취한 상태 또는 24시간 동안 깨어 있는 상태, 화이트 와인을 스코틀랜드의 음주운전 제한 수치인 호흡 100ml당 알코올 22마이크로그램(다른 대부분의 국가의 음주운전 기준과 비슷한 수준)을 넘길 정도로 마신 상태에서 운전 시뮬레이션 테스트를 거쳤다. 참가자들은 운전 테스트 외에 커피 한 잔을 마시기 전과 후에 자신의 운전 능력이 얼마나 좋았다고 생각하는지도 평가했다.

커피로 해결되지 않는 졸음 문제

잠을 자지 못한 사람들은 와인에 취한 사람들에 비해 제동 반응이 느리고 차를 제어하는 능력이 떨어졌다. 다른 사람들보다 결과가 유난히 나쁜 사람들도 있었다. 운전 테스트에서는 전체적으로 여성이 남성보다 더 좋은 점수를 받았으며, 수면 부족으로 인한 영향이 가장 컸던 사람들은 운전대를 잡은 채 위험천만한 '마이크로 수면micro sleep(1초 또는 30초간 지속되는 수면—옮긴이)'에 빠지면서 도로를 벗어나기도 했다.

놀랍게도 카페인은 운전 능력에 거의 도움이 되지 않았다. 영국의 도로교통법 등에서는 운전 중 피로감을 덜기 위해 커피를 권장하곤 하지만, 이 연구에서 커피는 수면 부족일 때도 음주 시에도 운전 능력에 영향을 주지 않았다. 오히려 두 그룹 모두 카페인을 통해 운전 능력이 향상되었다는 생각으로 잘못된 자신감을 가졌다.[56]

이 연구 결과는 수면이 부족할 때뿐만 아니라 생물학적 주기에 따라 수면 욕구가 가장 강한 야간에 운전대를 잡아야 하는 교대 근무자에게 특히 중요하다. 이 연구 논문의 저자들은 앞으로 졸음운전을 금지하도록 법 개정을 고려해야 한다고 제안한다. 차량을 세워 운전자의 동공 반응 시간을 측정함으로써 얼마나 피곤한지 검사하는 것도, 수면 손실을 예측할 수 있는 혈액 검사(동공 반응 시간 측정에 비해 실질적으로 시행하기 어렵다)를 실시하는 것도 가능하며, 이두 가지 기술 모두 개발 중에 있다. 한편, 밤에 운전하거나 잠을 제대로 못 잔 채 운전하는 사람들은 카페인 섭취 후 느끼는 자신감이 착각일 수 있다는 점에 유의해야 한다. 이런 경우 커피에 의지하기보다는 낮잠을 자는 것이 더 좋은 선택이다.

서머 타임과 수면 부족의 피해

밤을 새워야만 수면 부족이 인지 능력에 미치는 영향을 느낄 수 있는 것은 아니다. 수면이 조금만 부족해도 큰 영향을 미칠 수 있다. 미국의 경우 봄철에 서머 타임을 시작해 시계를 한 시간 앞으로 돌리면서 수면이 한 시간 부족해지면, 다음 주 월요일 아침 교통사고가 17% 증가한다(그로부터 3주 동안 심장마비도 5% 증가한다).[57] 이는 한 시간 모자란 수면에 적응하는 데 며칠, 아니 심지어는 몇 주가 걸릴 수 있다는 것을 시사한다.

2020년에 실시된 또 다른 연구 역시 이런 결과를 지지한다. 이 연구는 서머 타임이 시작된 주에 미국 내에서 교통사고가 6% 증가한다는 것을 발견했다. 아침 시간이 어두워져 도로에서 보이는 시야

범위가 줄어든 것이 원인일 수도 있다. 하지만 오후 역시 충돌 사고가 늘어나며 연말에 시간이 제 자리를 찾을 때는 사망 사고가 급증하지 않았다는 점을 고려하면 시야 범위가 줄어든 것이 원인일 가능성은 낮아 보인다. 전 세계 수십억 명의 사람들이 이런 종류의 시간 변화에 영향을 받기 때문에 서머 타임 제도가 공중 보건에 미치는 영향은 엄청날 수 있다. 이에 연구자들은 이 관행의 전면 폐지를 제안하고 있다.[58]

자신 있게 운전대를 잡기에 충분한 수면 시간은 어느 정도일까? 이를 알아보기 위해 워싱턴 DC AAA 교통안전재단AAA Foundation for Traffic Safety의 브라이언 테프트Brian Tefft는 한 사람이 얼마나 잠을 잤는지와 그 후 그 사람으로 인해 자동차 사고가 날 위험이 얼마나 있는지를 조사하는 최초의 동료 평가 연구를 실시했다. 그는 약 5,500건의 교통사고 표본을 분석한 결과, 하룻밤 수면이 7시간 미만이면 사고를 일으킬 심각한 위험에 처할 수 있다는 것을 발견했다. 전날 밤 잠을 6시간 잔 운전자는 7~9시간을 잔 사람에 비해 사고 위험이 1.3배 높았고, 4시간 미만으로 잔 운전자는 그 위험이 15배까지 급증했다.[59]

잠이 부족할 때 운전이 어려워지는 것은 놀랄 만한 일이 아니다. 최근의 또 다른 연구는 7~8시간보다 적게 또는 그보다 많이 수면을 취한 사람은 12가지 인지 테스트에서 전반적으로 좋지 못한 성적을 냈으며, 전날 밤 4시간 미만을 잔 것은 뇌가 8년 노화된 상태와 같다는 것을 발견했다.[60] 전 세계 많은 사람의 일상적 야간 수면 시간이 7시간 미만이라는 것을 고려하면(9장 참조), 자신이 운전에 적합한 상태인지 아닌지를 신중하게 생각해야 하는 것이 교대 근무자에게만 한정되지는 않을 것이다.

잠이 부족한 사람들의 위험한 판단

졸린 상태에서는 절대 운전대를 잡지 않을 거라고 생각하고 있는가? 그렇다면 졸음운전은 피해 갈 수 있을 것이다. 하지만 수면 부족에 따르는 피로로 인한 인지적 피해는 기계를 조작하는 능력에서 그치지 않는다. 서머 타임으로 인한 봄철의 시간 변화는 수면이 인지에 미치는 영향과 관련된 또 다른 문제를 드러낸다. 수면 부족은 도덕성에도 관여한다. 도덕적 인식은 단순히 우리 자신의 판단뿐만 아니라 다른 사람의 도덕성을 감지하는 능력과도 관련되기 때문에 매우 중요하다. 미국과 싱가포르의 연구자들은 최근에 실시한 일련의 실험을 통해 수면이 부족할 때와 휴식을 취했을 때 사람들의 도덕적 인식이 어떻게 달라지는지를 조사했다. 그 결과, 수면이 2시간만 부족해도 제시된 상황에서 도덕적 요소를 감지하는 능력이 10% 떨어지는 것을 발견했다. 또한 서머 타임이 시작된 다음 월요일에는 '비윤리적', '사기', '정직' 등 도덕성과 관련된 단어의 온라인 검색이 크게 감소했다. 이 시기에는 일반적으로 사람들의 야간 수면 시간이 40분 정도 부족하다.[61]

이는 수면이 건전한 판단을 하는 능력에 개입한다는 다른 연구의 결과와도 일치한다. 장기간 수면 부족을 경험한 군 장교와 장교 후

보생들은 도덕적 문제를 예측하거나 건전한 도덕적 추론을 하는 것을 더 어렵게 느끼고, 도덕적 결정을 내릴 때 더 성급해진다. 군인이 아니더라도 수면이 부족한 사람들은 감정을 자극하는 도덕적 문제에 대해 결정을 내리는 것을 더 어렵게 느끼고, 보통 때라면 자신들의 도덕적 신념에 반해 거부할 만한 해결책을 받아들일 가능성이 더 높다. 수면 부족은 도덕성을 급감시키기 때문에 밤늦게 깨어 있으면서 판단을 내리는 일은 피하는 것이 좋다.

편견에 있어서는 상황이 더욱 악화된다. 실험실에서 이루어진 실험은 만성적인 수면 부족이 소수 집단에 대한 암묵적 편견을 늘리고, 단순히 얼굴 특징만으로 그 사람을 얼마나 신뢰할 수 있는지에 대한 생각에 변화를 일으키는 것을 보여 주었다.[62] 이는 특히 '고위험' 직업에 종사하는 사람들, 즉 경찰이나 보안 요원과 같이 자주 수면 부족을 겪는 중에 사람들의 신뢰성을 재빨리 판단하는 일을 일상적으로 해야 하는 사람들에게 문제가 된다.

꼭 이런 집단에 속하지 않더라도 누구나 수면 부족(심하지 않더라도)으로 인한 사회 인지적 영향에서 자유로울 수 없다. 그러므로 피로를 느낄 때라면 도덕적·사회적 결정을 다룰 때 신중을 기해야 하며, 수면이 판단력에 얼마나 큰 영향을 미치는지를 기억해야 한다. 또한 자신이 실제로 얼마나 피곤한지 판단하는 것도 잊지 말아야 한다.

8장

마음을 치유하는
수면

누구나 그런 적이 있다. 하루 잠을 제대로 자지 못한 것만으로도 짜증이 나고 감정적이 되며, 사소한 일에도 버럭 화를 낸다. 잠을 잘 때 기억과 관련해 어떤 일이 일어나는지 알아보려는 연구는 수십 년 동안 이어져 왔지만, 과학자들이 수면이 감정에 미치는 영향에 대해 연구하기 시작한 것은 불과 10년 전의 일이다. 이 주제를 연구하는 사람들은 과학이라는 이름하에 지원자들을 밤새 잠들지 못하게 한 후 온갖 종류의 테스트를 하는 잔인한 실험을 잔뜩 설계했다. 우리는 그 지원자들의 희생에 감사해야 할 것이다. 우리가 발견해 나가는 것은 잠자는 뇌의 작용에 대한 흥미로운 통찰에 그치지 않고, 꿈과 꿈의 목적에 대한 더 나은 이해, 그리고 결정적으로 우울증에서 불안, 조현병에 이르는 정신 건강 문제에 맞설 수 있는 새로운 방법까지 아우르고 있다.

수면과 감정의 연관성은 기억에서 시작된다. 5장에서 살펴보았듯이 수면은 기억 형성에 중요한 역할을 한다. 적절한 기억을 위해서는 학습이 수면 사이에 '샌드위치' 되어야 한다. 학습 전후에 숙면이 필요한 것이다. 그러나 그렇게 하더라도 우리는 우리에게 일어난 일의 일부분만 기억하며, 뇌가 어떤 기억을 고수하고 어떤 기억을 지나간 과거로 격하시킬지는 아무도 알지 못한다. 다만 기억을 필터링하는 데 있어 수면이 나름의 역할을 하며, 결정적으로 수면중의 뇌는 감정적인 요소가 있는 기억을 우선시한다는 것이 명확해지고 있다.

우리가 감정적으로 의미가 있는 일과 개인적으로 중요한 일들을 우선적으로 기억한다는 것은 직관적으로 이해할 수 있다. 점심 약속을 마친 후 길을 건너다 차에 치일 뻔한 날이라면, 당시 어떤 종류의 샌드위치를 먹었는지보다는 죽을 고비를 넘긴 일을 기억하는 것이 미래의 생존에 더 유용하다. 따라서 숙면을 취했을 때, 수면 중에 감정적인 요소가 강한 일이 기억으로 저장되고 일상적인 일은 관심을 덜 받는 듯하다.

그러나 잠을 잘 자지 못하면 상황이 복잡해진다. 잠을 제대로 자지 못한 후에는 배운 것들이 잘 기억나지 않는 것이 보통인데, 이는 시험 전에 벼락치기로 공부하는 것이 좋은 생각이 아닌 이유이기도 하다. 피로한 뇌는 특히 기억에 수반되는 감정이 어떤 유형인지에 관심이 크다. 잠을 잘 못 자면 기분이 좋았던 일보다는 부정적인 감정을 유발한 일을 기억할 가능성이 훨씬 높다. 마치 부정적인 기억이 질 나쁜 수면으로 인한 악조건에 더 잘 견디는 것처럼 보인다.

이를 입증하기 위해, 실험실에서 한 그룹의 참가자들을 36시간 동안 깨어 있게 한 후 긍정적·부정적·중립적인 일련의 단어를 학습하게 했다. 이후 이틀 동안 정상적으로 수면을 취하게 하고 단어 테스트를 진행했다. 또 다른 그룹은 실험 내내 정상적인 수면을 취하게 했다. 단어 학습 전에 충분한 수면을 취한 사람들은 이틀 후 중립적인 단어에 비해 긍정적인 단어와 부정적인 단어를 더 많이 기억했다. 예상대로 수면 중의 뇌가 감정적인 요소가 있는 기억을 우선시한 것이다. 이에 비해 수면 박탈을 경험한 사람들은 비교군보다 긍정적인 단어를 60%가량 덜 기억했다. 그러나 부정적인 단어에 대한 기억은 충분히 잠을 자고 학습한 사람들과 동일했다. 부정적 감정 요소에 관한 한, 뇌가 수면과 상관없이 그 기억을 완강히 지켰다.

수면 부족과 저조한 기분

진화론적 관점에서 본다면, 긍정적인 경험보다 부정적인 경험의 기억을 우선시하는 것이 타당하다. 스트레스를 받는 상황, 즉 잠이 부족할 때라면 특히 더 그렇다. 부정적인 경험을 기억하는 것은 유사한 상황이 다시 발생하지 않도록 행동을 변화시키는 데 도움이 되며, 해로운 음식이나 사자가 공격한 장소 등을 기억하도록 함으로써 우리 조상들의 생명을 구할 수 있었다.

하지만 현대 기술 사회에서는 이런 시스템에 혼란이 온다. 인공

조명, 핸드폰이나 태블릿 등의 전자기기 화면 사용, 수면을 할 일 목록의 맨 아래에 두는 성과 중심 문화로 인해 많은 사람이 잠을 줄이고 있다. 일부 전문가들은 수면에 인색한 이런 태도가 우리를 계속 '생존 모드'에 놓이게 해 감정적 불균형을 유발하고, 그로 인해 부정적인 것을 기억하고 긍정적인 경험을 잊을 가능성을 높인다고 이야기한다. 이는 특히 우울증 환자에게 적용된다. 우울증 환자는 삶에서 일어나는 사건들을 과도하게 부정적으로 보는 경향이 있으며 수면 장애를 자주 겪는다.

잠이 조금만 부족해도 기분이 저조해질 수 있다. 이를 입증하는 증거들이 있다. 수면 부족이 감정적 반응에 미치는 영향을 조사한 연구에서는 일주일 동안 하루 5시간만 수면을 취하도록 허용된 사람들의 경우 시간이 갈수록 짜증이 훨씬 더 심해지는 것으로 드러났다. 수면 부족으로 인한 감정의 변화는 일상의 스트레스에 대처하는 것 역시 어렵게 만든다. 수면이 부족한 병원의 레지던트는 업무상 문제를 처리하는 것을 과도하게 어렵게 느꼈고, 보람을 느껴야 마땅한 일에 대해서도 즐거움을 덜 느꼈다.

이런 면에서 과학은 우리가 알고 있는 것, 즉 수면 부족이 스트레스를 처리하고 결정을 내리는 능력과 감정에 부정적인 영향을 미친다는 것을 검증하고 있다. 이제 우리는 뇌에서 무슨 일이 일어나고 있는지도 파악할 수 있다. 사람들을 뇌 스캐너에 넣고 중립적인 사진부터 부정적이고 혐오스러운 사진까지 다양한 사진을 보여 준 결과, 전날 밤에 잠이 부족했던 사람들은 편도체가 무려 60%가량 더

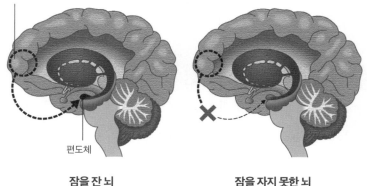

내측 전전두 피질

편도체

잠을 잔 뇌　　　　　　**잠을 자지 못한 뇌**

많이 활성화되었다. 편도체는 감정 정보를 처리하는 뇌 영역으로, 특히 불쾌한 이미지에 대한 반응으로 활성화가 두드러진다.

　그뿐이 아니다. 스캔 결과는 수면 부족으로 인해 편도체와 내측 전전두 피질이라는 뇌의 다른 영역 사이의 연결이 훨씬 약해진 것을 보여 준다(위의 도해 참조). 내측 전전두 피질은 편도체 내의 활동을 억제해 감정적 반응을 약화시키고 상황에 적절하게 반응하도록 만드는 역할을 한다. 따라서 수면은 부정적인 경험에 대한 감정적 반응을 처리하는 뇌 영역의 중요한 활동을 촉발해, 다음 날 어떤 일이 닥치든 대처할 준비를 할 수 있도록 뇌를 리셋한다. 이런 과정을 통해 우리는 이성적인 결정을 하고 신중한 감정적 반응을 할 수 있게 된다. 반대로 수면이 부족해 이 과정이 제대로 이루어지지 못하면, 부정적인 경험과 감정에 대처하는 능력이 훨씬 떨어진다. 중요한 것은 수면 부족 후 나타나는 뇌 활동의 패턴이 수면 문제와 함께 발생하는 경향이 있는 정신 질환에서 보이는 패턴과 유사하다는 점이다.

감정적 짐을 처리해 주는 렘수면

수면이 감정 처리 과정에서 맡는 역할에 대해 많은 것이 밝혀지면서 특히 주목을 받고 있는 수면 유형이 있다. 바로 렘수면이다. 야간의 숙면이 주는 혜택에 대해 생각할 때, 우리는 아침에 개운한 느낌을 주고, 뇌를 정화하고, 새로운 기억을 저장하는 데 도움이 되며, 기분 좋게 원기를 회복시켜 주는 깊은 잠에 집중하는 경향이 있다. 거기에 비교하면 렘수면, 즉 우리가 가장 기발하고 초현실적인 꿈을 꾸는 시간은 시시하게 보일 지경이다.

꿈을 꾸는 목적은 여전히 열띤 논쟁이 계속되고 있는 주제이지만, 그 가운데에서도 렘수면 동안 우리의 감정적 짐이 처리된다는 증거가 늘어나고 있다. 일례로, 사람들에게 감정을 자극하는 사진과 중립적인 사진을 보여 준 후 한 그룹은 90분 동안 낮잠을 자게하고 다른 그룹은 깨어 있게 하는 경우, 낮잠을 잔 그룹은 낮잠을 자지 않은 그룹에 비해 훨씬 더 많은 감정적 정보를 기억했다. 또한 이런 감정 기억이 얼마나 향상되는지는 낮잠을 자는 동안 렘수면이 얼마나 많았는지, 그리고 얼마나 빨리 렘수면에 들어갔는지와 직접적인 연관이 있었다.

이렇게 렘수면에 초점을 맞추자 일부 연구자들은 우리의 감정을 능동적으로 조절하는 것이 꿈 자체가 아닌가 하는 궁금증을 갖게 되었다. 비렘수면 중에도 꿈을 꾸지만, 이들 꿈은 매우 지루한 경향이 있다. 렘수면 중의 꿈이 그토록 생생하고 감정을 자극하는 이유는 우리가 스스로의 감정을 이해하고, 다양한 시나리오를 실행해보며 어려운 결정을 내리는 데 더 잘 대처할 수 있도록 돕는 방법이기 때문일지도 모른다. 이것이 사실일 수 있다는 흥미로운 증거가 있다. 한 연구는 이혼 후 우울증을 겪고 있는 여성들이 이혼 후 우울증을 겪지 않는 여성들보다 전 배우자에 대한 꿈(특히 감정적으로 격렬한 꿈)을 더 많이 꾸는 것을 발견했다. 그러나 이런 강렬한 감정적 꿈을 더 많이 꾼 사람들은 1년 후 우울증에 차도를 보일 가능성도 더 높았다. 그들의 꿈이 트라우마로부터 회복하는 데 어느 정도 도움을 준 것 같다.

이를 뒷받침하는 증거가 더 나왔다. 2021년 캄파니아 L. 반비텔리 대학교의 프란체스카 콘테Francesca Conte와 그녀의 동료들은 잠을 잘 자는 사람들과 그렇지 못한 사람들을 대상으로, 이들이 깨어 있을 때와 꿈을 꿀 때의 감정은 어떠한지 비교하는 최초의 연구를 진행했다. 그 결과, 잠을 잘 자는 사람들의 경우 깨어 있을 때와 꿈을 꿀 때 느끼는 감정의 차이가 더 크다는 것을 발견했다. 낮에는 긍정적인 감정을 더 많이 느끼고 밤에는 부정적인 감정을 훨씬 더 강하게 느끼는 것이다. 반면 잠을 잘 못 자는 사람들은 깨어 있을 때와 꿈을 꿀 때의 감정 수준이 비슷했다. 이는 잠을 잘 못 자는 사람들은 부정적인 감정을 처리하는 데 어려움을 겪는 것으로 해석할 수 있다. 잠이 부족할 때는 낮 동안의 부정적인 감정을 처리하는 데 도움

을 주는 메커니즘이 제대로 작동하지 않는 것이다.[63]

모든 연구가 렘수면을 감정 처리와 연관시키는 것은 아니기 때문에 이것이 사실인지는 확실치 않다. 하지만 캘리포니아 대학교 버클리 캠퍼스의 매튜 워커와 엘스 반 더 헬름Els van der Helm 박사가 수면이 일종의 '야간 치료 요법'이 될 수 있다고 제안할 정도로 설득력 있는 증거가 있다.[64] 그들은 수면이 우리가 무언가를 기억하는 데 도움을 줄 뿐만 아니라, 그 기억의 감정적인 측면을 잊는 데도 도움을 준다고 설명한다. 시간이 흐르면서 경험에 대한 감정적 반응은 약해진다. 몇 달이 지난 후에는 같은 기억의 단서를 마주쳐도 편도체가 이전만큼 강렬하게 반응하지 않는다(우리 모두가 경험을 통해 알고 있듯이 시간은 치유제다). 바로 이런 일의 대부분이 렘수면 중에 일어나는 것으로 보인다. 실제 기억이 강화됨과 동시에 그 기억을 둘러싼 감정의 '담요'가 벗겨지는 것처럼 말이다.

우울증과 PTSD의 위험을 높이는 렘수면 부족

렘수면 시스템이 적절히 작동하지 못하면 불안 상태로 이어질 수 있기 때문에 렘수면이 일종의 야간 치료 요법이 될 수 있다는 연구 결과는 정신 건강에 중요한 의미를 가진다.

많은 정신 건강 문제와 정신 질환은 수면 장애 증상을 동반하며, 우울증 환자의 90%가 수면 장애를 경험한다. 불면증은 우울증의 강력한 위험 요소이기도 하며, 우울증이 있는 사람들은 밤에 잠드는 데 더 오래 걸리고 더 자주 깨는 경향이 있다. 흥미롭게도 그들은

창의성 향상을 돕는 렘수면

잠자는 동안 뇌는 기존에 저장된 정보와 새로운 기억을 연결해 새로운 연관성을 만들어 내고, 그 결과로 더 나은 창의적 사고를 할 수 있도록 돕는다. 문제를 곰곰이 생각하다가 잠든 많은 사람들이 잠에서 깨어난 후 깨달음의 순간을 경험하는 것도 바로 그런 이유에서일 수 있다. 연구실에서의 실험이 이를 뒷받침한다.

잠을 자고 나면 사람들은 전날 작업하던 문제의 숨은 해법을 훨씬 더 쉽게 찾아낸다. 렘수면 상태에서는 특히 더 그런 것 같다. 한 연구는 사람들이 비렘수면을 취한 후보다 렘수면을 취한 후에 애너그램anagram(단어나 문구의 글자를 재배열해 새로운 단어나 문구를 만드는 것—옮긴이)을 30% 더 잘 풀어 내는 것을 발견했다.

대부분의 사람들보다 렘수면이 더 많고, 잠들었을 때 렘수면에 더 빨리 들어간다.

마찬가지로 외상 후 스트레스 장애PTSD는 악몽과 기타 수면 문제를 수반하는 경우가 많으며, 외상 후 렘수면 장애가 있는 사람은 PTSD가 발생할 위험이 더 높다. 이 모든 것이 이런 정신 건강 문제에 대한 기존 지식을 다시 생각해 보게 한다. 오랫동안 사람들은 정신 질환이 있는 사람들이 수면 관련 문제를 겪는 것은 해당 질환 때문이라고 생각했다. 그러나 수면과 감정에 대한 과학이 새롭게 부상하면서 일부 과학자들은 수면 부족 자체가 우울증이나 PTSD와 같은 문제를 유발하거나 최소한 그러한 질환이 생길 위험을 높이고 증상을 악화시킬 수 있다고 생각하게 되었다. 그들은 만성적인 수면 부족이 우울증 환자의 뇌에서 부호화되는 기억의 종류에 불균형을 일으키면서 환자들로 하여금 긍정적인 경험은 지워 버리고 인생을 부정적이고 중립적인 사건으로 가득 찬 것처럼 여기게 만든다고 주장한다.

일부에서는 렘수면의 중요성과 너무나 많은 사람이 충분히 잠을 자지 못하고 있다는 사실을 고려해, 사회 전체가 렘수면 부족의 유행을 자초하고 있다고 주장하기도 한다.

하지만 수면 부족이 정신 건강 문제를 유발하는 데는 다른 이유도 있다. 수면과 관련된 많은 화학적 경로 역시 정신 건강 및 정신과적 문제와 연관이 있으며, 최근의 유전자 연구는 정신 건강 상태에 관련된 유전자와 수면 장애에 관련된 유전자들 간에 겹치는 부분이 있음을 보여 준다.[65] 즉, 유전적 요소도 작용하는 것이다. 여기에 더해 우리가 극도로 피곤한 상황에서는 일상의 각종 문제에 적절히 대처할 수 없기 때문에 수면 부족으로 지쳐 있을 때 자존감이 낮아지고 걱정, 불안, 좌절, 우울감을 더 많이 느끼게 된다.[66]

그럼에도 불구하고, 수면의 역할에 대한 이런 새로운 이해는 일부 정신 건강 문제의 예방과 치료에 도움이 되는 새로운 방법으로 이어질 수 있다.[67] 일례로, 영국의 26개 대학에 걸쳐 실시된 또 다른 실험은 학생들의 불면증 치료가 편집증 및 환각 증세의 감소에 영향을 미친다는 것을 발견했다.[68] 또한 적절한 시간대에 수면을 취하는 것은 PTSD를 겪는 사람들이 과도한 공포 반응을 처리하는 데도 도움이 될 수 있다.[69]

더 많은 렘수면을 취하는 방법

렘수면은 감정 조절에 중요한 역할을 할 수 있다. 렘수면을 더 많이 취하기 위해 할 수 있는 일들이 몇 가지 있다.

- 가장 중요한 것은 알람 시계를 사용하지 않고 자연스럽게 깨어날 때까지 잠을 자도록 노력하는 것이다.

- 과음을 피한다. 술은 밤에 잠드는 데에는 도움이 될 수 있지만 수면을 방해하고 자주 깨게 한다. 알코올이 인후 근육을 이완시켜 야간의 호흡을 방해하기도 하며, 이뇨 효과로 인해 소변을 보기 위해서 혹은 단순히 알코올의 이완 효과가 사라지면서 잠에서 깰 가능성이 높다. 특히 술을 마신 후에는 렘수면의 양이 크게 줄어든다.

- 연구 결과에 따르면, 잠자리에 들기 전 불안감을 주는 영화를 보는 것이 렘수면을 방해할 수 있으므로 중요한 날을 앞두고 있을 때는 무서운 영화를 보지 않는 것이 좋다.

- 대마초를 피우거나 복용하는 것을 피한다. 대마초는 렘수면 억제제로 알려져 있으며, 대마초 사용을 중단했을 때 훨씬 더 생생한 꿈을 꾸는 꿈 '반등 rebound' 효과를 경험한다는 보고가 있다.

이런 사실들은 충분한 수면을 취하지 못하는 사람들에게 경종을 울리는 신호이기도 하다. 감정적 부담이 큰 결정을 내려야 할 때는 숙면을 취하는 것이 문제를 명확하게 파악하는 데 도움을 준다. 또한 충분한 수면, 특히 렘수면을 충분히 취할 경우 어려운 상황에 적절히 대처하고 좋은 상황에서 즐거움을 더 크게 느끼는 데 도움이 된다. 렘수면을 늘리기 위해 할 수 있는 일은 여러 가지가 있지만

(97페이지 박스 글 참조), 가장 좋은 방법은 알람 시계 없이 일어나는 것이다. 렘수면은 수면 주기의 후반부, 즉 새벽 시간대에 가장 활발하게 일어나기 때문에 자연스럽게 잠에서 깰 수 있도록 충분히 일찍 잠자리에 드는 것이 렘수면을 극대화하고 상쾌한 기분으로 일어나는 최적의 방법이다.

9장

정말로 필요한
수면 시간은 얼마일까?

극단적인 경우라면 수면 부족으로 목숨을 잃을 수도 있다. 치명적 가족성 불면증FFI이라는 극히 드문 질환을 앓는 사람들은 처음에는 경미한 불면증을 겪다가 몇 달에 걸쳐 증상이 급속히 악화되어 혼수상태에 빠지고 곧 사망에 이를 정도로 몸과 뇌의 상태가 나빠진다. 건강한 사람이 잠을 자지 않고 얼마나 오래 생존할 수 있는지 알아보는 비윤리적인 실험을 하는 것은 불가능하지만, 동물 실험을 통해 지나치게 오랫동안 깨어 있는 동물은 결국 목숨을 잃는다는 것을 알고 있다. 쥐의 수면을 박탈한 한 고전 실험에서는 모든 쥐가 32일 내에 죽었다.[70] 이렇게까지 극단으로 가지 않고 잠이 조금만 부족해도 좀비가 된 듯한 느낌을 받는다. 그렇다면 최적의 기능을 위해 정말로 필요한 수면 시간은 얼마일까?

나이에 따른 적정 수면 시간

일반적인 조언에 따르면, 성인은 하루에 7~9시간의 수면을 취해야 하지만, 개인마다 필요한 수면 시간에는 큰 차이가 있다.[71] 이러한 수면 시간의 차이가 어디에서 비롯되는지는 누구도 알지 못하며, 인류의 최근 역사를 살펴보면 밤에 한 번에 잠을 자는 것이 비교적 최근의 일이라는 것을 알 수 있다. 우리 조상들은 여러 번에 걸쳐 잠을 자고 그 사이사이에 활동 시간을 가졌는지도 모른다. 어찌 되었든 7시간 이상 잠을 자야 한다는 조언은 그보다 적은 수면이 인지 기능을 손상시키고 다른 건강상의 문제를 유발할 수 있다는 연구 결과와 부합하는 것으로 보인다.

필요한 수면 시간은 사람마다 다를 뿐만 아니라 같은 사람도 일생에 걸쳐 수면 시간이 달라진다. 갓 태어난 아기는 하루에 19시간이나 자지만, 노년기에 이르면 7~8시간만으로 지낼 수 있다. 그것이 노인에게 수면이 덜 필요하다는 의미는 아니다.

나이가 들면 생체 시계에 변화가 생겨 아침에 일찍 일어나게 되며, 따라서 부족한 잠을 보충하기 위해 더 일찍 잠들 필요가 있다는 뜻이다.[72] 이것이 60대가 20대 때보다 평균 한두 시간 일찍 잠자리에 드는 이유일 수 있다. 일주기 수면 시간도 짧아져 노년기에는 장시간 잠을 자기가 어려워진다. 노인은 원하는 만큼 오래 자는 것이 허용될 때 젊은 성인보다 한 시간 정도 더 적게 자는 경향이 있다.[73] 그렇다고 해서 적은 수면으로도 낮 동안의 신체적·인지적 기능이 멀쩡하다는 의미는 아니다. 달리 표현하면, 노인에게도 충분한 수

수면 부족인지 어떻게 알 수 있을까?

모든 사람에게 같은 양의 수면이 필요한 것은 아니다. 따라서 일반적인 권고를 따르는 것이 큰 도움이 되지 않을 수도 있다. 졸음의 정도를 평가하는 데는 여러 가지 테스트가 사용된다.

그중 하나는 온라인에서 평가해 볼 수 있는 엡워스 졸음 척도Epworth sleepiness scale다. 이 척도는 충분한 수면을 취하고 있는지 알려 주며, 수면 무호흡 증후군과 같이 밤마다 여러 번 깨면서도 인지하지 못하는 질환을 진단하는 데 유용하다. 또 다른 방법은 극도의 피로감을 느낄 때 경험하는 증상의 종류를 살피는 것이다. 다음 징후의 일부 또는 전부에 해당한다면 수면 부족이라는 것을 알 수 있다.

- 일어나기 위해 알람 시계나 다른 사람에게 의존한다.

- 쉬는 날에는 늦게 일어난다.

- 일어나서 정신을 차리기까지 긴 시간이 필요하다.

- 낮 동안 졸리고 짜증이 난다.

- 제대로 활동하기 위해 오후의 낮잠이 필요하다고 느낀다.

- 집중할 수 없고 과도하게 충동적인 행동을 보인다.

- 카페인과 설탕이 많이 든 음료가 당긴다.

- 걱정, 기분 변화, 불안, 우울감이 늘었다고 느낀다.

면이 필요하지만 필요한 만큼 잠을 자기가 어려워진다는 것이다.

나이가 들면 점점 토막잠을 자게 되며, 이런 수면 장애로 인해 매일 밤 총 수면 시간이 조금씩 줄어드는데, 중년에서 노년으로 접어드는 기간 동안 수면 시간은 10년마다 약 30분씩 단축된다.[74] 이것이 노인들이 낮에 졸음을 더 많이 느낀다고 보고하는 이유일 수 있다.

개인에게 필요한 수면 시간은 유전자에 의해 결정되는 것으로 보인다. 연구에 따르면, 수면과 관련된 특정 유전자 사본이 한 개 있을 때마다 필요한 수면 시간이 3.1분씩 늘어나는 것으로 밝혀졌다.[75] 이 모든 다양성으로 인해 미국 국립수면재단US National Sleep Foundation은 권고 수면 시간에 개인의 특성에 따른 여지를 두고 있다. 예를 들어, 성인은 하루에 7~9시간을 자야 하지만, 어떤 사람은 6시간이라는 짧은 수면 시간으로도 적절하고, 어떤 사람은 10시간을 자는 것이 적절할 수 있다.

수면의 양뿐만 아니라 질 역시 중요하다. 2020년에 중국 칭다오 대학교의 웨이 쉬Wei Xu와 동료들은 치매가 없는 사람들을 대상으로 수면이 인지 기능 저하에 미치는 영향을 조사한 51건의 연구를 검토했다.[76] 그들은 불면증과 토막잠, 수면 무호흡 증후군을 비롯한 열 가지 유형의 수면 문제가 모두 인지 장애 발병 위험을 증가시킨다는 것을 발견했다. 이는 이러한 수면 문제의 치료법을 찾는 일이 그 어느 때보다 중요하다는 것을 의미한다.

'언제 자느냐'가 중요하다

너무 오래 자는 것은 어떨까? 잠을 지나치게 많이 자는 것이 제2형 당뇨병, 비만, 심장병 등 여러 가지 질병으로 이어질 수 있으며, 조기 사망까지 유발할 수도 있다는 이야기를 들어 보았을 것이다. 하지만 2만 5천여 명을 대상으로 진행된 2014년의 한 연구는 긴 수면

숙면을 위한 조언

- 이른 아침의 햇살을 가능한 한 많이 본다. 이는 생체 리듬을 앞당겨 일찍 잠 드는 데 도움을 준다. 자연광을 받을 수 없는 경우라면 라이트 테라피 박스 light therapy box(인공적인 밝은 빛을 통한 생체 리듬 조절 및 수면 장애 개선 등을 목적으로 사용되는 인공조명 기기—옮긴이)가 도움이 된다.

- 낮잠을 자야만 한다면 수면 관성을 피하기 위해 30~20분 이하로 시간을 제 한한다. 취침에 들기 6시간 이내에는 낮잠을 자지 않는다.

- 취침 시간과 너무 가까운 때에는 격렬한 운동을 피한다. 격렬한 운동은 체온 을 올리기 때문이다. 잠이 드는 것은 심부 체온이 약간 떨어지는 것과 연관 되기 때문에 운동으로 체온을 높이는 것은 좋지 않다.

- 취침에 들기 3시간 이내에 음식을 먹는 것은 수면을 방해할 수 있으므로 가 능한 한 일찍 식사를 한다.

- 사람마다 카페인의 효과에 대한 반응은 다르지만, 건강한 성인의 경우 카페 인의 반감기가 5~6시간이므로 오후에는 카페인 섭취를 제한한다.

- 단기 스트레스는 수면을 방해한다. 따라서 갈등은 낮 동안에 해소한다.

시간으로 인해 정신 질환의 위험은 증가하지만 다른 건강상의 영향 은 없는 것을 발견했다.[77] 이는 상관관계의 문제일 수 있다. 수면 시 간이 긴 사람은 활동이 적거나 만성 통증 같은 다른 문제 때문에 침 대에서 긴 시간을 보내는 것일 수 있기 때문이다.

충분한 수면을 취하고 있는지 확인할 수 있는 간단한 방법이 있 다. 알람을 맞추지 않고 자연스럽게 일어나 보라(많은 사람이 누릴 수 없는 사치다!). 얼마나 빨리 잠드는지 알아보는 것도 충분히 잠을 자고 있는지 확인하는 방법이다. 머리가 베개에 닿자마자 잠든다면, 몸이 완전히 지쳐 있는 상태일 가능성이 크다. 보통 잠들기까지는 약 15분 정도가 걸리기 때문이다.

충분히 수면을 취하지 못하는 것 같고 잠을 보충해야 하는 경우라도 주말의 늦잠은 주의해야 한다. 사회적 시차증, 즉 사회적·직업적 책무로 인해 잠을 자야 할 시간에 깨어 있고, 일어나야 할 시간에 잠을 자는 것은 건강에 좋지 않을 뿐만 아니라 졸리고 둔한 느낌을 남길 수 있다.[78] 매일 밤 같은 시간에 잠자리에 드는 것이 건강한 수면 습관으로 전반적으로 수면의 질을 높이는 데도 도움이 된다. 따라서 수면 부족으로 인한 영향을 느끼고 있다면, 적절한 시간에 낮잠을 자는 것이 늦잠을 자는 것보다 더 나은 선택이다.

한 가지 확실하게 말할 수 있는 점은 '언제 자느냐'가 중요하다는 것이다. 수면은 두 가지 주요 요인에 의해 조절된다. 하나는 일주기 생체 시계다. 뇌 내부에 있는 이 24시간 타이머가 일상적인 활동 리듬을 작동시키는 데 도움을 준다. 다른 하나는 수면 압력sleep pressure이라고 알려진 것이다. 이것은 마지막으로 잠을 잔 이후로 얼마나 지났는지를 추적하는 계량기라고 생각하면 된다. 수면 압력은 낮 동안 늘어나 저녁에 더 졸린 느낌을 갖게 만들다가 이후 밤에 잠이 들면 줄어든다.

일주기 생체 시계는 밤에는 잠을 자도록 유도하고 낮에는 기민함을 느끼게 한다. 이 두 수면 동인은 서로를 보완한다. 즉, 하루가 끝날 무렵에 수면 압력이 강해지고 일주기 각성도가 낮아져 잠을 자도록 하는 것이다. 이 두 가지 동인이 잠을 강력히 요구하는 야간에 긴 시간 깨어 있을 때, 그 영향은 두 동인이 따로 미치는 영향을 합한 것보다 더 커지는데, 이 경우 특히 인지적 부주의로 인한 사고에 취약해진다. 그 결과, 새벽 3시에서 6시 사이는 깨어 있기에 가장 위험한 시간대다.[79]

이런 강력한 생물학적 수면 충동과 조화되지 못하는 삶을 살 때 더 큰 문제가 발생한다. 가장 심각한 영향을 관찰할 수 있는 것은 교대 근무자들이다. 교대 근무자는 아무리 낮 동안 잠을 보충하려고 노력하더라도 전체적으로 수면 시간이 5~6시간에 못 미치게 된다. 신체가 잠을 잘 준비를 하는 때 일을 하고, 몸이 완전히 깨어 있도록 조정된 상태에서 잠을 자려 한다는 점을 생각하면 당연한 결과다. 교대 근무를 계속 이어가더라도 수면에 관한 한 사람들은 결코 적응하지 못하는 것으로 보인다. 신체는 계속 낮 시간에 맞춰져 있기 때문이다.[80] 그리고 대부분의 교대 근무자에게 야간 근무 뒤 며칠 쉬는 스케줄이 주어지는데, 이는 오히려 문제를 악화시킨다.

교대 근무는 전반적인 건강에 부정적인 영향을 줄 뿐 아니라(세계보건기구는 교대 근무를 '발암 추정' 인자로 분류하고 있다), 정신적인 면에도 큰 피해를 준다. 3,000명 이상의 프랑스인을 대상으로 한 연구에 따르면, 교대 근무를 10년 이상 한 사람들은 이런 종류의 일을 한 적이 없는 사람들에 비해 인지 기능 및 기억력이 떨어지는 것으로 나타났다. 이는 항공사 승무원들도 마찬가지다.[81] 또한 신체 수면 주기에서 벗어난 일을 하는 사람들은 우울증의 위험도 크다. 이

수면 일기 쓰는 법

수면 문제는 과소평가되는 경우가 많으며, 수면 시간은 과대평가되는 경향이 있다. 이런 때 수면 일기가 도움이 된다. 피로를 느끼지만 그 이유를 알 수 없을 때, 이 방법으로 수면의 양과 질을 객관적으로 파악할 수 있고 수면을 방해하는 라이프스타일 요소를 찾는 데에도 도움을 받을 수 있다.

필요한 것은 펜과 종이뿐이다. 이것을 침대 가까이에 두어야 한다. 온라인에서 다운로드할 수 있는 템플릿도 많다. 종류는 다양하지만 보통 대부분의 수면 일기에는 몇 시에 잠자리에 들었는지, 언제 잠이 들었는지(시계를 보지 않는 것이 좋으므로 정확한 기록이 가장 어려운 부분이다), 밤에 깼는지, 깼다면 몇 번 깼고 얼마나 오래 깨어 있었는지, 아침에 몇 시에 일어났는지, 다음 날 기분이 어땠는지, 낮잠을 잤는지, 그밖에 카페인, 알코올, 약물 및 운동에 대한 세부 정보 등이 포함된다.

몇 주가 지나면 숙면을 방해하는 것들에 대한 새로운 통찰을 갖게 될 것이다.

런 사람들의 이혼율이 특히 높은 것은 그리 놀라운 일이 아닐 수도 있다.[82]

앞서 언급한 사례에 비해 그 정도는 덜하지만, 극단적인 '올빼미형'이나 '아침형'으로 타고난 사람들은 자신의 생체 시계에 맞지 않는 시간에 일어나 활동해야 할 때 지장을 받을 수 있다. 고용주가 이런 점을 고려해 아침형 인간은 아침 근무에 배정하고 올빼미형 인간은 저녁 근무를 하도록 배려할 수도 있을 것이다. 스케줄을 유연하게 관리할 수 있는 입장이라면, 가장 각성도가 높은 시간을 기준으로 스케줄을 짜는 것도 좋다.

실제로 필요한 수면 시간에 대해 어느 정도 파악하고 있음에도 불구하고, 전 세계 사람들이 전반적으로 충분한 수면을 취하지 못하고 있는 것 같다. 수면 추적 앱을 통해 수집된 데이터를 조사한 연구자들은 국가별로 수면 시간에 큰 차이가 있는 것을 발견했다. 뉴질랜드, 네덜란드, 프랑스, 호주, 이렇게 4개국의 국민들만이 밤에 평균 8시간 이상 자는 것으로 나타났다.[83] 이들 국가는 다른 앱을 활용하여 전 세계적 수면 실태를 조사한 또 다른 연구에서도 영국, 벨기에, 핀란드와 함께 높은 점수를 받았다. 하지만 이 연구에 따르면, 국민들이 평균 8시간 이상을 자는 국가는 단 한 곳도 없었다. 한편, 일본인은 이 연구에서도 수면 시간이 짧은 것으로 보고되었으며, 평균 수면 시간이 겨우 6시간 정도에 불과했다.

전 세계 수많은 사람들이 권장 수면 시간을 채우지 못한다는 사실로 인해, 많은 연구자들은 우리가 수면 부족이란 전 세계적인 유행병 속에서 살고 있으며 이것이 건강에 심각한 영향을 미치고 있다는 경고를 내놓고 있다.

10장

피로는
마음가짐에 달려 있다

잠을 제대로 못 자서 컨디션이 안 좋은가? 사실, 밤늦게까지 깨어 있는 것은 인지 능력을 떨어뜨리지만, 우리가 얼마나 잘 잤다고 '생각'하느냐가 뇌 기능에 영향을 줄 수 있다는 사실도 밝혀졌다.

잠을 잘 잤다는 말을 듣는 것만으로도 뇌를 속일 수 있다. 일례로, 한 연구에서 연구진은 불면증 환자들에게 수면 상태를 추적하는 착용식 기기를 사용하게 하고 다음 날 아침 무작위로 전날 밤에 숙면을 취했거나 그렇지 못했다고 이야기해 주었다. 실제와 상관없이, 자신이 잠을 잘 못 잤다고 생각한 사람들은 잠을 잘 잤다고 생각한 사람들보다 각성도가 떨어지고 피로를 더 많이 느꼈다. 반면, 잠을 잘 잤다는 이야기를 들은 사람들은 더 좋은 기분을 느꼈고 각성도가 높았으며 졸음을 덜 느꼈다.[84] 마찬가지로 또 다른 연구에서는 젊은 참가자들에게 전날 밤 수면의 질이 평균 이상이거나 평균 이하라고 무작위로 이야기해 주었는데, 이는 그들의 주의력과 실행 기능 측정 점수에 영향을 미쳤다.[85]

사람들은 자신이 얼마나 잘 잤는지 잘 알지 못하는 것이 보통이며,[86] 약 40%의 사람들은 실제로 잠을 자면서도 불면증 증상이 있다고 생각한다. 이들은 '불면증 정체성insomnia identity'이라고 알려진 것을 가지고 있으며, 단순히 잠을 제대로 못 잤다고 믿는 것만으로도 다음 날 제대로 기능하지 못하고, 우울증, 자살 충동, 불안, 피로와 같은 다른 문제에 취약해지는 경향이 있다.[87]

많은 사람들이 수면 상태를 더 면밀히 추적하기 위해 언제, 얼마나 잤는지에서부터 각 수면 단계가 얼마나 지속되었는지, 수면의 질이 전반적으로 어떠한지에 이르는 모든 것을 추적할 수 있다고 주장하는 피트니스 트래커fitness tracker(맥박, 운동량, 심박수 등을 체크해 주는 스마트 기기—옮긴이)에 의지하고 있다. 이런 기기들은 보통 야간의 움직임 또는 내장된 심박수 모니터의 측정에 의존한다. 그런데 주의할 점이 있다. 많은 수면 과학자들은 이런 기기들이 얼마나 잤는지를 대략적으로 알려 주는 것 외에는 주장하는 기능을 제대로 해내지 못한다고 생각한다. 이런 기기를 활용하는 것이 수면의 장기적인 패턴을 파악하는 데는 유용할 수 있다. 그러나 우리가 수면에 대한 기대치만으로도 얼마나 큰 영향을 받는지를 고려한다면, 이런 점수(특히 나쁜 점수)에 지나치게 의미를 부여하는 것이 필요 이상으로 기분을 저조하게 만들 수 있다는 점을 유의해야 한다.

졸음과 나른한 느낌을 떨쳐내려면

충분히 잘 잤는데도 불구하고, 아침에 일어났을 때 피곤을 느끼게 되는 또 다른 이유가 있다. 바로 수면 관성sleep inertia, 즉 커피를 찾게 만드는 아침의 나른한 느낌이다. 수면 관성은 잠에서 깬 후 30분 정도면 사라지는 것이 보통이지만, 때로는 몇 시간이 지나야 온전한 각성 상태에 도달하며, 그때까지 머리가 맑지 못하고 반응 시간이 길어지며 의사 결정 능력이 떨어지는 경우가 있다. 실제로 머리가 잠의 여파를 떨쳐낼 때까지는 운전대를 잡거나 중요한 결정을 하지 않는 것이 좋다. 이 시간 동안 우리 뇌는 술에 취하거나 밤새 잠을 못 잔 것과 비슷한 상태이기 때문이다.

수면 관성은 특히 잠을 자고 싶은 일주기성 욕구가 가장 강한 밤 동안 깨어 있게 되면 더 확연하게 나타난다. 하지만 수면 관성은 다소 긴 낮잠을 잔 후에도 나타난다. 이를 줄이는 한 가지 방법은 경쾌한 신호음으로 알람을 설정하는 것이다. 2020년 호주의 연구자들은 멜로디 알람은 사람들이 잠에서 깰 때 각성 상태를 개선하는 역할을 하지만, 리듬이 강한 음악은 그렇지 않다는 사실을 발견했다.[88] 그리고 짧은 낮잠을 자고 개운한 정신으로 깨고 싶다면 잠을 자기 직전에 커피 한 잔을 마시도록 하라. 카페인이 수면 관성이 찾아오는 시간에 맞춰 작용할 수 있도록 말이다.[89]

잠을 얼마나 잤든 졸음을 느낄 수 있는 이유가 한 가지 더 있다. 주의를 기울여 보면, 집중할 수 있는 시간에 이어 에너지가 저하되

숙면을 위한 마음가짐

심리학과 수면은 깊은 관련이 있다. 잘 잤다고 생각하면 기분이 좋아지고, 기분이 좋으면 잠이 잘 올 수 있다. 다음은 숙면을 위해 마음을 준비하는 방법이다.

- 잠자리에 들기 30분 전부터 조명을 어둡게 한다. 잠자리에서 스마트폰 등 전자기기 화면을 보는 것이 숙면에 미치는 영향에 대해서는 아직 결론이 나지 않은 상태다. 하지만 어찌 되었든 게임을 하거나 스크롤을 하는 것은 정신을 들뜨게 하기 때문에 숙면을 취하는 데 좋지 않다.

- 잠자리에 들기 전에는 스트레스를 불러일으키는 주제를 언급하지 않는다. 이런 대화는 스트레스 호르몬 수치를 높여 각성 상태를 유지하게 한다.

- 침대 근처에 스마트폰을 두지 않도록 한다. 전통적인 알람 시계를 사용하되, 잠들기까지 걸리는 시간에 스트레스를 받지 않도록 시계 앞면을 돌려 두는 것이 좋다.

- 매일 밤 거의 같은 시간에 잠자리에 든다. 주말에도 마찬가지다.

- 잠이 오지 않을 때는 잠을 못 자는 것에 대해 걱정하기보다는 일어나서 정적인 활동을 한다.

어 잠잠해지는 시간이 반복되는 패턴이 하루 종일 일관되게 나타나는 것을 알 수 있다. 이것이 울트라디안 리듬ultradian rhythm(초일주기 리듬)이다. 사람마다 다르기는 하지만 90분 정도마다 집중력이 정점에 도달하고 이후 약 20분 동안 잠잠한 시간이 지속된다. 하루 중 가장 각성도가 높은 시간대를 찾고, 이런 리듬에 맞게 적절한 휴식을 취한다면 생산성을 높이는 데 도움이 될 것이다.

3부

운동

PHYSICAL EXERCISE

뇌의 능력을 최대한 발휘하기 위해 해야 할 일을 단 한 가지만 선택해야 한다면 나는 운동을 선택하라고 추천할 것이다. 우리 인간은 활동을 위해 진화한 종이지만 조상들과는 전혀 다르게 지나치게 많이 앉아 있고 지나치게 적게 움직이는 탓에 건강 전반에 큰 피해를 입고 있다는 증거를 쉽게 찾아볼 수 있다. 비만, 당뇨병, 심혈관 질환 등의 병은 모두 움직이기보다는 앉아 있으려는 우리의 성향과 연관된다.

3부에서는 운동의 이점과 운동 부족의 위험이 신체적 영향으로 끝나지 않는다는 것을 살펴볼 것이다. 운동, 즉 신체의 활동은 한 차례 운동을 하는 경우든 규칙적으로 운동을 하는 마니아의 경우든 상관없이 뇌에 큰 영향을 미친다.

운동이 뇌에 미치는 영향과 관련해 연구가 가장 잘 이루어진 분야는 기분이다. 규칙적으로 운동을 하는 사람이라면 운동을 적절히 한 후에 느끼는 기분이 어떤지, 부상 등으로 운동을 할 수 없을 때 정신적으로 얼마나 힘든지 잘 알 것이다. 이 점은 과학적으로도 뒷받침된다. 13장에서 살펴볼 것처럼 운동은 다양한 방식으로 기분을 개선하고 우울증이나 불안 등의 증상을 완화하는 데 도움을 줄 수 있다.

운동을 하는 것은 똑똑해지고 싶은 사람에게도 현명한 조치다. 12장에서 살펴볼 것처럼, 활동적인 생활은 어린이와 성인 모두에게 있어 학습 능력, 기억력, 집중력, 창의력 향상에 도움을 준다.

11장에서는 운동의 가장 흥미로운 가능성에 대해 논의한다. 나이가 들어도 치매를 피하도록 돕고 심지어는 이미 치매를 앓고 있는 사람들의 인지력를 향상시켜 치매의 악영향을 일부 되돌리는 신체 활동의 잠재력에 대해서 말이다. 또한 14장과 15장에서는 요가와 명상을 통한 몸과 마음의 연결 및 그 이점(그리고 잠재적인 함정)에 대해서도 알아볼 것이다.

운동이 전반적인 삶의 질을 높인다는 연구 결과가 계속해서 나오는 것은 놀랄 일이 아니다. 이 모든 결과가 신체를 단련하는 것이 실제로 정신에도 운동이 된다는 것을 보여 준다. 하지만 세계보건기구에 따르면, 전 세계적으로 성인의 거의 4분의 1, 청소년의 80%가 신체 활동을 충분히 하고 있지 않으며, 2001년 이래로 신체 활동 수준은 전 세계에 걸쳐 전혀 개선되지 않았다고 한다.

이 문제는 미국과 일부 유럽 국가를 비롯한 고소득 국가에서 특히 확연하게 나타난다. 독일의 경우, 신체 활동 지침을 충족시키는 것은 청소년의 12%, 성인의 46%뿐이다.[90] 미국에서는 성인의 절반 정도가 유산소 운동과 같은 심혈관 운동을 충분히 하고 있지 않으며,[91] 78%는 유산소 운동과 근력 운동 모두 권고량을 충족하지 못하고 있고, 청소년과 성인 모두 하루에 거의 8시간을 비활동적인 좌식 생활을 하며 보내고 있다.[92]

운동이 인지에 미치는 영향이 얼마나 어릴 때부터 나타나는지, 생애 초기의 교육 성취가 이후 인생의 성공에 얼마나 중요한지를 고려한다면, 우리 모두가 더 움직이고 가족 역시 더 움직이게 하는 것은 너무나도 명확한 선택이 될 것이다. 격식을 갖춘 '운동'을 좋아하지 않는 사람들에게도 좋은 소식이 있다. 우리는 러닝머신에서 달리기 위해 진화한 것이 아니다. 가만히 앉아 있는 상태에서 벗어날 방법을 찾기만 하면 된다. 그렇다면 뇌 건강도 자연스럽게 개선될 것이다.

11장

치매 예방의
키포인트, 운동

운동할 의지가 부족할 때는 미래의 당신과 대화를 나눠 보라. 운동을 할 때 대부분의 사람들은 현재, 바로 당장 어떤 결과를 보고자 한다. 운동화를 신고 땀을 흘릴 때, 대개는 더 건강해지거나, 몸매를 가꾸거나, 엔도르핀으로 행복감을 충족하는 등 어떤 즉각적인 목표를 위해 하는 경우가 많다.

이런 즉각적인 목표도 몸을 움직이게 하는 훌륭한 동기 부여가 될 수 있지만, 만약 지금 하는 달리기 한 번, 덤벨 들기 한 번, 팔 굽혀 펴기 한 번이 앞으로 수십 년 동안 당신의 정신을 명민하게 유지하는 데 도움이 된다고 한다면 어떨까? 아마도 이를 장기적인 저축처럼 생각할 수 있을 것이다. 지금의 작은 노력이 앞으로 수십 년간 큰 혜택으로 돌아올 수 있다는 점에서 말이다.

다음 장에서 배울 것처럼, 운동은 기억력을 미세하게 조정하는 것에서부터 창의력을 자극하고, 높은 IQ와 관련된 인지 처리를 향상시키는 등 온갖 방식으로 두뇌에 활력을 불어넣는다. 하지만 운동이 개인과 사회에 가장 극적으로 영향을 미칠 수 있는 일 중 하나는 나이를 먹는 동안에 뇌가 치매를 피하도록 돕는 것이다.

치매에 대해 숱하게 듣지만 우리는 치매가 정확히 무엇인지 알지 못한다. 사실 치매는 여러 가지 의학적 상태를 포괄하는 용어다. 그중 가장 흔한 질환은 알츠하이머병으로, 이는 뇌의 비정상적인 변화에서 유발되며, 기억력, 문제 해결 능력, 언어 능력과 같은 인지 능력의 저하가 일상생활에 지장을 줄 정도로 심각해지는 증상을 보인다. 전 세계적으로 약 5천만 명이 다양한 형태의 치매를 앓고 있으며, 그 수는 향후 10년 내에 8천 2백만 명으로 늘어날 것으로 예상된다.

알츠하이머병이 전체 치매의 70%를 차지하지만, 그 외에도 원인이 다른 여러 유형의 치매가 있다. 이 모든 치매는 뇌에 발생한 일종의 손상의 결과이지만, 무엇이 이런 손상을 유발하는지, 어떻게 이런 증상에 이르는지(특히 알츠하이머병의 경우)에 대해서는 아직 완벽하게 알려지지 않았다. 예를 들어, 알츠하이머병의 일반적인 징후는 베타 아밀로이드와 타우라는 단백질이 뇌에 쌓이는 것이다. 특히 베타 아밀로이드는 크고 끈끈한 플라크로 뭉쳐지며, 이렇게 만들어진 플라크가 뇌세포를 손상시키는데, 특히 해마처럼 기억을 담당하는 중요한 영역에서 세포들이 적절히 소통하는 것을 막는 것으로 알려져 있다.

그러나 뇌에서 많은 양의 베타 아밀로이드가 발견되는데도 증상이 없는 사람들이 있다. 한편, 이런 단백질의 축적을 약물로 치료하려는 노력은 대부분 실패로 돌아갔고 현재로서는 알츠하이머병에 대한 치료법이 없다. 이 때문에 과학자들은 이 질병에 대한 다른 설명과 새로운 치료법을 찾아 헤매고 있다(자세한 내용은 6부 참조).

라이프스타일 개선을 통한 치매 예방 효과

치매를 노화의 정상적인 부분이라거나 피할 수 없는 부분으로 보는 경우가 많다. 하지만 실제로는 그렇지 않다. 2020년에 저명한 의학 저널 〈랜싯Lancet〉이 모은 전문가 그룹이 발표한 치매의 위험에 관한 보고서에 따르면, 전체 치매 사례의 40%는 식습관이나 운동과 같은 라이프스타일 요인을 통해 예방할 수 있다고 한다.[93]

물론 다른 관점에서 보자면, 치매 사례의 60%는 피할 수 없다. 안타깝게도 많은 사람들이 유전자나 우리가 아직 알지 못하는 다른 요인으로 인해 인생에서 어떤 선택을 하든 상관없이 치매를 경험한다. 따라서 여러 형태의 치매를 앓는 사람들을 돕기 위한 치료법을 찾는 노력도 계속되어야 할 것이다.

다양한 유형의 치매를 예방하기 위해 할 수 있는 일이 존재한다는 것은 대단히 중요한 사실이지만, 이것이 항상 사실로 받아들여진 것은 아니다. 실제로 연구자들이 건강한 노화를 고려할 때 정신 건강에 대해서도 생각하기 시작한 것은 금세기에 들어선 무렵부터

다. 그 전에는 정신적 쇠퇴를 나이가 들어가면서 진행되는 자연스러운 과정으로 보는 시각이 지배적이었다. 하지만 치매를 앓고 있는 사람들의 숫자를 보면, 라이프스타일 개선을 통해 예방이 가능하다는 40% 사례에 얼마나 큰 의미가 있는지 바로 알 수 있다. 알츠하이머병과 같은 질환은 증상이 나타나기 훨씬 전에, 때로는 수십 년 전부터 진행되기 시작하기 때문에 뇌 손상을 예방하는 방법을 찾는 일이 더욱 중요하다. 예방뿐만 아니라, 정신적 쇠퇴의 속도를 늦출 방법을 찾는 것만으로도 엄청난 효과가 따른다. 일부의 추정에 따르면, 치매 발병을 5년 늦춤으로써 전체 치매 발병률이 기존의 3분의 1 수준으로 줄어들 수 있다고 한다.

그렇다면 무엇이 효과가 있을까? 이 책에서 다루는 바와 같이, 정신 근육을 유연하게 하는 것으로 입증된 많은 방법이 있지만 그중에서도 가장 유망한 것은 운동이다. 운동이 뇌를 젊게 유지한다는 강력한 증거는 적당한 운동을 하는 노인의 뇌가 운동을 하지 않는 노인의 뇌보다 10년 더 젊다는 것을 발견한 한 연구에서 나온 것이다. 마이애미 대학교의 연구진은 평균 연령 71세 노인 876명을 대상으로 이들의 기억력을 테스트하고 MRI 스캔을 이용해 뇌 건강 상태를 분석했다. 운동을 한 사람들은 연구 시작 시점에서도 기억력 테스트에서 더 나은 점수를 받았지만, 5년 후에는 운동을 하지 않는 사람들에 비해 훨씬 더 좋은 점수를 기록했다.[94] 또한 운동하는 사람들은 운동을 하지 않는 사람들에 비해 인지 처리 속도가 더 빨랐다. 그런데 흥미롭게도 이 연구진은 인지 기능 저하의 초기 증

다양한 유형의 치매

- **알츠하이머병** 가장 흔한 형태의 치매로, 전체 치매 사례의 60~80%가 알츠하이머병이다. 신경 세포의 손상과 사멸로(뇌에 독성 단백질인 베타 아밀로이드 플라크가 형성되고 신경 세포 내 타우 단백질이 비정상적으로 엉키는 것이 그 원인으로 짐작된다) 인해 기억력과 인지 능력이 점진적으로 소실된다.

- **혈관성 치매** 두 번째로 흔한 유형의 치매. 이 경우 뇌 손상은 주로 뇌졸중으로 인한 혈류 장애의 결과다. 이 유형의 치매가 사고 능력에 미치는 영향은 뇌 손상이 어느 정도이며 그 위치가 어디인지에 따라 달라진다.

- **전두측두엽 치매** 뇌의 측두엽 또는 전두엽의 신경 세포 손실로 인해 발생하는 다양한 장애를 총칭하는 용어. 행동과 성격의 변화 및 언어 처리 문제를 일으킨다. 일부 유형은 상당히 일찍부터 발병해 종종 40대 사람들까지 영향을 받는다.

- **루이소체 치매** 이 유형의 치매는 무엇에 의한 것인지 아직 밝혀지지 않았다. 다만 뇌에 알파 시누클레인alpha-synuclein이라는 단백질이 비정상적으로 쌓이는 것이 특징이다. 루이소체Lewy bodies라고 불리는 이 침전물이 뇌 내의 화학적 변화를 유발해 기분, 움직임, 행동, 기억에 영향을 미치는 것으로 보인다.

- **파킨슨병 치매** 파킨슨병은 주로 운동 장애로 분류되지만, 파킨슨병 환자의 약 50~80%는 어느 시점에 치매를 앓는 것으로 추정된다.

- **혼합형 치매** 서로 다른 유형의 치매와 관련된 뇌 변화가 동시에 일어난다. 예를 들어, 알츠하이머병과 관련된 플라크가 혈관성 치매에서 보이는 혈류 문제와 함께 발생한다.

상이 나타나기 전에 운동을 시작한 사람들에게서만 그런 효과를 확인했다. 따라서 운동이 인지 기능 개선에 도움이 될 수는 있지만 이미 기능 저하가 진행 중인 과정은 되돌릴 수 없다. 운동을 빨리 시작할수록 좋은 또 다른 이유다.

이와 같은 결과는 고무적이지만, 운동과 인지 기능 사이의 관계가 완전히 명확하게 밝혀지지는 않았다. 식단과 비슷하게, 운동과 같은 라이프스타일 요소가 뇌 건강이나 치매 위험 등의 특정 결과에 미치는 영향은 구체적으로 파악하기가 쉽지 않다. 우리가 하는 많은 일들이 서로 밀접하게 연결되어 있기 때문이다. 예를 들어, 운동을 더 많이 하는 사람이 뇌 건강에 더 좋은 유전자까지 가지고 있을 수도 있고, 건강한 식습관을 더 진지하게 생각할 가능성이 높을 수도 있다. 연구에서 이런 혼재된 변수들 중 일부는 제거할 수 있겠지만, 이들의 방해를 완전히 차단해 원하는 명확한 결과를 얻기는 힘들다. 이런 영향을 파악하는 한 가지 방법은 우리가 원하는 것보다 규모가 작거나 특정 집단만을 대상으로 한 여러 연구 결과들을 모으고, 이를 종합적으로 분석해 전체적으로 증거가 어떤 방향을 가리키고 있는지 더 명확한 그림을 얻는 것이다.

최근 들어 운동이 인지에 미치는 영향을 살피는 이런 식의 메타 분석 연구 두 건이 진행되었다. 한 연구는 15건의 연구 결과를 분석했는데, 총 3만 명 이상의 참가자를 대상으로 1~12년까지 추적 관찰한 정보를 토대로 한다. 이 연구는 규칙적인 운동이 인지 기능 저하의 위험을 거의 40%까지 낮추는 것을 발견했다. 심지어 저강도 또는 중간 강도의 운동도 유익했다. 총 10만 명의 사람들을 대상으로 최장 28년에 걸쳐 진행된 45건의 연구 결과를 분석한 연구에서는 규칙적으로 중간 강도 또는 고강도 운동을 한 사람들은 인지 문

운동 강도	심박수 (분당 심박수, bpm)	운동이 뇌에 주는 혜택
최대 강도	171~190bpm	새로운 뇌세포 성장을 돕고 불안 증상을 완화하는 단백질인 BDNF의 수치를 높인다.
고강도	152~170bpm	새로운 뇌세포 성장을 돕고 기분을 개선한다.
중강도	133~151bpm	뇌를 젊게 유지하고, 기억력을 향상시키고, 인지 처리를 개선하며 우울증 예방을 돕는다.
저강도	114~132bpm	뇌 부피를 늘리고 인지 쇠퇴의 위험을 줄인다.

제의 발생 위험이 20%까지 감소하는 것을 발견했다.

이런 결과는 이미 운동을 하고 있는 사람이나 건강한 뇌를 위해 운동을 시작하려는 사람들에게 희소식이 될 것이다. 특히 고무적인 것은 가벼운 운동도 뇌에 유익할 수 있다는 연구 결과다. 뇌 건강을 위해 일주일에 한 번씩 마라톤을 할 필요는 없다.

하지만 유념해야 할 것이 있다. 과학계에서 종종 그렇듯이 모든 연구가 운동의 이런 혜택에 동의하는 것은 아니라는 점을 말이다. 대규모 무작위 통제 임상 시험은 과학 연구의 표준이다. 이를 바탕으로 한 한 연구는 70세에서 89세 사이의 노인 1,600여 명을 대상으로 2년 동안 중간 강도의 운동 프로그램을 따르거나 교육 워크숍에 등록하도록 했다. 안타깝게도 80세 이상이거나 이전에 신체 활동을 거의 하지 않은 사람들을 제외하고는 실험이 끝난 후 두 그룹 간에 인지 기능 장애나 치매에서의 눈에 띄는 차이는 나타나지 않았다. 따라서 치매와 관련해 운동의 혜택을 가장 많이 받는 사람이 누구인지 정확히 파악하려면 아직 더 많은 연구가 필요하다. 그럼에도 불구하고, 전반적인 연구 결과가 드러내는 것에 주목하지 않을 수 없다. 〈랜싯〉이 모은 전문가 그룹에 따르면, 규칙적인 신체 운동으로 전 세계 치매 유병률을 3% 감소시킬 수 있다고 한다.

신체 단련의 이점

그렇다면 운동의 어떤 면이 뇌에 유익한 것일까? 그 답은 몇 가지 가능한 설명을 조합한 것일 가능성이 높다. 치매를 예방하고 진행 속도를 지연시키는 방법과 운동의 연관성 가운데 가장 잘 알려진 것은 운동이 신체에 가져다주는 긍정적 영향과 그로 인해 뇌가 얻게 되는 효과다.

1부에서 알아보았듯이 뇌는 탐욕스러운 장기다. 뇌는 엄청난 양의 에너지를 소모하므로 순환계를 통해 산소와 영양분이 지속적으로 공급되어야 한다. 운동은 이런 혈관 네트워크를 건강하게 유지하고 혈압을 낮추는 데 도움을 준다. 이는 치매 예방에 큰 의미를 갖는다. 여러 연구들이 고혈압이 혈관을 손상시키고 인지 기능 저하와 연관되며 치매의 위험 요인으로 작용한다는 것을 보여 주었기 때문이다. 따라서 운동은 뇌에 영양을 공급하면서 혈류를 비롯한 전체 시스템이 잘 작동하도록 유지하는 역할을 한다.

어느 정도의 운동이면 충분할까?

선도적인 알츠하이머병 자선 단체에 따르면, 운동은 치매 예방을 위해 할 수 있는 가장 좋은 일이다. 그들은 매주 다음 중 하나를 목표로 해야 한다고 권한다.

- 빠르게 걷기, 자전거 타기, 잔디 깎기 등 중강도의 유산소 운동 150분

- 조깅, 빠른 수영, 자전거로 언덕 오르기와 같은 격렬한 유산소 운동 75분

일주일에 두 번 정도는 다음과 같이 힘을 쓰고 근육을 단련하는 저항성 운동을 포함시켜야 한다.

- 정원의 땅을 파거나 텃밭을 일구는 활동 또는 팔 굽혀 펴기나 윗몸 일으키기와 같은 운동. 이를 대체할 수 있는 것으로, 축구, 달리기, 네트볼, 서킷 트레이닝처럼 유산소 운동이면서 근력이 필요한 활동에 참여한다. 한 번에 10분씩 점진적으로 시작하는 것도 가능하다.

운동은 노년기 치매의 강력한 위험 요인인 당뇨병과 비만의 위험도 줄여 준다. 40세에 비만인 경우 치매 위험이 70% 이상 높아지는 것으로 추정되며,[95] 비만인 사람의 뇌 스캔을 살펴보면 뇌의 구조와 기능에 변화가 있는 것을 확인할 수 있다. 이는 중년기에 특히 두드러진다. 운동을 한 노인의 뇌가 실제 나이보다 10년 더 젊어 보인다는 연구와는 반대로, 비만인 사람의 뇌 스캔을 살펴보면 뇌가 10년 더 늙어 보일 수 있다.

우리가 선택한 수많은 생활 방식이 그렇듯이, 유전자도 뇌를 젊게 유지하는 데 중요한 역할을 하는 것 같다. 2020년에 발표된 연구

에 따르면, 운동과 식단이 쌍둥이의 뇌에 미치는 영향을 조사한 결과, 특정 유전자의 존재 여부에 따라 나이가 들어가면서 운동 요법이 정신적 능력에 미치는 영향이 달라지는 것으로 드러났다. 이는 '좋은' 유전자는 뇌를 젊게 유지하는 데 도움이 될 수 있지만, 그 효과를 제대로 누리려면 먼저 건강한 식단과 운동 등 올바른 생활 방식을 선택해야 한다는 의미다. 반면, 그런 올바른 생활 방식을 선택하더라도 유전적 구성이 적절치 못한 사람들에게는 그 효과가 훨씬 미미할 가능성이 있다.[96]

신경 과학자 산드린 투레Sandrine Thuret 박사가 진행한 이 유전자 연구는 다른 면에서도 주목할 점이 있다. 나이를 먹는 동안 운동이 뇌를 보호할 수 있다는 것이다. 최근까지만 해도 성인은 새로운 뇌세포를 생성할 수 없고 나이가 들면서 뇌세포를 잃기만 한다고 생각해 왔다. 하지만 그렇지 않다는 사실이 밝혀졌다. 단, 성인의 신경 생성은 뇌의 일부 영역에서만 일어나며, 가장 중요한 영역은 해마다.

해마는 학습, 감정, 기억의 핵심이며, 투레에 따르면 50세가 되었을 때 이 뇌 영역은 태어날 때 가지고 있던 모든 뉴런이 교체된 상태가 된다고 한다.[97] 투레를 비롯한 연구자들은 이런 새로운 뉴런이 기억과 학습에 중요한 역할을 하며, 이런 새로운 세포의 성장을 촉진하는 핵심적인 방법 중 하나가 운동이고, 무엇을 먹는가도 중요하다는 것을 발견했다(신경 생성과 새로운 뇌세포를 성장시키는 방법에 대한 자세한 내용은 16장 참조). 또한 운동은 염증을 줄이고 활성 산소에 의한 세포와 조직의 손상을 감소시키는데, 이 두 가지 작용 모두 베타 아밀로이드 축적을 줄일 수 있다.

마지막으로 호르몬도 관여할 수 있다. 알츠하이머병 환자는 운동할 때 근육에 의해 생성되는 이리신irisin이라는 호르몬 수치가 낮은 경우가 많다. 2019년 쥐를 대상으로 한 연구는 이 호르몬의 차단이 기억력과 학습의 문제를 유발하며, 이런 문제는 이리신 호르몬을 다시 주입하면 해결된다는 것을 발견했다.[98] 따라서 언젠가는 약을 복용해 인위적으로 이 호르몬을 증가시켜 노력 없이 운동의 이점을 얻는 것이 가능해질지도 모른다. 현재로서는 더 많은 연구가 이루어져야만 정확히 어떤 일이 일어나고 있는지 파악할 수 있으며, 운동의 이점을 얻는 가장 좋은 방법은 역시 운동을 하는 것이다.

치매 위험을 줄이는 운동 전략

그렇다면 어떤 종류의 운동이 가장 좋은지, 얼마나 해야 하는지의 문제가 남는다. 뇌로 혈액을 퍼 올리려 한다면 유산소 운동이 핵심인 듯하며,[99] 앞에서 제시한 메타 분석 결과에서 보았듯이, 이는 빠르게 걷거나 잔디를 깎는 등의 중강도 운동만으로도 충분하다.[100]

하지만 더 높은 강도로 운동하는 것이 좋다는 단서들이 있다. 스웨덴 여성을 대상으로 한 한 연구는 중년기에 신체적으로 더 건강한 사람들의 경우 이후 노화와 관련된 기억력 감퇴가 확연히 더디게 진행된다는 것을 발견했다. 이 연구에서는 고정식 자전거를 이용해 중년 여성들의 심폐 체력을 측정하고 40여 년이 지난 뒤 추적 관찰을 진행했다. 그 결과, 체력 수준이 높은 것으로 평가된 사람들

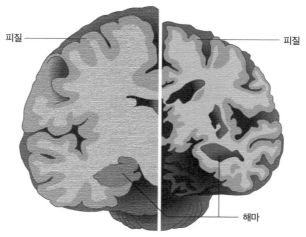

건강한 뇌   알츠하이머병 후기의 뇌

피질 ——

—— 피질

—— 해마

은 중간 정도의 체력을 가진 사람들에 비해 치매 발병 시점이 평균 9년 반 정도 늦춰졌다. 운동의 목표가 무엇이든, 운동을 지속하는 핵심은 즐거우면서도 심장을 펌프질하게 만드는 운동을 찾는 것이다. 그리고 가능한 한 빨리 시작해야 한다. 운동을 시작하면 즉각적으로 정신이 더 명료해지는 효과를 얻을 뿐 아니라, 미래의 당신이 현재의 당신에게 고마워하게 될 것이다.

치매 위험을 줄이기 위해 당장 실천할 수 있는 10가지 행동

1 담배를 피우지 않는다. 담배를 피운다면 금연을 시도한다. 늦게라도 담배를 끊는다면 치매 위험을 줄일 수 있다.

2 뇌에 도전이 되는 일이나 취미를 찾는다. 인지적으로 도전적인 일을 하는 사람은 은퇴 전 인지 기능 저하가 덜한 경향이 있으며, 은퇴 연령이 빠른 국가들의 경우 해당 연령층에서 더 큰 폭의 인지 기능 저하가 발견되었다.

3 운동을 규칙적으로 한다. 규칙적인 운동은 비만과 당뇨병의 위험을 낮춤으로써 치매를 예방하며, 새로운 뇌세포의 성장에 도움을 줄 수 있다.

4 사람들과 자주 만난다. 사회적 접촉은 인지 예비능cognitive reserve(뇌 손상이나 기능 저하로부터 기존 기억을 보존하려는 뇌의 특성—옮긴이)을 증가시킨다. 노화가 뇌에 미치는 영향에 대비하는 일종의 완충재를 늘리는 것이다.

5 알코올 섭취를 줄인다. 알코올과 치매의 연관성에 대해 알려진 것은 이미 수십 년 전의 일이다. 알코올은 주당 21유닛unit(유닛은 10g의 순수 알코올을 의미한다. 21유닛은 알코올 도수 5%짜리 맥주 500ml 8.4병에 해당—옮긴이)에 한해야 한다.

6 혈압을 낮게 유지한다. 고혈압 치료제는 치매 예방에 효과가 있다고 알려진 유일한 약물이다.

7 머리에 부상을 입지 않도록 노력한다. 뇌진탕을 비롯해 자동차 사고나 접촉 스포츠 등으로 인한 모든 뇌 손상은 치매의 위험을 높인다.

8 필요할 때는 보청기를 착용한다. 청력 손실은 인지 기능 저하와 밀접한 관련이 있지만, 이는 보청기를 착용하지 않은 사람들에게만 해당된다.

9 몸에 좋은 식단을 유지한다. 세계보건기구는 치매 예방에 도움이 될 수 있는 식단으로 지중해식 식단을 권한다.

10 가능한 한 대기 오염을 피한다. 대기 오염은 치매에 일부 관여하는 것으로 보인다. 이는 아마도 뇌로 가는 혈관을 손상시키거나 다른 심혈관 문제를 유발하기 때문일 것이다.

12장

운동으로 만드는
스마트한 뇌

우리 인간은 두뇌가 크고 매우 복잡한 사회를 이루고 살기 때문에 지능적 측면에서 우리가 최고까지는 아니더라도 꽤 상위권에 있다고 생각한다. 하지만 우리가 가진 발명과 혁신의 능력은 우리를 곤경에 빠뜨렸다. 현대의 기술, 특히 인터넷 덕분에 우리는 이제 소파에 편안히 앉은 상태에서 다음 끼니의 먹거리부터 다음에 만날 애인까지 생존에 필요한 거의 모든 것을 찾을 수 있다. 꽤 만족스러울 수도 있겠지만, 이런 생활 방식은 허리둘레를 늘리고 조기 사망을 부추길 뿐만 아니라 우리의 지성마저 둔화시킨다. 결국 그렇게 현명한 일이 아닌 것이다.

지나치게 많이 앉아 있고 지나치게 적게 움직이는 생활 방식에서 비롯된 부정적인 결과가 광범위하게 나타나는 것은 새로운 일이 아니다. 비활동성의 부정적 영향을 보여 주는 수많은 증거에 충격을 받은 한 연구진은 2008년에 '의자에 앉아 있는 것처럼 평범한 행동도 건강의 주요 위험 요인으로 분류해야 하는 것일까?'라는 의문을 갖게 되었다.[101] 서서 일할 수 있도록 높이 조절이 가능한 책상의 인기를 믿을 만한 지표로 볼 수 있다면, 이런 의문에 대한 답은 '그렇다'일 것이다. 미디어에서는 장시간 앉아서 일하는 것에 '새로운 흡연'이라는 낙인을 찍었다. 이는 하루 종일 앉아서 지내는 것으로 인한 피해를 매일 조깅하는 정도로는 완벽히 상쇄할 수 없기 때문이다. 우리는 하루의 대부분을 신체적 활동을 하며 지내도록 진화했으며, 소파의 유혹을 피하는 것은 우리가 건강을 위해 할 수 있는 가장 간단한 일 중 하나다.

고대 그리스인들도 활동적이고 건강한 신체가 건강한 정신으로 이어진다고 생각했다. 히포크라테스는 '모든 사람에게 적절한 영양과 운동을 제공할 수 있다면 건강을 위한 가장 안전한 방법을 찾게 될 것'이라고 말한 것으로 전해진다. 다만 그에게는 그런 통찰의 의미를 검증하거나 설명할 길이 없었지만 말이다. 이제 우리는 지난 수십 년간의 연구 덕분에 활동적인 생활이 기억력과 주의력에서부터 아동의 전반적인 학업 성취도에 이르기까지 모든 종류의 사고 능력을 향상시킨다는 것을 알고 있다. 여기에는 무엇보다도 중요한 실행 기능, 즉 다른 인지 과정과 행동을 통제하는 데 사용되며 계획 수립과 자제력을 아우르는 일련의 인지 기능 향상도 포함된다. 정신적 명민함을 유지하려면 활동적으로 지내는 것이 중요하다는 사실은 이제 누구도 부인할 수 없다.

흥미롭게도 운동이 모두 같은 효과를 내는 것이 아니라는 점도 밝혀졌다. 움직임은 그 종류에 따라 인지에 영향을 주는 방식이 달라진다. 근육을 늘리기 위해 필라테스를, 유연성을 기르기 위해 요가를, 건강해지기 위해 달리기를, 강해지기 위해 역도를 선택하는 것처럼, 우리가 선택하는 신체 활동의 유형은 신체에 작용하는 것과 마찬가지로 뇌의 형태를 만들 수도 강화할 수도 있다.

유산소 운동의 이점

운동이 정신 근육을 유연하게 하는 주요 방법 중 하나는 뇌로 가는 혈류를 증가시키는 것이다. 따라서 혈액을 퍼 올리는 유형의 유산소 운동이 특히 효과적이라는 점이 계속해서 드러나는 것은 당연한 결과다. 유산소 운동은 기억력과 주의력을 향상시키고, 뇌의 판단 오류를 줄여 준다. 여러 연구를 통해 뒷받침되는 한 가지 견해는 유산소 운동이 뇌에서 새로운 혈관을 발달시키고 특히 기억을 담당하는 해마에서 새로운 뉴런의 성장을 촉진한다는 것이다.[102]

또한 운동으로 인해 뇌로 가는 혈류가 증가하면 새로운 뇌세포 성장에 관여하는 단백질과 기타 분자의 순환이 활발해진다. 유산소 운동과 저항성 운동에서 발생하는 근육 수축은 뇌에 작용하는 다양한 분자를 혈류로 방출되도록 유도하는데, 이 중 신경 생성에 중요한 역할을 하는 단백질 BDNF가 가장 중요한 것으로 보인다.

뇌는 어린 시절에 대단히 빠르게 발달하기 때문에, 이 분야의 많은 연구는 어린이와 노인(훨씬 더 빠른 뇌 변화를 보여 주지만 방향이 반대다)에 초점을 맞추고 있다. 이 시기는 우리 삶에서 운동과 같은 환경적 요소의 영향이 특히 강한 때다. 그러나 젊은 성인과 중년 성인의 경우에는 결과가 엇갈리고 있다.

학령기(만 5~13세)에는 뇌가 빠르게 발달하며 행동 통제, 멀티태스킹, 집중력을 키우는 회로를 형성한다. 이 시기 뇌는 신체 활동에 특히 민감하며, 많은 연구에서 학령기 아동의 활동성이 학업 성취도와 인지 기능 향상에 큰 영향을 미친다는 점을 확인할 수 있다. 비활동적이고 체력이 부족한 아동은 표준 인지 테스트와 학업 성취에서 낮은 점수를 기록한다. 반면, 단발성이든 규칙적이든 운동은 아동의 학업 성취도, 인지 기능, 주의력을 개선하는 것으로 나타났다.

운동은 아이들의 뇌도 변화시킨다.[103] 건강한 아이들일수록 정보 처리나 관계 기억(연관성을 형성하는 것과 관련된 기억 유형. 예를 들어, 일주일 전에 만난 사람의 얼굴을 알아보고 그의 이름을 기억하는 동시에 무슨 이야기를 나눴는지, 그를 어디에서 만났는지 기억하는 것)에 관여하는 뇌 영역이 더 큰 경우가 많다.

활발한 신체 활동은 아이들의 지각력, 창의력, 수학 및 언어 능력도 향상시키며, 운동은 주의력결핍과잉행동장애ADHD가 있는 아이들의 인지 능력 향상에도 도움을 줄 수 있다. 이 모든 것이 학교 수업 과정에 운동을 포함시키는 것이 얼마나 중요한지 보여 주는 증거다. 수업 중간에 '활기를 북돋는' 신체 활동을 10분 정도 하면, 이후 학생들은 집중력이 높아지고 실수도 적게 한다. 그러나 이런 명확한 혜택에도 불구하고 많은 아이들이 일일 운동량 기준을 채우지 못하고 있다.

인지 능력 강화를 위한 저항성 운동

성인의 경우, 저항성 운동(근력 및 근지구력 향상을 위해 신체, 밴드, 덤벨이나 바벨 등의 기구, 머신 등의 중량을 활용하여 근육의 이완과 수축을 반복하는 운동—옮긴이)은 명민함을 유지하기 위한 좋은 선택이 될 수 있다. 저항성 운동은 뇌세포를 생성하고 뇌세포의 시냅스 간 소통을 돕는 뇌 내 단백질인 BDNF의 분비를 촉진한다. 뿐만 아니라 인슐린 유사 성장 인자-1IGF-1이라는 분자의 방출도 자극하는데, 이는 뉴런의 성장과 생존을 돕고, 인지 기능을 원활하게 하는 데도 관여한다. 저항성 운동은 실행 기능 향상과 관련된 뇌의 변화도 이끌어 낸다.

운동이 똑똑한 뇌를 만들까?

건강한 신체가 건전한 정신으로 이어질 수 있다는 데는 의심의 여지가 없으며, 여러 연구가 운동이 모든 종류의 인지 능력을 향상시키고 심지어 치매 발병을 막는 데도 도움이 된다는 것을 보여 주고 있다. 그 이유는 무엇일까? 일부 과학자들은 운동이 정신에 미치는 영향에 대해 우리가 거꾸로 생각하고 있다고 믿는다. 운동은 단순히 정신이 잘 기능하도록 도움을 주는 것이 아니라, 애초에 인간의 뇌가 복잡하게 진화한 이유 자체가 운동이라는 것이다.

인간은 가까운 친척인 다른 포유류 동물보다 지구력이 뛰어나며, 포유류의 뇌 크기와 지구력 사이에는 연관성이 있는 것 같다. 어쩌면 똑똑한 뇌가 인간의 체력이 진화한 데 따른 부산물일 수도 있다. 따라서 우리를 이렇게 똑똑하게 만들고 궁극적으로 당신을 인간으로 만든 것이 바로 운동일지도 모른다. 이런 생각의 재고는 우리 모두가 나이에 상관없이 규칙적으로 운동할 수 있도록 도움을 줄 것이다.

바벨 운동을 젊은이들의 전유물로 생각하는 것은 실수다. 경도 인지 장애로 인해 알츠하이머병 발병 위험이 있는 여성 노인들을 대상으로, 일주일에 두 번씩 6개월간 저항성 운동을 하게 한 후 주의력 및 기억력 테스트를 실시한 결과, 유산소 운동이나 스트레칭을 한 사람들보다 더 높은 점수를 받았다. 전반적인 근력을 나타내는 척도인 악력(손으로 쥐는 힘)의 향상은 65세 이상의 사람들에게서 기억력과 반응 속도를 개선하는 것은 물론,[104] 공간 지각력과 언어 인지 능력을 높이며,[105] 주의력과 추론 능력도 개선할 수 있는 것으로 드러났다. 실제로 근육이 정신에 미치는 영향은 대단히 강력해서 근력을 인지 기능 저하의 예측 변수로 활용할 수 있을 정도다. 악력이 떨어지면 사고력도 그 뒤를 따를 가능성이 높다.[106]

다행히도 저항성 운동으로 개선된 부분들은 대개 훈련 기간이 끝난 후 1년 이상 지속된다. 게다가 꼭 헬스장에서 덤벨이나 바벨을 들어야 근력을 키울 수 있는 것은 아니다. 팔 굽혀 펴기와 스쿼트 등 자신의 체중에 맞서는 운동만으로도 충분하다.

뇌 훈련에 필요한 운동량은 어느 정도일까? 노인 대상 연구들을 분석한 설득력 있는 리뷰에 따르면, 최소 6개월 이상 45분에서 1시간 동안 지속하는 운동이 인지 능력에 가장 유익한 것으로 드러났다. 한 번의 고강도 운동으로 최대의 인지적 효과를 얻으려면 11~20분이 적당하다(그 이상 운동을 해도 효과가 더 커지지는 않는 것으로 보인다). 운동 후 10분간은 인지 능력이 일시적으로 감소하므로, 뇌 강화를 위한 운동을 했다면 10분 정도 회복한 뒤 다른 일에 착수하는 것이 좋다.

지금으로서는 이것이 최선의 조언이지만, 아직은 뇌와 정신에 가장 좋은 운동의 '양'을 알지 못하므로 이런 연구 결과는 약간은 에누리해서 받아들여야 한다. 분명한 것은 의자에 장시간 앉아 있는 것을 피해야 한다는 점이다. 이를 실천하는 한 가지 방법은 좀 더 활동적으로 앉아 있는 방법을 찾는 것이다. 인류의 진화 방식을 잘 보여주는 수렵 채집 사회에서는 하루에 몇 시간씩 다리 근육과 코어 근육을 사용하는 스쿼트 자세로 휴식을 취했다. 그러니 이 부분의 나머지 내용을 스쿼트 자세를 취한 채 읽어 보는 것도 좋다. 그런 방법을 사용할 수 없는 경우라면 규칙적으로 일어서도록 한다. 최적의 효과를 위해서는 몸과 뇌를 다방면에 걸쳐 운동시키는 다양한 활동을 선택하는 것이 좋다.

최고의 두뇌 향상을 위한 운동 해킹

1 기억력을 향상시키는 데 중요한 단백질인 BDNF의 분비를 촉진하는 최적화된 방법은 따로 존재하지는 않는다. 다만, 일반적으로 통용되는 공식은 다음과 같다. 운동 강도 + 지속 시간 + 빈도. 따라서 최상의 결과를 위해서는 강하게, 오래, 자주 운동을 해야 한다.

2 선택이 가능한 경우라면, 배드민턴, 하키, 축구와 같이 끊임없이 변화하는 환경에 적응해야 하는 개방형 기술 활동을 선택한다. 개방형 기술 활동은 달리기와 같이 매우 예측 가능하고 우리의 통제력하에 있는 폐쇄형 기술 활동에 비해 BDNF의 더 많은 분비를 촉진한다. 이는 개방형 기술 활동이 상대적으로 더 많은 주의가 필요하기 때문으로 보인다(그리고 아마도 더 재미있기 때문일 것이다!).

3 시험을 위해 복습하는 경우라면 움직이면서 공부를 한다. 새로운 폴란드어 단어를 암기하는 사람들에 대한 한 연구에서 참가자들은 걸으면서 공부했을 때 새로운 단어를 더 많이 기억했다.

4 두 번 생각할 것도 없다. 한 번의 운동만으로도 실행 기능, 사고 속도, 주의력, 기억력뿐만 아니라 일반적인 지식을 기억하고 적용하는 능력까지 향상시킬 수 있다.

5 자기 통제가 힘든가? 운동이 도움이 될 수 있다. 한 연구는 15분 정도의 중강도 운동만으로도 담배에 대한 욕구가 줄어들며, 심지어 흡연 충동을 유발하는 뇌 영역의 활동이 약화되는 것을 발견했다.

13장

정신 건강을 위한
운동 조언

아마 지금쯤이면 패턴을 알아차리기 시작했을 것이다. 운동과 뇌 건강이 밀접하게 연관되어 있다는 것을 말이다. 그렇다면 운동이 기분을 개선하는 데도 큰 도움이 된다는 이야기가 그리 놀랍게 들리지 않을 것이다. 사실 이는 다소 과소평가된 표현인데, 연구에 따르면 운동은 특정 기분 장애에 대한 표준 치료법만큼 또는 그보다 더 나은 효과를 낼 수 있다고 한다.

　운동이 정신 건강에 미치는 영향을 다룬 연구가 대단히 많기 때문에 이를 제대로 이해하기 위해서는 연구를 여러 범주로 나누는 것이 도움이 될 수 있다. 첫째, 운동이 일반적인 기분에 미치는 영향을 조사하는 연구와 운동이 특히 불안이나 우울증 증상에 어떤 영향을 미치는지 이해하려는 연구가 있다. 이와 다른 범주로, 단 한 번의 운동이 정신 건강에 미치는 영향을 살피는 연구와 더 긴 시간에 걸친 규칙적인 운동의 영향을 조사하는 연구도 있다. 달리 표현하면, 한 번의 달리기로 충분할까, 아니면 운동에 열의를 갖고 꾸준히 헌신해야 하는 것일까의 문제를 조사한 것이다.

긍정적인 기분을 느끼게 만드는 운동

일반적인 기분에서 시작하기로 하자. 정신 질환과 관계없이 운동이 보다 긍정적인 기분을 느끼는 데 도움을 줄까? 격렬한 운동 후에 느끼는 도취감인 러너스 하이runner's high에 대해 들어 보았을 것이다. 운동 후 몇 시간 동안 더 긍정적인 기분을 느낀다는 상당히 강력한 증거도 존재한다. 하지만 운동과 기분에 대한 많은 연구는 실험실에서 이루어지기 때문에 그 과정이 상당히 인위적일 수 있다는 문제가 뒤따른다. 과학자들이 지켜보는 가운데 실내에서 고정식 자전거를 탄 후와 공원에서 조깅을 한 후에 느끼는 감정은 매우 다를 것이다. 그래서 특별히 사람들이 자연 속에서 운동할 때 어떤 느낌을 받는지만을 살핀 연구들에 대한 리뷰가 있다. 이 리뷰 연구는 전반적으로 운동이 긍정적인 감정을 증진하고 사람들이 더 활기차게 느끼도록 하는 것을 발견했다.[107]

운동이 기분 장애에 미치는 영향에 관해서라면, 모든 연구 결과가 일치하는 것은 아니다. 청소년의 경우 운동이 그 자체만으로도, 또는 다른 치료법과 병행하여 실시했을 때 약하거나 중간 정도의 증상을 보이는 우울증에 효과적인 치료법이 될 수 있다는 강력한 증거가 있다.[108] 그러나 성인의 경우 일부 연구가 엇갈리는 결과를 내놓고 있다.

또한 이런 효과를 얻기 위해 운동을 얼마나 많이 해야 하는지에 대해서도 의문이 있다. 많은 연구가 운동량이 많을수록 좋다고 말하지만, 이들 연구 대부분은 규모가 작아서 그에 대해 확실한 결론을 내리기 어렵고, 마찬가지로 어떤 종류의 운동이 가장 좋은지 판단하기도 힘들다. 이런 문제가 중요한 것은 운동이 정신 건강에 도움이 된다고 말하며 자신에게 맞는 운동을 자유롭게 선택하라고 권하는 것과 정해진 기간 동안 특정한 운동을 처방받아야 효과를 볼 수 있다고 말하는 것은 완전히 다른 문제이기 때문이다. 이 문제를 이렇게 표현할 수도 있다. 운동은 만병통치약인가 아니면 약처럼 사람마다 특정 유형의 운동을 정확한 용량으로 처방받아야 하는 것인가?

이 모든 질문에 대한 진상을 규명하기 위해 2018년 영국 옥스퍼드 대학교 옥스퍼드 인간뇌활동센터Oxford Centre for Human Brain Activity의 새미 체크루드Sammi Chekroud와 그의 동료들은 이 주제에 관한 역사상 가장 큰 규모의 연구를 실시했다. 이들은 미국 질병통제예방센터CDC에서 정기적으로 실시하는 전화 설문 조사를 통해 수년에 걸쳐 수집한 미국 전역 120만 명에 대한 정보를 분석했다. 이 설문 조사는 운동 습관뿐만 아니라 나이, 인종, 성별은 물론 우울증을 앓은 적이 있는지를 비롯한 신체적·정신적 건강 상태까지 많은 것들을 질문했다. 이는 연구진이 운동이 우울증에 미치는 영향을 비교하고, 우울증에 영향을 미칠 수 있는 다른 요인들도 고려할 수 있었다는 것을 의미한다. 참가자들은 지난 한 달 동안 우울증, 스트레스, 저조한 기분 등 정신 건강이 좋지 않았던 날이 며칠이었는지 구체적인 질문을 받았다.

운동이 우울증과 불안 장애에 미치는 영향

체크루드와 동료들은 믿기 힘든 결과를 발견했다. 운동을 하지 않은 사람들에 비해 운동을 한 사람들은 지난 한 달 동안 정신 건강이 좋지 않았던 날이 43% 적었으며, 그 효과는 이전에 우울증 진단을 받았던 사람들의 경우에 더 컸다. 운동이 정신 건강에 미치는 이런 유익한 효과는 나이, 성별, 인종, 소득에 관계없이 나타났다.

이런 연구 결과는 인디애나주 미국 스포츠 의학 대학의 「운동은 약이다Exercise is Medicine」이라는 공중 보건 이니셔티브가 발표한 보고서와 일치한다. 이 보고서는 운동이 뇌에 미치는 영향을 비롯한 운동과 건강에 대한 방대한 과학적 증거를 요약하고 있으며, 운동이 우울증에 대한 효과적인 예방 도구라는 것을 알려 준다. 일례로, 장기간에 걸쳐 사람들을 추적 관찰한 30건 이상의 연구에 대한 한 리뷰는 운동을 많이 할수록 이후 우울증을 경험할 가능성이 줄어드는 것을 발견했다. 심지어 소량의 운동도 효과가 있었으며, 일주일에 150분 정도의 운동만으로도 유익했다.[109] 하지만 매일 30분씩 신체 활동을 하는 사람들의 경우, 우울증을 경험할 확률이 거의 절반으로 대폭 감소했다. 반면, 오래 앉아 있는 생활은 우울증 발병 위험을 높이는 것으로 보인다.

운동이 우울증 발병의 위험을 낮출 수 있다는 증거도 주목할만
하지만 이미 우울증 진단을 받은 사람들에게도 좋은 소식이 있다.
2014년, 스웨덴 연구진은 리뷰 연구를 통해 운동이 성인의 우울증
치료제 역할을 할 수 있으며, 증상 완화의 정도가 인지 행동 치료
나 항우울제 등 다른 치료적 개입과 같다는 일관된 증거를 발견했
다.[110] 운동은 임상 우울증(지속적이고 심각한 우울증)이 있는 젊은이
들의 증상 완화에도 상당한 영향을 미치는 것으로 보인다.[111] 그렇
더라도 우울증 환자가 집 밖으로 나와 운동하는 것이 쉬운 일만은
아니라는 문제가 남는다.

쉽게 불안을 느끼는 사람에게 운동이 머리를 맑게 하는 데 도움
이 되는 방법이라는 것은 우리의 직관과도 일치한다. 일회성이든
규칙적인 습관이든, 운동은 임상 불안 장애 진단을 받은 사람은 물
론 단순히 걱정과 긴장감이 드는 사람 모두에게 도움이 될 수 있다.
여기에서도 역시 운동은 표준적인 불안 치료만큼, 혹은 그 이상으
로 효과적인 것으로 드러났다.

정신 건강에 유익한 운동 유형

걷거나 달리는 것도 좋은 방법이다. 하지만 웨이트 트레이닝은 기
분을 좋게 만드는 데 있어 진정한 강자다. 근력을 강화하는 운동은
건강한 성인의 불안감을 줄이고, 우울증 진단을 받은 사람의 증상
을 완화하며, 자존감을 높이는 데도 도움을 주는 것으로 밝혀졌다.

불안이란 무엇인가?

불안 장애는 정신 건강 문제 중 가장 흔한 유형이며, 운동이 불안 장애에 도움이 되는지에 관한 연구는 수백 건에 이른다. 불안은 우리에게 매우 친숙한 용어다. 그런데 불안이란 정말 무엇을 말하는 것일까?

「운동은 약이다」 보고서는 불안을 '염려, 두려움 또는 두려움에 대한 예상, 걱정, 긴장 및 자율신경계의 활성화로 인해 발생하는 신체적 감각(예를 들어, 근육 긴장의 증가, 심박수 상승, 발한)을 주된 특징으로 하는 두드러진 정신생리학적 감정 상태'로 정의한다.

이는 위협적인 상황에 대처하는 데 필요한 '투쟁-도피' 반응의 일부로, 정상적인 인간의 감정이다. 그러나 뚜렷한 원인이 없는데도 생각과 행동이 이런 식으로 변하거나 반응이 지나치고 통제할 수 없을 때라면 임상적인 불안 또는 불안 장애와 같은 병이 된다. 우리가 살아가는 방식에 압박과 스트레스가 증가함에 따라 임상적 불안 장애가 없는 사람들에게서도 불안감이 흔히 나타난다.

따라서 운동은 우울증과 불안 장애가 있는 사람들뿐 아니라 보통 사람들의 기분을 개선하는 데도 인상적인 효과를 발휘한다. 운동이 일반적으로 사용하는 불안 장애 및 우울증 치료법이나 약물만큼 효과가 좋은 경우도 있기는 하지만 의사와 상의 없이 약물 복용을 중단해서는 안 된다. 그러나 운동이 정말 약이라 해도 우리에겐 어떤 유형과 용량이 최적인가라는 중요한 질문이 남는다.

새미 체크루드와 그의 연구 팀이 실시한 대규모 연구는 모든 유형의 운동이 정신 건강 부담 감소와 관련이 있다는 것을 보여 주었지만, 그중에서도 다른 것보다 연관성이 강한 것이 있었다. 가장 연관성이 큰 것은 팀 스포츠였고, 자전거 타기, 유산소 운동, 체육관 운동이 그 뒤를 이었다. 심지어는 집안일조차 정신 건강이 좋지 않은 날의 수를 거의 10%나 줄였다. 그리고 요가와 마음 챙김을 활용한 운동은 걷기보다 더 유익한 것으로 나타났다(마음 챙김에 대한 더 자세한 내용은 15장 참조). 운동의 이런 혜택은 높은 교육 수준이나 높은 가계 소득과 같은 정신 건강의 다른 예측 변수들과 비슷하거나 종종 더 컸다.

정신 건강을 위한 최적의 운동 시간

새미 체크루드와 그의 연구 팀은 운동을 많이 하는 것이 항상 좋은 것은 아니라는 점도 발견했다. 대부분의 운동의 경우 30~60분 정도(45분에서 그 효과가 절정에 달한다)로 하는 것이 정신 건강 부담을 가장 많이 낮추었다. 일부 유형의 운동의 경우, 그보다 훨씬 길게 운동했을 때는 정신 건강과 관련된 모든 이점이 사라지는 것처럼 보였고, 때로는 운동을 전혀 하지 않는 사람들보다 정신 건강이 더 나빠지기도 했다. 일례로, 조깅은 약 45분 경과 후 정신 건강의 혜택이 최고조에 달했다가 이후 혜택이 감소했다. 사이클링은 45분이 경과했을 때 정신 건강의 혜택이 최고조에 달한 후 거의 평탄한 상태를 유지했다.

연구자들이 일주일에 몇 번 운동하는지를 조사했을 때도 비슷한 결과가 관찰되었다. 일주일에 3~5회 운동하는 사람들은 3회 미만 또는 6회 이상 운동하는 사람들보다 정신 건강 측면에서 더 큰 혜택을 보았다. 이는 모든 운동 강도에서 마찬가지였지만, 보통 격렬한 운동이 중강도의 운동이나 저강도의 운동보다 더 유익한 것으로 입증되었다. 전반적으로 일주일에 2~6시간 운동하는 사람들에게서 정신 건강이 나쁘다는 보고가 가장 적었다.

이 대규모 연구는 완벽하지 않은 횡단 연구인데, 이는 운동 요법을 시작하고 그 전후의 정신 건강을 조사하는 실험이나 개입 연구가 아니라, 사람들의 데이터를 특정 시점에 조사했다는 의미다. 즉, 운동과 정신 건강 부담의 감소 사이에 단순한 상관관계가 아닌 인과관계가 있다고 확실히 말할 수는 없다는 뜻이다. 또한 이 연구는 운동과 정신 건강에 대한 사람들의 자기 보고에 의존했기 때문에 신뢰성이 떨어질 수 있다. 이런 문제를 해결하기 위해서는 웨어러블 피트니스 트래커를 통한 수동적 모니터링을 실시한 추가 연구가 필요할 것이다.

그렇더라도 이 연구가 대규모로 진행되었다는 점을 비롯해, 일주일에 많은 양의 격렬한 운동을 할 필요는 없다는 연구 결과는 운동을 시작하려는 모든 사람에게 좋은 소식일 것이다. 정신 건강적 혜택을 위해서는 일주일에 단 2시간만으로도 충분한 것으로 보인다.

팀 스포츠의 위력

운동이 정신 건강에 어떻게 그런 큰 영향을 촉발하는지는 아직 정확히 알지 못한다. 하지만 몇 가지 눈에 띄는 견해들이 있다. 우선,

체크루드와 그의 동료들이 제시한 연구 결과, 즉 팀 스포츠가 정신 건강에 가장 유익하다는 결과는 우리가 다른 연구들을 통해 알고 있는 것, 즉 사회 활동이 스트레스에 대한 회복탄력성을 키우고 우울증을 줄인다는 것과도 일치한다(이에 대한 자세한 내용은 5부 참조). 팀 스포츠의 사회적 측면은 우울증 및 기타 정신 건강 문제에 수반되는 사회적 위축과 고립감을 줄이는 데도 도움을 줄 수 있다.

우리는 다른 장들에서도 운동이 GABA^Gamma-Aminobutyric Acid와 글루탐산염glutamate과 같은 신경 전달 물질의 생성을 촉진할 수 있음을 확인했다. 이러한 화학 물질은 뇌세포의 효율적인 소통을 돕고 기억력을 향상시키는 데 기여할 뿐만 아니라, 기분에도 영향을 미칠 가능성이 있다. 왜냐하면 두 신경 전달 물질의 낮은 수치는 우울증과 연관되기 때문이다.[112] 또한 운동은 도파민과 같은 기분 및 웰빙에 밀접하게 관련된 신경 전달 물질을 직접적으로 증가시키는 것으로 나타났다. 도파민은 흔히 뇌의 '보상 화학 물질'로 불리며, 운동을 통해 사람들이 경험하는 러너스 하이 또는 행복감을 유발한다.[113] 일례로, 단 5분만 춤을 추어도 엔도르핀이 혈류로 방출되고 기분이 좋아지는 것으로 드러났다.[114]

모든 것은 적당히

운동은 염증에 관여함으로써 정신 건강에 영향을 미친다. 최근의 한 소규모 연구에서는 건강한 캐나다 대학생 61명을 대상으로 6주 동안 서로 다른 강도의 운동을 하도록 했다. 이들은 각각 고강도 인터벌 트레이닝HIIT, 중간 강도의 지속적인 운동, 전혀 운동을 하지 않는 그룹으로 나뉘었다. 이후 연구진은 우울증, 불안, 스트레스에 대한 참가자들의 자기 보고를 토대로 변화를 조사했다. 또한 이들의 혈액에서 염증을 유발하는 화학 물질도 조사했다(염증이 정신 건강, 특히 우울증에서 하는 역할에 대한 더 자세한 내용은 25장 참조).

연구진은 운동을 하지 않은 그룹에서는 우울증이 급격히 증가했을 뿐만 아니라, 염증 유발 화학 물질의 수치도 증가한 반면, 중간 강도의 운동을 한 그룹에서는 반대의 결과가 나타나는 것을 발견했다. 흥미롭게도 고강도 인터벌 트레이닝을 한 그룹은 연구가 끝난 시점에는 우울증이 적었으나, 인지된 스트레스 수준과 일부 염증 유발 화학 물질의 수치가 더 높았다. 이에 연구진은 중간 강도의 운동이 가장 효과적이며, 운동이 염증을 줄임으로써 우울증 증상을 완화하는 데 도움이 될 수 있다는 결론에 이르렀다.[115]

한편, 뇌와 관련된 특정 효과와 메커니즘에 대해 지나치게 걱정하기보다는 뇌 전반에 걸쳐 유익한 효과에 대해 생각하는 것이 더 나을 수 있다.

운동이 정신 건강에 미치는 영향과 관련해 마지막으로 고려해야 할 것은 운동 후뿐만 아니라 운동하는 동안의 기분이다. 일련의 연구 결과에 따르면, 실험실에서 강도 높은 운동을 한 사람들은 기분이 저조해지는 경험을 했다. 즉, 사람들이 운동을 즐기지 못한 것이다. 또한 운동을 할 때 어떤 기분인가는 장기적으로 운동을 지속할지의 여부에도 큰 영향을 미친다. 따라서 운동 후에 기분이 좋아질 수 있다는 약속도 동기 부여가 될 수 있지만, 운동을 지속하기 위한 관건은 댄스 수업이든, 팀 스포츠이든, 숲속 조깅이든 자신이 정말로 즐길 수 있는 운동을 찾는 것이다. 그렇게 한다면 운동 중에도, 운동 후에도 미소가 떠오를 가능성이 더 높아질 것이다.

목욕이 뇌에 주는 혜택

운동을 선택할 수 없는 사람들도 있다. 우울증으로 항우울제를 복용하는 사람의 3분의 1이 효과를 보지 못한다는 사실에 주목한 독일 프라이부르크 대학교의 요하네스 나우만Johannes Nauman과 그의 동료들은 부작용이 적은 다른 치료법을 연구해 왔다. 이들은 우울증 환자들이 일주기 리듬에 이상이 있는 경우가 많다는 것에 착안해 온수욕이 일주기 리듬을 정상화함으로써 우울증에 효과를 낼 수 있지 않을까 생각했다. 2017년에 이들이 실시한 소규모 연구에 따르면, 스파에서 온수욕을 길게 한 후 30분 동안 수건과 뜨거운 물을 채운 온수 주머니로 몸을 감싼 채로 있었던 사람들의 경우, 온수욕 대신 녹색광에 노출된 대조군에 비해 흔히 사용되는 우울증 척도에서 우울증 증상이 3점 감소한 것으로 드러났다.

연구진은 이 아이디어를 더 발전시키기 위해 온수욕을 우울증에 효과가 있는 것으로 알려진 운동과 비교해 보았다. 중간 정도에서 심한 정도까지 우울증을 앓고 있는 45명의 사람들을 두 그룹으로 나누어 한 그룹은 일주일에 두 번 오후에 긴 목욕을 한 후 20분 동안 수건과 뜨거운 물을 채운 온수 주머니로 몸을 감싼 채 휴식을 취하게 하고 다른 그룹은 45분 정도 규칙적인 운동을 하게 했다.

8주 후, 온수욕을 한 사람들은 우울증 점수가 평균 6점 떨어진 반면, 운동을 한 사람들은 3점이 떨어지는 데 그쳤다. 이 연구 결과는 아직 동료 평가를 거치지 않았지만, 욕조에 오래 몸을 담그는 것을 좋아하는 사람들에게 희소식이 아닐 수 없다.

14장

요가는 뇌를 변화시키고
정신을 안정시킨다

코비드 19 팬데믹 초기, 영국이 첫 봉쇄를 시작했을 때 나는 「뉴욕 타임스」의 어느 기자가 '부모 둘, 아이 둘, 직장 둘, 보육은 없음(그리고 끝이 보이지 않음)'이라고 표현한 문제에 직면하고 있다는 것을 깨달았다.[116] 스트레스가 극에 달한 시기였고, 남편과 나는 한 사람이 일을 하는 동안 다른 사람이 아이들을 교대로 돌봐 가면서 밤늦게까지 일을 해 못 다한 일을 보충했다. 다행히도 그 시기 동안 나는 생활 방식에 한 가지 변화를 주었다. 매일 조금씩 요가를 하기로 결심했었던 것이다. 이러한 결심은 그 고된 시간을 헤쳐 나가게 만든 열쇠가 되었다.

나는 온라인에서 30일간의 무료 요가 프로그램을 찾아 매일 저녁 아이들이 잠자리에 들자마자 20분 정도 요가를 하기로 마음먹었다. 한편에서 산더미 같은 일과 살림이 나를 기다리고 있을 때도, 종종 하기 싫은 마음이 들 때도 요가를 했다. 그리고 얼마 후 매트에서 내려오면 어김없이 차분해진 느낌이 들고, 스트레스가 줄고, 머리가 맑아지고, 집중력이 높아지고, 활기가 솟았다. 이런 효과는 단순히 내가 하고 있던 모든 일을 내려놓고 휴식을 취했기 때문이라거나, 정신에 유익하다고 익히 알려진 운동을 했기 때문이라고 볼 수도 있다. 하지만 요가 자체에는 내 정신에 유익한 작용을 하는 특별한 무언가가 있는 것 같았다.

요가가 뇌에 미치는 영향에 대한 연구는 지난 5년간 급증했다. 이는 서구에서 높아지는 요가의 인기를 보여 준다. 2016년의 한 조사는 미국의 요가 인구가 2012년의 2,040만 명에서 3,670만 명으로 증가한 것으로 추정했다.[117]

설문 조사 대상자 대부분이 요가 수련을 시작하게 된 동기로 신체 단련, 건강, 유연성을 꼽았고, 스트레스 해소가 그 뒤를 바짝 쫓는 것으로 보아 대부분의 사람들이 내면의 평화보다는 신체적 효과와 관련해서 요가를 택하는 것 같다.

스트레스 완화 그 이상의 효과

사람들은 요가가 스트레스 해소에 좋다고들 이야기하며, 요가가 기분을 개선하고 스트레스를 완화한다는 많은 증거가 이런 생각을 뒷받침하고 있다.[118] 하지만 규칙적으로 매트를 펴고 요가 수련을 함으로써 얻는 정신 건강상의 혜택은 여기서 끝나지 않는다. 단 한 번의 요가 수련만으로도 마음의 평정과 활력 등 긍정적인 감정 수준을 높이고 피로감을 줄일 수 있는 것으로 나타났다.[119] 요가는 반응 시간과 작업 기억을 비롯한 인지 능력도 향상시킨다.[120] 또한 요가는 다양한 인구 집단에서 불안과 우울증 증상을 줄이는 것으로 드러났다.[121]

그렇다면 요가의 어떤 점이 정신에 이토록 유익하게 작용하는 것일까? 우선 주의할 점을 이야기해 두어야겠다. 요가는 그 종류가 매우 다양하다. 일부 요가 유형은 매우 강렬한 운동처럼 느껴질 수 있는 반면, 심박수를 높이기 어려운 유형도 있다. 그러나 모든 요가는 몸과 마음의 통합을 목표로 한다는 점에서 다른 운동과 차별화된다. 요가에서 자세를 잡는 것은 그것이 최종 목표가 아니라, 생각을 집중하고 정신을 해방시키는 방법이기 때문이다.

어떤 유형을 선택하든 모든 형태의 요가에는 호흡에 주목하는 것뿐만 아니라 명상의 요소, 즉 신경 과학자들이 때때로 '능동적 주의 집중 요소active attentional component'라고 부르는 것이 포함된다. 요가가 뇌에 특히 강력한 효과를 발휘하는 것은 아마도 이런 동작, 호흡, 마음 챙김의 조합에서 비롯되는 것이 아닐까 싶다.

이를 시험해 보고 요가가 그 각각의 요소를 더한 것 이상의 효과를 발휘하는지 확인하고자 한다면, 요가를 하는 사람과 이 세 가지 요소 중 하나만 실천하는 사람을 비교해야 하는데, 실제로 이런 식의 비교를 실행에 옮긴 연구자들이 있다. 규칙적인 요가 수행과 평범한 스트레칭을 비교한 소규모 연구를 예로 들어 보자.[122] 연구 결과, 8주 후, 요가를 한 노인들은 작업 기억이 눈에 띄게 개선된 반면,

간단한 스트레칭을 한 노인들은 작업 기억 개선 효과를 보지 못했다. 작업 기억은 예를 들어 펜과 종이를 찾는 동안 새로운 전화번호를 머릿속에 붙잡아 두는 것과 같이 소량의 정보를 매우 쉽게 접근할 수 있는 방식으로 기억하는 능력이다. 작업 기억은 이해, 계획, 문제 해결과 같은 일에 도움이 되는 것으로 알려져 있다.[123] 또한 요가를 하는 사람들은 스트레스를 덜 받고 스트레스 호르몬 수치가 낮은 것으로 드러났다.

요가를 통한 뇌파 변화와 진정 효과

또 다른 소규모 연구는 요가와 매우 흔한 형태의 가볍고 규칙적인 운동, 즉 걷기를 비교했다. 참가자들은 12주에 걸쳐 일주일에 세 번, 한 시간 동안 걷거나 요가를 했다. 연구가 끝날 무렵 요가를 한 사람들은 걷기를 한 사람들보다 불안 수준이 낮았고 기분이 크게 개선되었다.[124] 이 연구는 왜 이런 결과가 나왔는지에 대한 실마리도 제공했다. 연구진은 주어진 운동 실행 후 참가자들의 뇌를 스캔한 결과, 요가를 한 사람들의 뇌에서 GABA 수치가 더 높은 것을 발견했다. GABA는 뇌의 화학적 메신저(신경 전달 물질)로 두뇌 활동을 진정시키는 데 중요한 역할을 한다.

GABA 같은 신경 전달 물질은 요가가 주는 혜택의 이유로 지목되는 여러 메커니즘 중 하나일 뿐, 우리는 요가를 할 때 우리 몸에서 어떤 일이 일어나는지 정확히 알지 못한다. 또 다른 이유로, 요가가 뇌파의 활동을 변화시킴으로써 기분, 집중력, 기억력을 향상시키는

내게 맞는 유형의 요가를 선택하려면?

요가가 처음이라면 어디에서부터 시작해야 할지 결정하는 일이 쉽지 않을 것이다. 신체적 운동부터 마음에 중점을 두는 것까지 선택지가 너무나 많기 때문이다. 과학은 아직 모든 해답을 갖고 있지 않다. 하지만 달성하려는 것이 무엇인지에 따라 가장 좋은 것이 무엇인지 보여 주는 힌트 정도는 있다.

더 평온한 느낌을 기대한다면 자세, 호흡, 명상 요소가 포함된 수련법을 선택하는 것이 좋다. 집중력과 주의력을 위해서라면 호흡에 전념하는 수련법을 선택한다. 스트레스를 덜고 싶다면 인 요가Yin yoga(일정 자세를 유지하면서 신체의 연결 조직을 스트레칭하여 기혈의 흐름을 활성화시키고 마음을 차분하게 만드는 수련법—옮긴이)와 같이 명상에 기반한 접근 방식을 선택하라.

것일 수 있다. 이런 것이 영적인 허튼소리처럼 들릴지도 모르겠다. 하지만 이를 뒷받침하는 몇 가지 증거가 있다. 뇌의 알파파는 차분한 느낌을 강화하는 것으로 알려져 있으며, 호흡, 명상, 자세를 포함하는 요가를 하면 알파파의 크기와 빈도가 증가한다. 한편, 호흡 기반 요가는 베타파의 크기와 빈도를 높이는데, 이 뇌파는 과제에 능동적으로 집중할 때 가장 강하게 나타나며 학업 성취도 및 연산 능력과도 연관되어 있다. 2015년에 발표된, 요가 수련이 뇌파 활동에 미치는 영향을 다루는 문헌에 대한 리뷰는 '뇌파 활동의 전반적인 증가는 요가 훈련 프로그램 실시 후에 나타나는 불안 감소 및 집중력 향상 효과를 설명할 수 있을 것이다.'라는 결론을 내렸다.[125]

그 외에도 요가는 심박수, 혈압, 스트레스 호르몬인 코르티솔

cortisol의 수치, 염증에 관련된 분자인 사이토카인cytokine 등 스트레스와 관련된 신체 프로세스에 긍정적인 변화를 불러옴으로써 '투쟁-도피' 반응을 진정시키는 데 도움을 줄 수 있다(스트레스에 대한 더 자세한 내용은 29장 참조).

요가로 인한 뇌의 구조적 변화

요가가 주는 혜택에 대한 가장 놀라운 설명은 요가가 뇌의 구조와 기능에 오래 지속되는 변화를 일으킬 수 있다는 점일 것이다. 이런 견해는 정기적으로 요가 수련을 하는 사람들의 뇌 스캔 결과에서 비롯되었다. 요가를 하는 사람들은 다른 유형의 운동을 하는 사람들에 비해 해마를 비롯한 뇌의 여러 영역에서 회백질, 즉 뇌세포와 신경 연결로 가득 찬 부분이 더 많았다. 스트레스를 많이 받는 사람들의 경우 명상 기반 요가를 규칙적으로 하면 공포와 불안을 처리하는 뇌 영역인 편도체가 축소될 수 있다.[126]

위와 같은 연구 결과는 일부 사람들이 태양 경배 자세를 취한 후 정신이 더 명료해지는 것을 느끼는 이유를 설명하는 데 도움을 줄 뿐 아니라, 요가가 치매나 나이와 관련된 정신적 쇠퇴를 피하거나 늦추는 방법으로서 잠재력이 있다는 것을 시사하기도 한다.

요가의 잠재력이 주목받는 것은 신체적 운동이나 마음 챙김 명상 수련이 노화에 따르는 회백질 감소에 대한 예방책으로 보이기 때문이다(따라서 신체적 움직임과 명상이 결합된 요가 역시 그렇다고 보는 것이 적절하다). 이를 확인해 주듯이, 연구 대상자들 중 회백질이 많은

요가의 뇌 강화 효과에 대한 엄정한 과학적 조사

요가가 뇌에 좋다는 증거가 늘어나고는 있지만, 거대한 산업으로 자리 잡은 요가 업계가 엄정한 조사를 거치지 않은 연구를 내세우는 경우도 많아지고 있다. 다음은 당신이 접한 요가에 대한 정보나 과학적인 주장이 진지하게 받아들일 만한 가치가 있는지 확인하기 위한 간단한 체크리스트다.

- 연구의 규모가 얼마나 큰가? 규모가 클수록 좋다. 수십 명 정도가 아니라 수천 명은 되어야 신뢰할 수 있다. 참가자의 다양성 역시 중요하다.

- 저명한 저널에 게재되었는가?, 동료 평가를 거쳤는가?

- 결과를 비교할 대조군이 있나? 요가가 뇌에 미치는 영향을 조사하는 연구라면, 다른 운동을 하거나 아무 운동도 하지 않은 또 다른 참가자 그룹이 있었나? 그렇다면 그들의 뇌에는 어떤 변화가 있었나?

- 누가 연구 자금을 댔는가? 자금 조달자가 긍정적인 연구 결과를 통해 이익을 얻지는 않는가?

- 연구에 참여한 것은 사람인가, 동물인가?(우리가 다루는 요가 효과의 측면에서라면 요가는 사람만 한다고 가정한다.)

- 데이터를 어떻게 수집했는가? 예를 들어, 사람들에게 과거에 요가를 얼마나 했는지 기억해 달라고 요청했나? 이런 대답의 신뢰도는 어느 정도인가?

- 연구진은 연령, 교육 정도, 사회경제적 지위와 같은 다른 요인들을 고려했는가?

사람들은 인지적 실수가 덜한 것으로 나타났다.

그렇다면 여기에서 우리가 알 수 있는 것은 무엇일까? 요가는 고대 인도 철학에서 비롯된 긴 역사를 갖고 있지만, 신경 과학 분야에서 부상한 것은 비교적 최근의 일이다. 요가가 뇌에 미치는 영향을 조사한 지금까지의 연구들은 대부분 그 규모가 작다는 한계가 있는 데다, 요가의 종류가 너무 많아서 연구 자체가 쉽지 않은 면도 있다. 따라서 요가가 뇌의 노화 질환에서 실제로 어떤 역할을 하는지, 인지적 쇠퇴를 늦추는 효과적인 개입인지 알아내기 위해서는 더 많은 연구가 필요하다. 그러나 요가는 가벼운 운동으로 분류되며, 거의 어디에서나 할 수 있고 개인의 상황에 맞게 변경도 가능해 신체 능력이 다양한 모든 연령대의 사람들에게 열려 있다는 면에서 전망이 밝다.

15장

불안을 다스리고
집중력을 강화하는
마음 챙김 명상

명상은 동아시아에서 종교적 또는 영적 수련법으로 시작되었으나, 최근 특히 서구에서 그 기원과는 거리가 먼 거대한 대중 산업으로 성장했다. 유명인의 추천, 베스트셀러 도서, 인기 앱을 통해 명상은 상업적 가치를 지닌 활동으로 자리 잡은 것이다. 하지만 현황이 어떻든 간에 명상이 신체와 정신 건강에 긍정적인 효과를 줄 수 있다는 데는 이견이 없을 것이다.

또한 명상을 포함하는 요가가 뇌에 긍정적인 영향을 줄 수 있다는 점을 앞서 살펴보았다. 그러니, 명상이 뇌에 유익할 수 있다는 말이 그리 놀랍지는 않을 것이다.

명상을 실천하는 데는 많은 방법이 있고 명상의 정의는 그보다도 더 다양하지만, 일반적으로 명상은 마음을 집중하거나 고요하게 하는 것이며, 가장 흔한 형태 중 하나가 바로 마음 챙김 명상이다. 마음 챙김은 호흡, 음식의 맛, 발밑에서 뽀드득거리는 눈 소리 등 감각적 경험에서 무슨 일이 일어나고 있는지에 대한 자각이다. 여기서 핵심적인 요소는 해석이나 판단 없이 그런 감각들을 경험하는 능력이다. 우리는 자신의 생각에 지나치게 사로잡혀 있기 때문에 우리의 사고 패턴이나 감정이 행동에 어떤 영향을 미치는지 알지 못한다는 것이 마음 챙김의 주된 개념이다.

꼭 명상을 해야 마음 챙김이 되는 것은 아니지만, 현재 순간에 마음을 집중하는 연습은 마음 챙김에 도움이 되는 방법이다. 또한 규칙적인 마음 챙김 명상은 명상 이외의 시간에도 사고 패턴이나 감정에 휘둘리지 않고 주의 집중하는 데 도움이 된다.

통증·불안·우울감 완화 효과

1970년대 과학자들이 처음으로 명상과 마음 챙김에 관심을 두었을 때만 해도 명상과 마음 챙김은 비주류 연구 분야였다. 그러나 그 이후로 이와 관련된 과학적 주장들에 대한 관심이 높아지다가 21세기에 접어들 즈음에는 그 열기가 폭발적이 되었다.[127] 명상이 뇌에 미치는 긍정적 영향에 관한 한 연구는 달라이 라마에게 참여를 요청하기도 했다.

수세기 동안 불교 승려들이 알고 있던 것을 따라잡으려 노력하는 유망한 과학 연구 분야 중 하나는 마음 챙김이 통증에 대한 인식을 변화시킬 수 있다는 점에 주목한다.[128] 일주일 정도만 마음 챙김 명상을 해도 통증을 느끼는 강도를 줄이는 데 도움이 되며, 장기간 실천할 경우 통증을 불쾌하게 인식하는 정도를 변화시킬 수 있다.

마음 챙김은 우울증과 불안에도 도움이 되는 것으로 밝혀졌으며,[129] 특히 우울증이 반복되는 사람들을 위한 재발 방지 방법으로서도 전망이 밝아 보인다. 이 견해를 조사한 한 연구에서, 400명 이상의 사람들이 표준적 항우울제 또는 (항우울제를 끊기 위한 지원과 함께) 마음 챙김을 기반으로 한 인지 행동 치료를 받았다. 마음 챙김 치료는 약물보다 효과가 더 높지는 않았지만, 그와 동일한 효과가 있는 것으로 밝혀졌다.[130]

마음 챙김의 압도적인 성공으로 보이지는 않지만, 항우울제가 모든 사람에게 효과가 있는 것은 아니며 부작용을 유발할 수 있다는 점을 고려하면, 비슷하게 효과적인 또 다른 선택지가 있다는 것은 좋은 소식이 아닐 수 없다. 현재 영국의 의사들은 과거에 세 차례 이상 우울증을 경험한 사람들의 우울증 재발을 막는 방법으로 마음 챙김 치료법을 인정하고 있다. 환자들은 매주 2시간씩 8회의 치료를 받는다. 또한 학교와 대학에서 학생들이 마음 챙김을 실천하게 하려는 움직임도 커지고 있다.

요가와 마찬가지로 명상은 뇌를 변화시킬 수 있으며, 8주간의 명상 수행만으로 기억력, 공포 조절, 스트레스에 중요한 역할을 하는 편도체와 해마 같은 영역을 변화시킬 수 있다. 이는 명상이 효과가 있는 이유에 대한 하나의 설명이 될 것이다.

만병통치약은 없다

이런 종류의 연구 결과들을 고려하면, 마음 챙김이 그렇게 수익성이 좋은 산업이 된 것은 당연한 일이다. 명상 앱 중 하나인 헤드스페이스Headspace의 연 매출은 1억 달러가 넘으며,[131] 2백만이 넘는 유료 구독자를 거느리고 있다.[132] 온라인을 검색하면 명상이 우울증과 통증 완화, 집중력과 주의력 향상, 음주 문제 해결, 행복감 증대, 수명 연장 등 다양한 효과를 가져다준다는 주장을 접하게 될 것이다. 그러나 모든 사람이 이를 믿는 것은 아니다. 관련 연구 대부분은 질이 낮고, 지속적인 효과를 입증할 만큼 충분히 진행되지 않았다.

또한 명상이 점점 더 인기를 얻고, 정신 건강 문제 치료에 활용되면서 그 효과가 과장되는 것을 우려하는 사람들도 있다. 코벤트리 대학교의 심리학자로 명상의 심리적 영향을 집중적으로 연구한 미구엘 파리아스Miguel Farias는 2020년 브레인 포럼Brain Forum에서 명상이 우울증과 불안에는 비교적 강한 치료 효과를 보이지만, 섭식 장애나 수면 장애와 같은 다른 질환에서는 효과가 미약하다는 지적과 함께 '환자에게 약만 처방하는 것과 마음 챙김이 만병통치약이라고 말하는 것 사이에서 균형을 찾아야 한다.'고 강조했다.

어두운 측면

중요한 것은 마음 챙김이 모든 사람의 정신 건강에 항상 유익한 것은 아니라는 점이다. 명상으로 인해 발생하는 부작용은 수십 년간 보고되어 왔지만, 이러한 '어두운 면'에 대한 연구는 매우 부족한 실

마음 챙김의 시작

1 새로운 시도를 해 본다. 다른 길로 출퇴근하거나 집에서 평소와 다른 자리에 앉는 것과 같이 작은 변화로도 현재 상황을 더 명료하게 인식할 수 있다.

2 일상에서 놓치고 있는 감각을 알아차리려 노력해 본다. 음식의 맛이나 걷는 동안 몸이 느끼는 것처럼 무심코 지나쳤던 감각을 주의 깊게 관찰한다.

3 마음 챙김이 습관이 되도록, 이런 작은 일들을 정해진 시간에 규칙적으로 실행해 본다.

4 실천이 어려운가? 요가와 같이 부드러운 움직임을 병행할 때 이런 일이 더 쉬워진다고 느끼는 사람들도 있다.

5 마음 챙김의 부작용이 걱정된다면 관련 전문가에게 대면 지도를 받아 보라.

정이며, 명상 치료는 별도의 규제도 받지 않는다.

최근 파리아스와 동료들이 기존 연구를 검토한 결과, 명상을 수행하는 사람들 중 약 12명 중 1명이 수행 도중이나 후에 부작용을 경험하며,[133] 이러한 반응이 이전에 정신 건강 문제가 없었던 사람들에게서도 나타날 수 있다는 사실을 발견했다. 검토한 연구 대부분은 마음 챙김 명상에 초점이 맞춰져 있었으며, 가장 흔한 부작용은 불안과 우울증이었고, 자살 행동은 가장 낮은 빈도로 발생했다. 한편, 항우울제를 복용하는 사람 중 약 40%가 어떤 형태로든 부작용을 경험한다는 점과 비교하면, 명상의 부작용 발생률은 상대적으로 낮다고 볼 수 있다. 그럼에도 불구하고, 이 연구는 마음 챙김 명상이 모든 사람에게 안전하다고 단정할 수 없음을 경고하고 있다.

4부
정신 운동

MENTAL EXERCISE

두뇌 훈련은 수십억 달러 규모의 산업으로 꾸준히 성장하고 있다. 정기적으로 컴퓨터 두뇌 게임을 하면 지적 능력이 높아지고, 인지 저하가 늦춰지며, 기민해지고, 심지어 IQ까지 높아진다는 주장이 있다. 사람들의 수명이 그 어느 때보다 길어진 지금, 이런 사업이 호황을 누리는 것은 어찌 보면 당연한 일이다.

그러나 이런 게임이 실제로 두뇌 능력을 향상시킨다는 증거는 광고에서의 주장에 비해 설득력이 떨어지며, 관련 실험들도 엇갈린 결과를 내놓고 있다. 실질적으로 컴퓨터 두뇌 게임은 두뇌 훈련 게임 자체의 숙련도를 높이는 효과가 있을 뿐이다. 겉으로는 인지력이 향상된 것처럼 보이지만, 다른 뇌 영역에는 큰 효과가 없다. 게다가 이런 효과라도 얻으려면 몇 개월이 아닌 몇 년의 시간이 필요하다. 흥미롭게도, 십자말 풀이나 보드 게임 같은 활동도 두뇌 훈련 게임만큼, 적어도 비슷한 수준의 인지력 개선 효과를 보이는 것으로 나타났다.[134]

인지 능력을 향상시키고 인지 저하를 늦출 방법을 찾는 사람들에게는 다행히도 더 신뢰할 수 있는 다른 방법들이 있다. 비록 광고에 나오는 방법은 아니지만, 훨씬 더 즐겁고 꾸준히 실천하기 쉬운 활동들이다. 다음 장부터는 가장 유망한 몇 가지 방법을 살펴볼 것이다.

그중 하나는 전통적인 방식의 학습으로, 치매를 예방하거나 진행 속도를 늦추는 검증된 방법 중 하나다. 학습이 왜 효과가 있는지, 그리고 그 혜택을 누리기 위해 무엇을 할 수 있는지 알아보자.

새로운 것을 배우기로 했다면, 언어를 배우거나 악기를 연주하는 것을 선택하는 것이 좋다. 어린 시절부터 언어와 악기를 모두 배운 사람들은 치매와 관련된 뇌 손상으로부터 자신을 보호하는 특별한 정신적 완충재를 가지고 있는 것처럼 보인다. 그리고 우리가 발견했듯이, 이러한 활동에 동참하기에 늦은 때란 없다.

이러한 효과의 일부는 신경 생성이라는 개념과 관련이 있을 수 있다. 신경 생성은 성인이 새로운 뇌세포를 생성할 수 있다는 논란이 많은 아이디어로, 이에 대해서는 다음 장에서 자세히 다룰 것이다. 무엇이 되었든, 이러한 활동들이 컴퓨터 화면 속에서 두뇌를 훈련시키는 것보다 삶에 훨씬 더 큰 즐거움을 가져다줄 가능성이 높다는 점은 분명하다.

16장

성인의 뇌에도
새로운 뇌세포가 자란다

이 세상에 왔을 때의 당신은 먹고 자는 것 수준의 기본적 욕구 몇 가지만 충족할 수 있고, 의식적이고 지적인 사고를 전혀 할 수 없는 상당히 쓸모없는 존재였다. 그런데 이런 버전의 당신이 이미 지금 가지고 있는 거의 모든 뇌세포를 지니고 있었다고 한다면 놀랍지 않은가? 간신히 기능하던 존재가 어떻게 이 모든 단어를 읽고 그 의미를 처리할 수 있는, 사려 깊고 지적이며 자기 인식이 가능한 개인이 될 수 있었을까? 뇌에서 그런 일을 하기 위한 새로운 세포를 생성하지 않고도 그렇게 많은 것을 배울 수 있다는 것은 믿어지지 않을 정도로 놀라운 일이다.

비교적 최근까지만 해도 사람들은 이렇게 생각했다. 끊임없이 자신의 일부를 추가하고 버리고 교체하는 우리 몸의 나머지 부분과 달리, 성인의 뇌는 새로운 세포를 생성할 수 없다는 잘못된 통념이 받아들여지고 있었던 것이다. 1913년, 신경 과학의 아버지로 불리는 스페인 신경 학자 산티아고 라몬 이 카할Santiago Ramón y Cajal은 심지어 이런 글을 남겼다. '성인의 경우…… 신경 회로는 고정되어 있고, 이미 완성된 상태로 불변한다. 모든 것이 소멸하지만 어떤 것도 재생되지 않는다.'[135]

어린 시절에는 일부 새로운 뇌세포가 나타나지만 청소년기 이후에는 그런 일이 일어나지 않기 때문에 우리 뇌의 성장과 출생 이후 우리가 달성한 학습과 발달은 대부분 기존 뇌세포 사이의 연결 형성 및 연결 강화에 의한 것으로 설명되었다. 뇌세포 간의 연결의 수는 유아기에 급격히 증가하는데, 이는 아이들이 집중력과 주의력이 낮고 그토록 산만한 이유를 설명한다. 이런 연결은 이후 뇌를 보다 효율적으로 만들기 위해 가장 유용한 연결만 남기는 가지치기 과정을 거쳐 다듬어진다. 동시에 뇌는 미엘린myelin이라는 절연 층을 생성하는데, 이 층은 특정 뉴런 네트워크가 일을 더 잘 수행하도록 돕는다.

성인이 새로운 뉴런을 생성하는 능력에 대해 우리가 잘못 알고 있는 것일 수 있다는 첫 번째 힌트는 설치류를 대상으로 한 연구에서 나왔다. 이 연구는 성인도 뇌의 학습 및 기억과 관련해 중추적 역할을 하는 해마에서 새로운 뉴런을 생성할 수 있을지 모른다는 것을 보여 주었다. 또 다른 단서는 새의 소리를 연구하는 과학자들로부터 나왔다. 이들은 교미기, 즉 구애를 위해 새로운 노래를 집중적

으로 배워야 하는 시기에 수컷 카나리아의 전뇌에서 새로운 뉴런이 급증하는 것을 발견했다.[136]

인간에게도 그와 같은 일이 일어날 수 있다면 어떨까? 이것은 대단히 중요한 질문이다. 환경이 뇌에 미치는 영향을 어떻게 이해할지 결정하고, 우리가 학습하는 방식은 물론 뇌세포를 사멸시키는 각종 신경 질환과 정신 장애를 치료할 방법에 대한 기존의 사고방식에 도전하게 되기 때문이다.

자극이 풍부한 환경과 신경 생성

환경이 뇌에 미치는 영향을 이해하기 위해 설치류를 대상으로 한 유명한 실험에 대해 생각해 보자. 이 실험에서는 설치류를 일반적인 우리에서 살게 하거나, 과학자들이 '자극 강화' 우리라고 부르는, 탐험, 놀이, 사회적 상호 작용의 기회가 풍부한 환경에서 살게 했다. 자극 강화 우리는 설치류용 테마파크나 휴양 캠프 시설이라고 생각할 수 있다. 자극이 풍부한 환경에서 산 설치류들은 해마 내 새로운 뇌세포의 양이 크게 증가했다. 이전에는 자극이 없는 낡은 우리에서 살았던 늙은 설치류들도 마찬가지였다. 자극이 없는 환경에서 살던 늙은 쥐를 테마파크로 옮겨 살게 하자 학습과 기억에 필수적인 역할을 담당하는 뇌 영역에서 갑자기 많은 새로운 세포가 생성되었다.[137] 이들 설치류는 모든 종류의 기억 과제에서 향상된 결과를 보여 주었다.

인간의 뇌에도 이와 비슷한 가소성이 있다면, 뇌세포 손상의 결과인 정신적 기능 쇠퇴를 막는 데 도움을 주는 것은 물론, 주변 환경을 바꾸는 방식으로 누구에게나 두뇌 강화의 기회를 줄 수 있게 될 것이다. 자극이 풍부한 우리 속 쥐의 경우에서 보았듯이, 젊은이들에게만 해당한다고 생각했던 새로운 뇌세포의 성장을 우리의 생활 방식을 통해 직접적으로 유발할 수 있다면, 학습이 이루어지는 방식에 대한 기존의 이해에도 큰 도전이 될 수 있다.

이에 대한 최초의 강력한 증거는 1998년 과학자들이 암 환자의 뇌를 사후 검시하면서 등장했다. 이 환자는 세포의 DNA를 염색해 세포 분열 과정을 확인할 수 있는 특수 염료를 이용한 치료를 받았었다. 그들은 이 기법을 사용해 세포 분열과 성장의 여러 단계를 거치면서 새로운 뇌세포가 형성되는 것을 포착할 수 있었다(166페이지 도해 참조). 특히, 뇌에서 기억이 처음 형성되는 영역인 해마 내 치아이랑dentate gyrus에서 새로운 뇌세포가 형성되는 것을 발견했다.[138] 그 후 10년 동안 일부 과학자들은 성인의 해마 내 신경 생성이 인간에게서도 가능할 수 있다는 것을 받아들이기 시작했다. 다만 이를 수용한 과학자들 중 일부는 그 능력이 중년 이후 급격히 쇠퇴한다고 믿었다.

그런데 지난 몇 년 사이에 두 가지 연구가 매우 유망한 견해를 제시했다. 노년기에 들어서도 새로운 뇌세포를 성장시킬 수 있다고 낙관할 만한 이유가 있다고 말이다. 2018년 뉴욕 컬럼비아 대학교의 마우라 볼드리니Maura Boldrini는 14세에서 79세에 이르는 사망자 28명의 뇌를 사망 직후 적출했다.[139] 과학자들이 뇌 질환이 없는 사

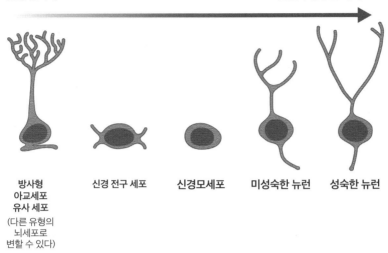

신경 줄기세포 → 완전히 형성된 뇌세포

방사형 아교세포 유사 세포 (다른 유형의 뇌세포로 변할 수 있다)

신경 전구 세포

신경모세포

미성숙한 뉴런

성숙한 뉴런

람의 뇌에서, 그것도 사망 직후에 신경 생성을 조사한 것은 이때가 처음이었다. 놀랍게도 볼드리니의 연구 팀은 조사한 모든 사람에 게서 나이에 관계없이 새로운 뇌세포를 발견했다.

80대 노인들도 10대와 마찬가지로 하루에 약 700개의 새로운 뉴 런을 만들어 낼 수 있었다. 2019년 스페인의 과학자들이 40대부 터 80대 후반에 이르는 사망자 13명의 뇌를 조사한 결과, 최고령자 의 뇌에서도 해마 내에서 미성숙한 뉴런의 흔적을 발견했다. 하지 만 알츠하이머병 환자의 경우 증상이 시작되기 전, 베타 아밀로이 드 플라크가 형성되기 전인 초기 단계에서조차 새로운 뇌세포의 수 가 급격히 감소하는 것을 발견했다. 나쁜 소식처럼 들리는가? 아니, 이것은 알츠하이머병의 특징인 베타 아밀로이드 플라크에 집중한 치료법이 처참한 실패로 돌아갔다는 이야기를 들어 온 우리에게 한 가닥 희망이다. 이 병의 원인일 수 있는 뇌세포 손실이 새로운 치료법으로 가는 길을 열어 줄 수도 있기 때문이다.[140]

뇌세포 손실 괴담

뇌세포를 잃는 것에 관해서라면 좋은 소식이 더 있다. 성인은 한 살씩 나이를 먹을 때마다 뇌세포의 1%를 잃는다는 다소 우울한 통계가 자주 인용되는 것을 보았을 것이다. 이런 견해는 성인기에 뇌세포의 35~55%를 잃게 되며, 이런 뇌세포의 '감소'가 결국 정신적 쇠퇴로 이어진다는 1970~80년대의 연구 결과에서 비롯된 것이다. 이런 연구 결과는 그 시기 노인들의 자살 충동을 증가하게 만든 원인으로 지목받기도 했다. 노망을 피할 수 없다는 생각이 그 정도로 사람들을 낙담하고 의기소침하게 만들었던 것이다.[141]

그러다가 1980년대 중반, 이 주장을 면밀히 조사하던 일단의 연구원들은 기존 연구의 기술적 실수를 발견했고, 그 후로 이 주제에 대한 생각은 급격히 방향을 전환했다. 연구진은 기술적 결함을 고려해 반복 실시한 연구에서 성인기 전체에 걸쳐 잃는 뇌세포가 총 2~4%뿐임을 발견했다.

이는 90세, 심지어는 100세까지 산 여성들을 대상으로 한 보다 최근의 연구 결과와도 일치한다. 연구 대상자들의 뇌에서 놀랍도록 많은 수의 뉴런이 발견되었는데, 이는 장수와 연관이 있을 수도 있고 어쩌면 장수의 이유를 설명할 가능성도 있다. 어느 쪽이든, 나이가 들면 뇌세포가 대량으로 사라진다는 생각은 이제 접어 두어도 좋을 것 같다. 물론 세월이 흐르면서 우리의 인지 능력이 저하되는 경향이 있다는 사실은 변하지 않는다. 새로운 과학적 견해의 방향은 이러한 변화가 뇌 화학 물질 변화에 의한 것일 수도 있고, 특정 영역(현재로서는 새로운 뇌세포가 성장할 수 있는 유일한 영역으로 보이는 해마를 비롯한 영역) 내 뇌세포가 더 많이 사라짐에 따른 것일 수도 있다는 쪽으로 이어지고 있다.

카나리아처럼 인간도 새로운 뇌세포의 힘을 이용해 젊은 시절뿐만 아니라 노년기까지 새로운 기술을 배울 수 있다면, 우리가 삶을 살아가는 방식에 큰 영향을 미칠 것이다. 그렇다면 이런 의문을 갖게 된다. 지적 재생을 촉진하기 위해 우리가 할 수 있는 일은 무엇일까? 지금까지의 지식을 바탕으로 하면, 새로운 뇌세포의 성장을 촉발하는 것들은 자극이 풍부한 환경에서 지내는 설치류에게 작용한 것과 비슷한 것들로 보인다. 여기에는 운동, 새로운 것에 노출되는 것, 사교 등이 포함되며, 과학자들은 현재 무엇이 가장 효과적인지 정확히 알아내기 위해 매진하고 있다(169페이지 박스 글 참조). 결국, 우리는 새로운 뇌세포 성장을 표적으로 하는 약물을 개발하여 뇌와 정신 질환을 치료하거나, 심지어 기억력 향상을 원하는 사람에게도 도움을 줄 수 있을지 모른다.

더 근본적인 차원에서 생각하자면, 우리의 뇌세포가 환경에 이토록 큰 영향을 받는다는 것은 우리가 삶을 살아가는 방식이 뇌를 형성하며 궁극적으로 우리가 어떤 사람인지를 결정하는 데 지대한 영향을 미친다는 사실을 보여 주는 것이라 할 수 있다.[142]

어떻게 새로운 뉴런을 키울까?

정말 노년기에 접어들어서도 새로운 뉴런을 생성할 수 있다면, 가능한 한 많은 뉴런을 성장시키기 위해 무엇을 해야 하는가가 중요한 문제가 될 것이다. 하지만 뇌를 갈라 보지 않고는 새로운 뇌세포가 생겼는지 알기가 대단히 어렵다. 대부분의 신경 생성 연구는 동물이나 사망한 사람을 대상으로 해 왔으며, 이는 일상생활의 변화를 통해 기대하는 효과를 얻을 수 있는지 테스트하고 싶은 사람에게 결코 편리한 방법이 아니다.

하지만 이제는 킹스 칼리지 런던의 산드린 투레 박사와 그녀의 연구 팀이 개발한 독창적인 방법으로 살아 있는 사람의 신경 생성 여부를 알 수 있다. 연구 팀은 어떤 유형의 성인 세포로든 변할 수 있는 줄기세포로 인공적인 젊은 뇌를 만들었다. 이후 연구 팀은 다양한 유형의 생활 방식을 가진 사람들의 혈청 표본에 이 세포들을 담그고, 어떤 혈청이 인공 뇌에서 새로운 세포의 성장을 촉진하는지 확인하고 있다. 지금까지 연구 팀은 이 테스트를 이용해 어떤 사람의 알츠하이머병 발병 가능성이 더 높은지를 성공적으로 예측했다. 그들은 또한 식단이 신경 생성에 미치는 영향을 조사해 커피, 코코아, 생선을 비롯해 인지 쇠퇴에 긍정적인 변화를 가져오는 22가지 대사 물질을 찾아냈다.

17장

교육은
뇌를 보호한다

1990년대 초, 신경학자 야코프 스턴^{Yaacov Stern}은 알츠하이머병 환자의 뇌를 연구하던 중 아주 특이한 발견을 했다. 환자들은 모두 비슷한 증상을 보였지만, 뇌가 손상된 양에 있어서는 눈에 띄는 차이가 있었다. 결정적으로, 교육을 많이 받은 사람들은 뇌 손상이 훨씬 더 심했다. 스턴은 교육이 뇌에 손상을 입힌다는 결론을 내리지 않았다. 오히려 교육이 이들 환자의 뇌를 보호하고 있었을지도 모른다고 깨달았다. 교육을 많이 받은 환자들의 경우 뇌 손상이 심각한 수준임에도 불구하고 이들의 증상은 뇌가 훨씬 더 건강한 상태, 즉 질병의 초기 단계에 있는 사람들처럼 보였던 것이다.[143]

이 결과는 이전에 뇌 부검에서 관찰되었던 것과 일치했다. 뇌에 알츠하이머병의 모든 징후가 있는데도 살아 있는 동안 별다른 증상을 보이지 않는 사람들이 있다. 이들은 그러한 손상에 영향을 받지 않는 것 같다. 심지어 90대에도 기억력이 자기 나이의 절반에 불과한 사람들만큼 좋은 이른바 '슈퍼 에이저super ager'는 심각한 병세가 드러날 수준으로 뇌에 알츠하이머병 플라크가 있는 것이 발견되었는데도 불구하고 어째서인지 맑은 정신을 유지한다.

인지적 완충재로서의 교육

고등 교육을 받은 사람들이 뇌 손상을 더 많이 견뎌내면서도 그 영향을 느끼지 않는다는 스턴의 발견은 '인지 예비능cognitive reserve'이라는 개념으로 이어졌다. 고등 교육을 더 많이 받고 정신적인 면에서 보다 도전적인 일을 하는 사람들은 알츠하이머병과 같은 질병의 영향으로부터 자신을 보호하는 일종의 정신적 완충재를 개발했을 것이라 생각한 것이다. 스턴은 사고 능력을 보호하는 완충재가 저축 계좌와 비슷하다고 말한다. 인지 예비능을 착실히 쌓아 둔 사람은 어려운 시기, 즉 노화된 뇌와 신경 퇴행성 질환의 영향에 직면했을 때[144] 거기에 의지할 수 있는 것이다.

이것이 실제로 어떻게 작동하는지를 두고 몇 가지 설명이 있다. 고등 교육을 받은 알츠하이머병 환자가 인지적으로 어려운 과제를 수행하는 동안 촬영한 뇌 스캔을 살펴보면, 뇌의 다양한 영역 간의 연결이 더 강하게 나타난다. 이는 이들이 정신적 도전 과제를 해결할 때 더 많은 뇌 영역을 동원할 수 있음을 시사한다. IQ가 높은 사람들 역시 두뇌 처리 속도가 더 빠른데, 이처럼 좀 더 효율적인 두뇌가 일부 사람들이 치매의 영향을 극복하는 데 도움이 될 수 있는 듯하다. 실제로 이런 연구 결과는 알츠하이머병 너머까지 확장된다. 문해력과 IQ 테스트에서 더 높은 점수를 기록한 사람들은 뇌졸중과 두부 외상에서도 더 빨리 회복하는 경향을 보인다.

2006년 호주 시드니 프린스 오브 웨일스 병원Prince of Wales Hospital의 마이클 발렌수엘라Michael Valenzuela와 퍼민더 산체프Perminder Sanchev가 이런 영향을 수치화하기 위해 22건의 연구를 리뷰한 결과, 교육 수준이 높은 사람이 치매에 걸릴 위험이 47% 낮다는 것을 발견했다. 직장에서 지위가 높은 사람은 치매 발병 위험이 44% 낮았고, IQ가 높은 사람은 42% 낮았다.[145] 또한 뇌 스캔 결과, 알츠하이머병 환자 중에서도 교육 수준이 높은 사람이 뇌의 베타 아밀로이드 축적이 더 많은 것으로 밝혀졌으며, 이는 그들의 뇌가 어떤 식으로든 손상에 적응하고 있다는 생각을 뒷받침해 준다.

이 모든 것이 교육이 치매로부터 뇌를 완전히 보호한다는 뜻은 아니지만, 교육은 사람들이 치매의 영향을 덜 받게 해 주는 것처럼 보인다. 많은 연구 결과가 교육 수준이 높거나 정신적으로 몰두하는 일을 하는 사람의 경우 인지 기능 저하가 더 느리게 진행된다는 것을 시사한다. 하지만 수천 명의 치매 환자를 조사한 2019년의 한 연구는 교육이 인지 기능 저하 속도에 별다른 영향을 미치지 않는다는 것을 발견했고, 연구진은 이후의 뇌 부검에서도 인지 예비능의 징후를 찾지 못했다.[146] 이 연구에 대해서는 교육 수준이 매우 낮은 사람을 대조군으로 포함시키지 않아 인지 예비능의 효과를 확인하지 못한 것이라는 비판이 있다. 그러한 결과가 도출된 이유는 어쩌면 초기 교육의 효과는 시간이 지나면서 사라지는 반면, 도전적인 일, 좋은 사회적 관계망, 목적의식 등 삶의 후반부에서 지속되는 것들이 더 중요하게 작용하기 때문일 수도 있다.

인지 예비능 효과 vs 인지력 향상 효과

모두가 인지 예비능이라는 개념에 동의하는 것은 아니다. 교육이 치매로 인한 인지 저하의 속도를 늦춘다기보다는, 교육을 많이 받을수록 인지 능력이 더 좋아지는 효과에 따른 것일 뿐이라고 생각하는 사람들도 있다. 치매 진단을 받으려면 인지 기능 장애가 특정한 임계값에 이르러야 하는데, 교육을 많이 받은 사람들은 이미 인지 능력 수준이 높기 때문에 그 임계값에 도달하려면 교육 수준이 낮은 사람들에 비해 인지 능력이 떨어지는 폭이 더 커야 한다는 것이다. 즉, 이들은 교육 수준이 낮은 사람과 같은 속도로 사고력이 변하더라도 치매 진단을 늦게 받는다. 이런 견해는 2020년 관련 증거에 대한 리뷰를 통해 뒷받침되었다. 교육은 모든 연령대의 성인 전반에 걸쳐 인지 능력을 향상시키는 것으로 드러났지만, 교육을 통해 사람들이 인지 쇠퇴를 경험하는 실제 속도를 늦출 수 있다는 결정적인 증거는 발견하지 못했다.[147]

교육을 많이 받은 사람들의 뇌는 어째서인지 나이가 들면서 비교적 그 형태와 기능을 더 많이 유지한다는 또 다른 이론도 있다. 그리고 한 최근 연구에서는 교육이 인지 예비능에 미치는 영향이 다양

한 인종에 걸쳐 균일하게 나타나지는 않는 것으로 밝혀졌다. 이는 추가 조사가 필요한 문제다.[148]

높은 IQ의 정신 건강적 이점

교육 자체가 치매 발병 위험에 영향을 미칠 수 있는 다른 모든 종류의 요인과 연결되어 있다는 것을 기억하는 것도 중요하다. 교육을 많이 받은 사람들이 더 건강한 삶을 영위하는 경향이 있다는 사실도 그런 요인 중 하나다.

최근의 두 연구는 IQ가 교육보다 훨씬 더 중요한 것처럼 보인다는 점을 발견했다. 한 연구는 1960년대 수천 명의 고등학교 시절 시험 결과를 조사하고 그것을 50년 후의 의료 기록과 비교했다. 이 연구는 낮은 IQ가 남성과 여성 모두에서 알츠하이머병 발병 위험을 17% 높이는 것을 보여 주었다. 물론 교육 자체가 IQ에 영향을 미칠 수 있으므로 이 둘을 완전히 별개의 조건으로 볼 수는 없다.[149]

인지 예비능이나 IQ를 통해서든, 단순히 인지 능력을 높이는 것을 통해서든, 교육이 치매의 영향으로부터 뇌를 보호하는 데 한몫을 하는 것은 분명하다. 따라서 사회 전체가 조기 교육을 최우선 과제로 삼아야 한다. 또한 성인이 된 이후에도 정신적으로 도전적인 일과 취미 생활을 꾸준히 하는 것도 치매를 예방하는 데 꼭 필요한 일이다.

IQ를 높일 수 있을까?

IQ가 정말로 인지 쇠퇴로부터 뇌를 보호하는 열쇠라면, 어떻게 해야 IQ를 높일 수 있을까? 지능을 훈련하는 능력은 어느 정도 유전자에 의해 고정된다. 쌍둥이를 대상으로 한 연구들은 IQ의 절반 정도가 유전된다는 것을 보여 준다. 하지만 이는 여전히 조작할 수 있는 여지가 있다는 뜻이기도 하다. 당연하겠지만, IQ를 높이는 한 가지 방법은 교육에 더 많은 시간을 쓰는 것이다.

국가들이 의무 교육 기간을 늘리자, 성인이 된 후 학생들의 IQ가 몇 점 상승했다. 성인이 된 후에도 학습을 지속하는 가장 좋은 입증된 방법은 인지적으로 도전적인 일을 하는 것이다. 그리고 이른 은퇴는 인지 능력에 심각한 타격을 주어 재무 계획과 같은 일에 영향을 미칠 만큼 IQ의 하락을 유발할 가능성이 있다. 이 모든 것이 사용하지 않는 것은 잃는다는 '용불용설'의 가설을 뒷받침한다. 따라서 일을 그만두어도 좋을 상황이더라도 TV나 핸드폰 화면에 하루 종일 매달리지는 않아야 한다.

18장

이중 언어 사용의
뇌 강화 효과

나는 프랑스어와 영어를 하는 이중 언어 가정에서 성장했고, 내 아이들도 그런 환경에서 키우길 바랐다. 두 개 이상의 언어를 사용하는 것은 특히 문화적 측면을 비롯해 다른 사람이나 다른 나라와 관계를 구축하는 면에 있어서 장점이 대단히 크다. 하지만 이는 신경학적 관점에서도 흥미로운 일이다.

두 개 이상의 언어를 사용하는 것이 정신적인 면에서 유리하다는 견해는 지난 몇십 년 사이에 등장한 비교적 최근의 것이다. 영국을 비롯한 많은 서구 국가에서는 유아가 이중 언어를 사용하도록 키울 경우 언어 학습이 지연되고 심지어 인지 기능 장애로 이어질 수 있다고 생각했다.

이런 견해는 20세기 전반의 연구들이 여러 언어를 구사하는 사람들이 인지 능력의 척도로 간주되는 언어 테스트에서 낮은 성적을 기록한 것을 발견한 데서 비롯되었다. 한 연구자는 1929년에 발표된 논문에서 이런 유명한 말을 남겼다. '어린 아이들에게 2개 국어 사용은 힘든 일이며, 명백한 이점이 전혀 없다.'[150]

이들 연구는 여러모로 큰 영향을 미쳤지만, 나이, 가족의 사회경제적 지위, 아동의 학교 교육이 중단되었는지의 여부 등 다른 중요한 요소(특히 이민자나 난민과 관련이 있을 수 있다)를 고려하지 않은 제한적인 연구였다. 결정적으로, 이 연구들은 대상자들이 시험으로 시행된 언어에 능숙한지를 살피지 않았으며, 따라서 좋지 못한 시험 결과는 단순히 문제를 제대로 이해하지 못한 탓이었을 수 있다.

이후 1960년대에 캐나다 맥길 대학교의 엘리자베스 필Elizabeth Peal과 월리스 램버트Wallace Lambert가 이런 요소들을 고려한 최초의 연구를 실시했다. 그들의 논문은 이중 언어를 사용하는 것이 아이들에게 발달 문제를 전혀 유발하지 않는다는 것을 보여 주었다. 오히려 반대로, 그들의 연구에서 이중 언어를 사용하는 아이들은 언어와 비언어적 지능 테스트 모두에서 단일 언어를 사용하는 아이들을 능가하는 성적을 거두었다.[151]

그럼에도 불구하고 이런 새로운 견해가 받아들여지는 데는 수십 년이 걸렸다. 하지만 지난 10여 년 동안 새로운 뇌 스캔 기술이 도입되고 뇌가 환경에 반응하여 물리적으로 변화할 수 있다는 이해가 커짐에 따라, 언어가 뇌에 미치는 영향과 사고력을 향상시킬 수 있는 잠재력이 다시 주목을 끌고 있다.

언어의 무한성이 뇌에 미치는 영향

'언어는 무한하다'는 언어의 본질적 특성은 매우 흥미로운 가능성을 제시한다. 바이올린을 연습하거나 십자말 풀이를 푸는 데는 하루에 몇 시간씩 할애하기가 힘들다. 반면에 언어는 인간 경험의 근본적인 부분이기 때문에 깨어 있는 모든 순간은 이런저런 형태로 언어를 연습하는 시간이 된다. 머릿속에서의 생각일 뿐이더라도 말이다. 또한 언어는 뇌의 많은 부분을 동시에 사용하기 때문에 언어를 통한 모든 효과는 언어 자체를 넘어 다른 인지 과정 및 능력에도 영향을 미칠 수 있는 잠재력을 지닌다.

이런 현상에 대한 최초의 증거는 토론토 요크 대학교의 엘렌 비알리스톡Ellen Bialystok의 연구에서 나왔다. 그녀는 1980년대에 단일 언어를 사용하는 아이들과 이중 언어를 사용하는 아이들을 대상으로 연구를 실시했다. 한 과제에서 아이들은 문장을 듣고 문법적으로 옳은지 그른지를 답해야 했다. '그 개는 그렇게 크게 짖어대고 왜 있습니까?Why the dog is barking so loudly?'라는 문장을 예로 들어 보자. 두 그룹의 아이들 모두 이런 종류의 문장이 틀렸다는 것을 쉽게 알아냈다. 하지만 단일 언어를 사용하는 아이들은 '그 고양이는 왜 그렇게 크게 짖어대고 있습니까?Why is the cat barking so loudly?' 같은 문장처럼 문법적으로는 문제가 없지만, 어리석거나 상식적으로 들리지 않는 문장에 대해서는 혼란을 느꼈다. 반면 이중 언어를 사용하는 아이들은 이런 문장을 문제 없이 받아들였다.[152]

이와 관련해서 비알리스톡은 이중 언어를 사용하는 아이들이 단순히 문법적 지식을 보여 주는 것이 아니라, 사실 우리가 실행 제어executive control 또는 실행 기능executive function이라고 부르는 것에서 더 강한 능력을 보여 주고 있는 것이 아닌가 하는 생각을 했다. 뇌의 실행 시스템은 우리가 원하는 행동을 수행하도록 도와주는 광범위한 정신 기술로, 당장의 과제에 집중하고 관련이 없는 정보는 차단할 수 있게 해 준다. 문법 과제에서의 경우, 이중 언어를 사용하는 아이들은 문장이 말이 되는지와 같은 과제 목표와 관련이 없는 사실을 무시하고 오로지 문법에만 집중할 수 있었다.

실행 기능의 또 다른 특징은 한 작업과 다른 작업 사이에서 쉽게 전환할 수 있는 능력이다. 이중 언어 사용자들은 이 능력에서도 능숙함을 보여 주었다. 예를 들어, 실수 없이 사물을 모양이나 색깔별로 분류하는 작업 사이에서 전환을 쉽게 한 것이다.[153]

이중 언어 사용과 지속적인 뇌 운동

언어의 어떤 면이 뇌의 이런 인지적 미세 조정을 가능하게 하는 것일까? 우리가 두 개 이상의 언어를 알고 있을 때, 뇌가 사용하지 않으려는 언어의 단어를 끊임없이 억제하는 동시에 원하는 언어로부터 단어나 의미를 선택해야 하기 때문이라는 것이 한 가지 설명이다. 마치 뇌가 모든 단어에 대해 실행 제어력을 발휘하면서 지속적인 운동을 수행하는 것과 같다.

비알리스톡은 보다 최근에 그러한 설명이 이중 언어 사용이 주의력의 발달과 유지를 가속화하는 방식과 관련이 있다고 주장했다.

그녀는 이중 언어 경험이 뇌 시스템을 조정해 과제의 적절한 요소에 좀 더 주의를 집중하도록 만드는 것 같다고 말한다. 어린 시절부터 이중 언어를 사용해야 할 경우, 이런 실행 주의 시스템이 미세조정되어 평생에 걸쳐 인지적 혜택을 얻게 되는 것이다. 이는 이중 언어 사용자에게서 두드러지게 나타나는 다양한 효과를 설명하는데, 그중에서도 가장 큰 관심을 모은 것은 언어 학습의 정신적 혜택이 노년까지 확장되어 어쩌면 치매 발병을 지연시킬 수도 있다는 발견이다.

2007년에 비알리스톡과 그녀의 팀은 토론토의 한 기억력 클리닉에서 치매 환자들을 대상으로 연구를 진행했다. 연구 대상자 중 절반은 이중 언어를 사용하는 사람들이었다. 연구진은 이중 언어를 사용하는 그룹의 경우 치매의 첫 증상을 경험하는 시기가 단일 언어를 사용하는 그룹에 비해 평균 4.1년 늦다는 것을 발견했다. 알츠하이머병 환자를 대상으로 연구를 반복하자 그 효과는 더욱 커졌다. 이중 언어 사용자들은 증상의 시작을 약 5년 더 늦게 경험한 것이다.[154]

이런 초기 연구 결과가 나온 후, 단순히 다른 언어를 사용하는 것만으로도 치매를 지연시킬 수 있다는 전망에 많은 사람들이 흥분했다. 이중 언어 사용자가 실행하는 두 언어 사이의 끊임없이 전환과 그로 인한 뇌의 운동은 인지 예비능에 기여하며, 이는 이전 장에서 살펴보았듯이 노화가 뇌에 미치는 해로운 영향으로부터 사람들을 보호하는 일종의 정신적 완충재 역할을 한다.[155]

효과적인 외국어 학습법

외국어 학습이 뇌에 좋다는 것은 알고 있다. 그렇다면 외국어를 배우는 가장 좋은 방법은 무엇일까?

1 원해서 배우는 것이어야 한다. 새로운 언어 학습에 대한 동기 부여가 어떤가에 따라 얼마나 잘 배울지를 예측할 수 있다. 따라서 학습에 열정을 느낄 수 있는 언어를 찾아야 한다.

2 공부하고 푹 잔다. 뇌는 잠을 자는 동안 기억을 장기 저장소에 넣는다. 따라서 잠자리에 들기 전에 공부하는 것이 좋다. 공부 후 낮잠을 자는 것도 도움이 될 수 있다.

3 서서히 새로운 어휘를 섞는다. 뇌는 새로운 정보를 추구한다. 오래된 정보에 새로운 자료를 섞는 것은 더 많은 것을 기억하도록 돕는 입증된 방법이다.

4 너무 늦은 때란 없다. 이민자들이 새로운 언어를 배우는 연령을 조사한 한 연구는 어린 시절 이후에는 의미 있는 커트라인이 없다는 것을 발견했다. 누구든 배울 수 있다. 나이가 들면서 성공률이 점차 낮아지긴 하지만 말이다.

그러나 실망스럽게도 최근 몇몇 과학자들이 비알리스톡의 연구를 복제하려는 시도를 했지만, 같은 결과를 얻는 데 실패했다. 이는 이중 언어 사용의 두뇌 강화 효과에 대한 열띤 논쟁으로 이어졌다.

왜 결과가 다른 연구에서는 유효하지 않았던 것일까? 언어를 두뇌 강화제로서 그토록 유망하게 만드는 이유가 한편으로는 큰 문제로도 작용하기 때문이다. 언어는 우리가 하는 모든 일과 깊게 연관되어 있기 때문에 이중 언어 사용의 구체적인 효과를 분리해서 연구하는 일이 어려운 것이다. 운동과 같은 다른 라이프스타일 요소에서 보았듯이, 라이프스타일의 한 부분을 다른 부분과 분리하는 것은 쉽지 않다. 이중 언어 사용 연구의 경우, 캐나다에 기반을 둔 비알리스톡 연구진의 연구를 비롯한 많은 연구 결과가 서구, 즉 이중 언어 사용자들이 이민자인 경우가 많은 곳에서 나왔다. 새로운 곳에 정착해 새 삶을 꾸리는 데 성공한 이민자들은 이미 다른 측면에서도 회복탄력성이 클 수 있다. 교육 수준이나 일반 지능도 이중 언어 사용과 관련해 영향을 미칠 수 있는 또 다른 요소다. 교육을 더 많이 받거나 더 똑똑한 사람들이 더 많은 언어를 배우려는 경향이 있지 않을까? 앞서 살펴보았듯이, 여러 연구가 교육이 치매 발병을 늦춘다는 것을 보여 주고 있다.

치매 발병 시기가 늦은 이중 언어 사용자들

주로 단일 언어 사회에서 성장한 사람들에게는 그렇게 보이지 않을 수도 있지만, 세계의 절반 이상이 두 개 이상의 언어를 사용한다. 인도에서는 대부분의 사람들이 여러 언어를 사용하며, 우리가 이야기하는 맥락에서 보자면 다행스럽게도 이곳에선 이중 언어 사용이 이민, 교육, 사회경제적 지위와 관련되지 않는다. 문맹인 사람들조차 여러 언어를 구사할 수 있으니 말이다.

스코틀랜드 에든버러 대학교의 인지 신경학자인 토마스 바크 Thomas Bak 박사와 인도 하이데라바드의 니잠 의과학연구소에서 기억 장애를 연구하고 있던 수바나 알라디 Suvana Alladi 박사는 팀을 이루어 인도의 이런 상황을 활용해 이중 언어 사용이 치매에 영향을 미치는지 알아보기로 했다. 치매로 병원을 찾은 600여 명의 사람들을 조사한 그들은 놀랍게도 이중 언어 사용자들의 치매 증상 발현 시기가 단일 언어 사용자보다 약 4년 반 늦다는 것을 발견했다.[156] 비알리스톡의 토론토 연구와 거의 같은 결과였다.

뇌 스캔에서 얻은 증거 역시 이중 언어 사용이 효과가 있다는 견해를 뒷받침한다. 이중 언어를 사용하는 뇌는 인지 처리와 관련된 영역에 백질과 회백질이 더 많다. 또한 토론토에서 알츠하이머병이 의심되는 사람들을 대상으로 한 뇌 스캔 결과에 따르면, 이중 언어 사용자는 단일 언어 사용자에 비해 이 병과 관련된 뇌의 여러 영역에 더 많은 손상이 있는데도 불구하고 두 그룹의 인지 능력은 비슷한 것으로 드러났다. 이는 지난 장에서 살펴본 교육 수준이 높은 알츠하이머병 환자들의 경우에서처럼, 이중 언어 사용이 인지 예비능을 쌓고 알츠하이머병의 영향으로부터 뇌를 보호할 수 있음을 시사한다. 알츠하이머병을 앓고 있는 이중 언어 사용자는 이 병의 원인이 되는 핵심 단백질 중 하나인 타우 단백질의 수치가 단일 언어 사용자보다 더 낮을 수 있다는 증거들도 있다.

연구자들은 이런 모든 결과를 토대로, 두 개 이상의 언어를 사용함으로써 뇌가 얻는 혜택이 많으며, 치매 발병을 지연시키는 등의 혜택은 노년기에 특히 두드러진다는 점을 깨닫고 있다. 그렇긴 하지만 언어는 연구 주제로 다루기가 매우 까다롭다. 교육이나 지능과 같은 다른 요소와 얽혀 있을 뿐 아니라, 언어를 사용하는 것은 이분법적으로 구분할 수 있는 문제가 아니다. 집에서는 한 언어를 사용하고 직장이나 학교에서는 다른 언어를 사용하는 사람이 있는가 하면, 끊임없이 언어를 전환해서 쓰는 사람도 있다.

이런 복잡성 때문에 일부 연구자들은 언어에 대해 접근할 때 건강한 식단을 고려하는 것과 같은 방식을 사용한다. 지중해식 식단이 몸에 좋다는 점을 아는 것으로 충분하며, 효과를 내는 것이 올리브유인지 생선인지에 지나치게 집중할 필요는 없다. 마찬가지로 언어도 부분을 합한 것 이상의 효과를 낼 가능성이 있다. 언어의 혜택을 얻는 정확한 방법에 집중하기보다 언어를 즐기는 데 초점을 맞춘다면, 새로운 언어 학습을 통한 혜택을 충분히 누릴 수 있을 것이다. 또한 아이들에게 언어를 가르치는 것은 우리가 언어를 재미있게 배우는 하나의 방법이 될 수 있다. 이렇게 언어를 즐기면서 그에 따른 건강의 혜택도 누려 보자.

외국어에 얼마나 능숙해야 할까?

보통 이중언어 구사자는 어릴 때부터 언어를 배우거나 완벽하게 말할 수 있는 사람으로 여겨진다. 그러나 이중언어의 장점을 얻기 위해 어느 정도의 언어 실력이 필요한지 과학자들의 연구가 진행 중인 가운데, 이에 대한 긍정적인 소식이 있다.

1 성인이 되어도 언어를 배울 수 있다. 학위 과정에서 언어를 학습한 성인이 단일 언어 구사자보다 실행 통제(executive control) 과제에서 더 높은 점수를 기록한 사례가 최근 연구에서 나타났다. 단 1주일간의 언어 강좌도 장기적인 이점을 가져올 수 있으며, 매주 최소 5시간 이상 연습할 경우 효과가 지속될 수 있다.

2 외국어를 섞어 쓰는 경우도 효과가 있다. 서로 다른 언어를 섞어 사용하는 경우, 심지어 한 문장에서 언어를 전환하는 방식도 인지적 장점을 가져올 수 있다. 예를 들어, "오늘은 work 때문에 너무 busy해"처럼 한국어와 영어를 혼용하여 사용하는 방식도 이에 해당한다.

3 더 많은 언어를 배운다고 해서 더 큰 효과를 얻는 것은 아니다. 초기 연구 결과에 따르면, 두 가지 이상의 언어를 구사한다고 해서 추가적인 이점이 있는 것은 아닌 것으로 보인다. 이는 언어를 전환하는 과정에서 요구되는 '정신적 체조'가 이점을 가져오는 주요 요인이라는 이론과 일치하며, 두 가지 언어만으로도 충분한 효과를 얻을 수 있다는 점을 시사한다.

19장

음악이 뇌에 미치는
놀라운 영향력

찰스 다윈은 1871년에 출간한 책 『인류의 계보The Descent of Man』에서 무엇이 음악의 의미일지 사색하면서 '음악을 즐기는 능력도, 음을 만들어 내는 능력도 인간의 일상생활 습관과 관련하여 가장 쓸모없는 능력이다…….'라고 말한 것으로 유명하다. 하지만 이 장에서 발견하게 될 것처럼, 그의 판단은 완전히 틀렸다.

음악 훈련의 인지 능력 향상 효과

음악을 연주하는 능력, 다윈의 표현을 빌면 '음을 만들어 내는 능력'에서부터 시작해 보자. 음악 훈련에는 여러 감각이 관여하며, 다양한 인지 능력과 다양한 뇌 영역 간의 협력이 필요하다. 음악가는 음악을 읽고, 듣고, 이해하고, 연주할 수 있어야 할 뿐 아니라 소리와 리듬을 해석하기 위한 뛰어난 지각 처리가 필요하다.[157] 그리고 악기를 연주하려면 소근육 운동 기술도 필요하다. 음악을 통해 이루어지는 두뇌 운동이 워낙 광범위하기 때문에 (음악을 배우는 데 규칙적인 연습이 필요하다는 사실과 함께) 음악 훈련은 음악성과 관련된 능력뿐만 아니라 보다 일반적인 인지 능력에도 영향을 주는 것 같다. 음악가들은 공간 능력, 수리 능력, 비언어적 능력은 물론 작업 기억을 비롯한 실행 기능이 향상되어 있는 것으로 밝혀졌다. 또한 음악가들의 뇌에는 구조적인 변화도 생긴다. 이런 유형의 연구로서는 최대였던 2021년의 연구는 음악가들이 음악을 하지 않는 사람들에 비해 서로 다른 뇌 영역 간의 연결이 더 강력하고, 이들 영역이 서로 더 많은 소통을 한다는 것을 보여 주었다.

음악가들의 뇌에 음악을 잘하게 만들고, 이런 인지적 이점도 설명해 줄 수 있는 특별한 무언가가 있는 걸까? 아니면 정말 음악 자체의 효과 때문일까? 이 의문을 해결하기 위해, 네덜란드, 덴마크, 핀란드의 다국적 연구 팀은 핀란드 성인 101명을 음악적 전문성에 따라 비음악인, 아마추어 음악가, 전문 음악가로 나누고 일련의 지능 테스트와 실행 기능 테스트를 실시했다.[158] 그들은 참가자들의 사회경제적 지위, 성격 특성 그리고 결과에 영향을 미칠 수 있는 다른 요소들도 고려했다. 이런 모든 요소를 통제한 후에도 음악가들은 인지 테스트에서 더 좋은 성적을 냈고, 음악적 훈련을 많이 할수록 점수는 더 나아졌다. 전문 음악가는 아마추어보다 성적이 좋았고, 또 아마추어는 비음악인보다 성적이 더 좋았다. 이 연구 논문의 저자들은 음악 수업이 우리의 실행 기능, 즉 거의 모든 인지 능력에 도움을 주는 지극히 중요한 기능을 훈련시킨다고 믿는다.

그렇다면 음악 훈련은 얼마나 어릴 때부터 시작해야 할까? 모차르트 효과Mozart effect라는 말을 들어 보았는가? 고전 음악을 듣는 것이 어린아이의 IQ 향상에 직접적인 도움을 줄 수 있다는 믿음이다. 하지만 실제로는 음악이 단순히 기분을 좋게 만들고 각성 수준을 높이는 것으로 보이며, 좋은 기분은 학습 능력 향상에 도움이 되므로 그 결과 IQ 테스트에서 약간 더 나은 성과를 거두는 데 도움을 줄 수 있는 것이다. 이것이 모차르트와 직접적인 관련이 없더라도, 그 효과가 쓸모없다는 말은 아니다. 고강도 운동이 아이들이 집중하고 학교에서 더 나은 성적을 내는 데 도움을 줄 수 있는 것과 마찬가지로(12장 참조), 음악을 듣는 휴식 시간도 이후의 인지 성과에 직접적인 도움을 줄 수 있다.

어린 나이에 음악 연주를 배우는 것은 그 효과가 훨씬 더 강력하다. 이는 아이들의 일반적인 지능과 연관되는데, 여러 연구가 음악을 배우는 아이들이 연극과 같은 다른 연습을 하는 아이들에 비해 IQ가 더 향상되는 것을 보여 주었다.

9세 전후 아동 100명을 대상으로 한 최근의 연구는 일주일에 30분 이상 악기 연습을 한 아이는 일반 지능 테스트에서 더 나은 성적을 내고 뇌의 백질(뇌가 신호를 더 효율적으로 보내도록 도움을 주는 일종의 절연체)도 증가한다는 것을 보여 주었다. 연습을 많이 할수록 뇌의 이런 변화가 더 많아졌다.[159] 어렸을 때 악기를 배우다가 포기

오페라 가설

음악 훈련이 언어 처리 능력, 예컨대 소음 속에서 말을 정확하게 골라내는 능력도 향상시킬 수 있음을 보여 주는 증거가 늘어나고 있다. 매사추세츠주 터프츠 대학교의 아니루드 파텔Aniruddh Patel이 제안한 오페라 가설opera hypothesis이라는 유명한 설명에 따르면, 음악과 말하기는 뇌의 인지 처리 영역 중 일부를 공유하지만, 음악이 더 인지적 부담이 크며 감정이 관여하는 데다 주의 집중까지 요한다고 한다. 이런 특징 때문에 음악 훈련은 이들 시스템을 운동시켜 뇌의 구조와 기능을 영구적으로 변화시킨다. 이는 정기적으로 음악을 연습하는 모든 사람에게도 좋은 소식이지만, 청각 장애를 가진 사람들을 도울 방법도 제공한다. 연구자들은 이미 이런 방법을 연구하고 있다.

했다고 해서 실망할 필요는 없다. 한 연구는 그런 경험을 토대로 한 기억력과 IQ에 대한 영향이 성인기까지 지속될 수 있다는 것을 발견했다. 하지만 음악도 교육과 마찬가지로 더 많이 배울수록 그 효과는 강력해진다.[160]

음악을 통해 인지 능력 향상 효과를 최대한으로 얻고자 한다면, 어릴 때부터 시작해 많은 연습을 하는 것이 승리의 공식으로 보인다. 하지만 늦었다고 희망이 없는 것은 아니다. 음악 훈련 경험이 없는 성인을 대상으로 한 연구에 따르면, 6개월 동안 피아노 레슨을 받은 연구 대상자들이 실행 기능 테스트에서 향상된 성과를 보였다.[161]

음악이 우리의 사고 능력에 매우 유익하다는 사실은 과학자들에게 호기심을 불러일으켰는데, 이는 음악 훈련을 통해 뇌 기능이 광범위하게 향상되는 것이 음악가들에게도 이중 언어 사용자들의 경우와 마찬가지로 정신적 완충재로 작용할 수 있는가 하는 것이었다.

아직까지는 희망적인 증거들이 나오고 있다. 연구 시작 당시 치매에 걸리지 않은 500여 명의 노인을 대상으로 한 5년간의 연구는 악기 연주가 치매 발병 위험을 낮추는 몇 가지 여가 활동 중 하나라는 것을 발견했다(나머지는 독서, 카드 게임, 춤이다).[162] 쌍둥이들을 대상으로 한 연구에서 추가적인 증거가 나왔다. 한 명은 음악 훈련을 했고 한 명은 그렇지 않은 쌍둥이 중 치매에 걸릴 가능성은 음악 훈련을 한 사람들이 평균 64% 낮았다.[163] 또한 2021년 연구는 음악 훈련을 한 노인의 경우 실행 기능, 기억, 학습 및 감정에 중요한 뇌 영역이 더 큰 것을 보여 주었다.[164]

이 모든 것은 음악적 소질이 장기적인 인지적 혜택을 누릴 수 있는 기반이 됨을 보여 준다. 다만 이 분야는 언어에 비해 연구가 빈약하다.[165] 다음 단계는 노인들이 규칙적인 음악 연습으로 뇌를 훈련해 인지 저하를 막을 수 있는지 확인하는 것이며, 이를 알아보기 위한 연구가 이미 진행 중이다.[166]

뇌를 치유하는 주파수와 리듬

이번에는 다윈이 일상생활에 아무런 가치가 없다고 생각했던 음악의 즐거움에 대해 살펴보자. 이 부분에서도 역시 그의 생각은 빗나갔다. 특히 신경 장애가 있는 사람들은 음악을 들음으로써 엄청난

휴식 중인 뇌   음악에 반응하는 뇌

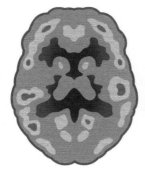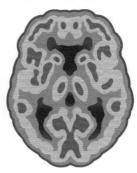

혜택을 얻을 수 있다. 예를 들어 치매 환자의 경우, 음악 감상이 끝나고 한참 뒤까지 기분을 북돋우고 행동을 개선할 수 있다.[167]

음악이 뇌에 미치는 영향을 연구하는 매사추세츠주 보스턴 소재 노스이스턴 대학교의 사이키 루이Psyche Loui 교수에 따르면, 인지와 관련된 뇌 활동의 특정 주파수가 존재한다고 한다. 뇌 활동의 이런 리듬 패턴은 우리가 정신적으로 무언가에 집중할 때 촉발되지만, 노년기, 특히 신경 퇴행성 질환이 있는 경우에는 이 패턴이 감소한다. 따라서 음악의 리듬 요소가 인지 문제가 있는 사람들에게 이러한 주파수를 재활성화하여 정신적 명료성을 강화할 가능성이 있다.

이에 루이는 집중력을 강화하는 음악을 고안하는 것이 가능할지 궁금해졌고, 현재 사람들의 집중력 강화에 도움을 주는 음악을 만드는 스타트업, 브레인닷에프엠brain.fm과 협력해 그 방법을 연구 중이다. 이들은 음악의 요소들을 요리 재료 목록처럼 사용해 전혀 새로운 음악을 만들어 왔으며, 음악에 특정 주파수의 소리를 삽입해 뇌가 그 주파수에 동조되도록 함으로써 지속적인 주의를 요하는 인지 테스트에서 더 오래 집중하고 더 나은 성과를 거두게 할 수 있다는 것을 발견했다. 루이는 사람들이 이 음악을 들으면 소셜 미디어나 다른 유혹에 주의를 빼앗기지 않고 일에 집중하고 싶다는 느낌을 받는데, 이는 특히 ADHD와 비슷한 경향을 보이는 사람들, 즉 쉽게 집중력을 잃는 사람들에게 유용할 것이라고 말한다.

루이는 주파수 외에 음악의 예측적 특성이 신경 질환, 특히 일반적으로 경직과 떨림과 같은 운동 문제를 유발하는 점진적 신경계 장애인 파킨슨병 환자에게 도움이 될 수 있다고 생각한다.

대부분의 음악은 예측 가능한데, 음악 한 곡의 리듬을 몇 마디 듣고 나면, 뇌는 그 음악이 앞으로 어떻게 흘러갈지 예측할 수 있다. 이때 리듬은 뇌의 여러 부위가 서로 소통하도록 만들어 곡의 다음 부분을 예상할 수 있도록 돕는다. 더 나아가, 리듬은 우리가 움직이지 않을 때도 운동을 담당하는 뇌 영역에서 처리된다. 파킨슨병의 문제 중 하나는 운동 시스템이 움직임을 시작하는 데 어려움을 겪는 것인데, 음악을 듣고 리듬에 대한 뇌 전반의 반응을 활성화시키면, 뇌의 운동 시스템이 움직임을 좀 더 쉽게 시작하도록 준비시킬 수 있다는 것이 루이의 생각이다. 마치 리듬에 대한 우리의 본질적인 친밀감이 청각 시스템과의 연결을 통해 파킨슨병으로 퇴화된 뇌 영역이 움직이도록 시동을 거는 것과 같다.

루이의 최근 연구는 이러한 견해를 뒷받침한다. 2021년 그녀가 이끄는 연구 팀은 단 4개월 동안 매주 댄스 수업을 한 것만으로 파

배경 소음의 영향

음악 외에 다른 소리는 우리의 정신적 성과에 부정적인 영향을 줄 수 있다. 여러 연구가 특정 소음이 학습을 방해한다는 것을 발견했다. 예를 들어, 비행기 이동 경로 아래에 위치한 학교에 다니는 아이들은 또래보다 학업 성과가 뒤처지고 문제에 집중하는 것을 더 힘들어하는 경향이 있다. 그리고 아이들을 비롯해 사람들은 특히 왁자지껄한 소리나 주변의 대화 소리에 쉽게 주의를 빼앗긴다.

하지만 배경 소음을 유리하게 이용할 수 있는 방법이 있다. 음량이 적절하다면 이는 오히려 창의력을 증진시킬 수 있다. 다양한 소음이 사람들의 창의력에 미치는 영향을 테스트한 연구 결과에 따르면, 소리의 유형은 문제가 되지 않지만 너무 부드럽거나 너무 크지 않아야 한다. 아마도 적절한 음량이 각성 수준을 적당한 만큼 높이기 때문일 것이다.

킨슨병의 운동 증상과 비운동 증상 모두가 개선되었다는 연구 결과를 발표했다. 흥미로운 점은 이전에 춤을 춘 경험이 있는 사람들이 가장 크게 개선되었다는 것이다. 이는 아마도 그들이 이미 청각과 운동 시스템 사이의 강한 연결을 가지고 있기 때문일 것이다.[168] 루이와 그녀가 이끄는 연구 팀은 이 아이디어를 한 단계 더 발전시키기 위해 오실로스코프Oscilloscope라는 회사와 함께 음악적 리듬을 모방한 리드미컬한 빛의 섬광이 뇌의 이런 연결을 회복시키는 데 직접적으로 도움이 될 수 있는지 연구하고 있다.[169]

예측을 유도하는 음악의 특성은 불안해지기 쉬운 요양원의 노인, 특히 치매 환자들에게 도움을 주어 간병인의 어려움을 덜어 줄 수 있을 것 같다. 신경 퇴행성 장애를 가진 사람들이 불안해지는 이유 중 하나는 기억력 상실로 인해 미래에 무슨 일이 일어날지 예측하는 능력이 저하되어 혼란을 느끼기 때문이다. 음악은 즉각적으로 뇌가 예측하도록 만들기 때문에 진정과 위로의 효과를 줄 수 있다.

좋아하는 음악 플레이리스트가 필요한 이유

대부분의 사람들이 좋은 음악이 가진 뇌 기능 개선 능력으로 혜택을 볼 수 있지만, 선택하는 재생 목록이 중요하다. 음악 감상은 섹스, 좋은 음식, 돈에 의해 활성화되는 뇌의 보상 시스템을 자극한다. 단, 이것은 자신이 좋아하는 음악을 들을 때만 일어난다.

보상 활성화 역시 음악의 예측적 특성과 관련이 있을 것이다. 다음에 무엇이 나올지 정확하게 예측할 수 있다는 점이 뇌에 쾌감을 주기 때문이다. 루이는 사람들이 좋아하는 음악을 정기적으로 들으면 8주 후 뇌 내 청각과 보상 시스템 사이의 이런 연결이 강화된다는 것을 발견했다. 좋아하는 음악을 정기적으로 듣는 것은 기분을 좋게 만드는 것 외에도 예상치 못한 혜택을 안겨줄 수 있다. 연구 참가자들은 이러한 음악 개입이 있는 동안 외로움을 덜 느끼고 스트레스를 덜 받는다고 보고했다. 루이는 음악 감상이 중년 성인들이 나이가 들면서 느끼는 스트레스와 외로움을 줄이는 데 활용할 수 있는 간단하면서도 장기적인 라이프스타일 선택지가 되기를 바란다.

이 모든 것은 음악을 무시한 다윈의 생각이 얼마나 잘못된 것인지 보여 준다. 어린 나이 때부터 평생에 걸쳐 음악 훈련 및 연습을 함으로써 언어와 비슷한 방식으로 뇌의 형태를 바꾸고, 인지 능력을 향상시키며, 잠재적으로 치매로부터 자신을 보호할 수 있다. 음악적 재능이 전혀 없는 사람도 음악을 통해 뇌 기능을 향상시킬 수 있다. 음악을 듣는 것만으로도 뇌를 운동시키기 때문에, 장기적인 정신 건강 증진을 위해 몸에 좋은 식단이나 규칙적인 운동을 생활 습관으로 만들 듯이 좋아하는 음악 플레이리스트에 귀 기울이는 일을 습관화하는 것도 고려해야 할 것이다. 일에서 잠시 벗어나 음악 소리를 높일 핑계가 필요한 사람에게 이보다 더 좋은 것이 있을까?

음악을 활용하는 네 가지 꿀팁

1 병원에 가는 길인가? 헤드폰을 챙기도록 하라. 수술 전, 수술 도중, 수술 후에 음악을 듣는 것이 통증과 불안감을 낮추고, 필요한 약의 양을 줄일 수 있다.

2 가족 여행을 계획 중인가? 여행을 할 때는 헤드폰을 금지하고 카스테레오를 크게 틀어라. 연구는 자녀와 함께 음악을 듣는 것이 청소년기 자녀와의 관계를 돈독히 하는 데 도움이 된다는 것을 보여 준다.

3 '그루비groovy(강렬하고 매력적인 리듬과 비트가 있는—옮긴이)'한 음악에 맞춰 춤을 추면 몰입 상태에 빠질 수 있다. 과학자들도 누구나 춤을 추고 싶어지는 음악을 표현할 때 '그루비'라는 용어를 사용한다. 이런 종류의 음악은 특히 불안감을 낮추고 자존감을 높이는 것과 관련된 몰입 상태를 이끌어 낸다.

4 더 행복한 느낌을 원한다면 행복한 음악을 들어라. 2주 동안 정기적으로 행복한 음악을 들으면 사람들의 기분이 좋아지는 것으로 드러났다. 특히 이런 목적으로 음악을 사용해 보라는 지시를 들었을 때 그 효과가 두드러졌는데, 이는 의도 자체가 한몫을 한 것이다.

5부

사회생활

SOCIAL LIFE

우리 모두가 자신의 정신 건강과 정신 능력을 향상시키기 위해 얼마든지 노력할 수 있지만, 이 부분에서 개인의 노력만이 유일한 요소는 아니다. 우리는 고립된 존재가 아니며, 다른 사람과의 상호 작용 또는 그런 상호 작용의 부족도 우리의 뇌 건강과 행복에 지대한 영향을 미칠 수 있다. 인간은 선천적으로 사람들과 어울리길 좋아하는 동물이며, 우리는 상호 연결된 사회 연결망의 일부가 되도록 진화했다. 따라서 조금만 생각해 보면 다채롭고 의미 있는 사회적 연결이 뇌에 왜 그토록 좋은지, 외로움이 왜 회백질에 부정적인 영향을 미칠 수 있는지 알수 있다. 혼자 사는 사람들의 수가 점점 늘어나고 있지만, 21장에서 보게 될 것처럼 혼자 산다고 해서 반드시 더 외로워지는 것은 아니다.

결혼 생활을 비롯해 장기적으로 다른 사람과 함께 사는 사람들의 경우, 적절한 환경이 조성된다는 전제하에 그런 관계가 정신 건강에 큰 도움이 될 수 있다(20장 참조). 22장에서 살펴볼 것처럼 네 발 달린 친구를 비롯한 다양한 반려동물도 마찬가지다.

　마지막으로, 우리의 사회생활은 배우자나 파트너뿐만 아니라 주변 환경과도 강력한 상호 작용을 한다. 5부의 마지막 두 개 장에서 살펴볼 것처럼, 실내에서 보내는 시간과 실외에서 보내는 시간이 얼마나 되는지, 사회 활동이 낮과 밤 중 어느 시간대에 이루어지는지, 활동이 자연 속에서 이루어지는지 등의 모든 것이 우리의 정신 건강에 지대한 영향을 미칠 수 있다. 이제 기분을 개선하고 더 현명하게 사고하기 위해서 인간관계와 환경의 힘을 어떻게 활용해야 할지 알아보기로 하자.

20장

원만한 결혼 생활은
치매를 예방한다

사랑 때문에 결혼을 하는 사람이 있는가 하면, 돈 때문에 결혼을 하는 사람도 있고, 단순히 전통 때문에 결혼을 하는 사람도 있다. 하지만 이유가 무엇이든 원만한 결혼 생활은 건강에 매우 좋은 영향을 줄 수 있다. 결혼한 사람들은 더 오래 살고, 심혈관 건강이 더 좋고, 혈압이 낮은 경향이 있다. 일부 연구들은 남성이 여성보다 이런 건강상의 혜택을 더 많이 누린다는 것을 보여 주었다.

이러한 신체적 이점을 고려한 과학자들은 결혼이 노년의 정신 건강에도 영향을 미치는지 호기심을 갖기 시작했다. 2017년에 여러 나라의 과학자들이 문헌을 샅샅이 뒤져 장기적인 파트너 관계의 정신적 혜택을 조사한 모든 연구 결과를 모았다. 그들의 연구에는 총 80만 명 이상의 사람들을 대상으로 결혼이 치매에 미치는 영향을 조사한 15건의 연구가 포함되었다. 그들은 나이와 성별을 고려한 후에도 치매 발병 위험이 기혼자에 비해 미혼인 사람은 40%, 배우자와 사별한 사람은 20% 더 높다는 것을 발견했다.[170] 흥미롭게도 이 연구에서는 이혼한 사람들의 치매 발병률이 더 높게 나오지 않았다. 이혼이 매우 힘든 경험일 수 있고 스트레스 자체가 치매 발병 위험과 연관된다는 점을 고려하면 놀라운 결과다.

결혼이 치매를 지연시키는 데는 여러 가지가 이유가 있다. 첫째, 결혼 생활을 하면 일반적으로 매일 사회적 상호 작용을 하게 되는데, 다음 장에서 살펴볼 것처럼 이는 정신 건강에 좋은 영향을 미친다. 사회적 활동을 지속함으로써 인지 예비능을 높일 수도 있다. 인지 예비능은 나이가 들면서 생기는 뇌 손상의 영향을 덜어 주는 일종의 정신적 완충재 역할을 한다.

더 간단히 설명할 수도 있다. 결혼한 사람들은 전반적으로 더 건강한 라이프스타일을 가지고 있으며,[171] 이는 회백질에 좋은 영향을 미친다고 말이다. 하지만 이것은 완벽한 답이 아닐 수 있다. 건강이 장수에 도움을 주기는 해도, 이 연구에서는 결혼이 치매 예방에 미치는 영향이 장수에 미치는 영향보다 훨씬 더 컸기 때문이다. 이런 결과는 결혼이 단순히 신체의 건강을 개선하여 정신에 긍정적인 영향을 미치는 것 이상으로, 뇌에 어떤 직접적인 영향을 미친다는 것을 암시한다.

이 연구를 진행한 연구진은 인지 예비능을 높이는 것이 평생에 걸친 부부 생활이며, 인지 능력에 무엇보다 중요한 것이 사회적 상호 작용이라고 이야기한다. 이런 효과를 결혼한 사람에게만 제한할 필요는 없다. 이 연구는 결혼이라는 말을 통해 장기적인 관계를 나타내려 했고, 배우자뿐만 아니라, 파트너처럼 더 넓은 관계 유형을 다룬 연구들도 포함시켰다.

관계 양상과 정신 건강

왜 배우자와 사별한 사람은 치매 발병 위험이 높고, 이혼한 사람은 그렇지 않을까? 이전 연구들은 일반적으로 사별이 이혼보다 스트레스가 크기 때문에 사랑하는 사람을 잃는 스트레스가 치매 발병 위험을 높일 수 있다는 것을 보여 주었다.

독신인 사람들은 치매 진단이 늦어질 가능성이 더 높다. 혼자 병원에 다니는 사람은 치매의 징후를 찾아내기 어려우며, 건망증이 심해지거나 행동에 변화를 겪는 초기 징후를 알아차릴 확률이 높은 것은 배우자나 파트너일 가능성이 크기 때문이다. 따라서 의사는 환자가 생활 속에서 의지할 중요한 사람이 없는 경우 더 주의를 기울여야 한다.

결론적으로, 치매 발병 위험을 낮추고 싶다면 짝을 이루는 것이 좋은 듯하다. 물론 반려 관계의 양상은 제각각 다르다. 결혼 생활의 질, 즉 사람들이 결혼 생활에 얼마나 만족하는지도 관계의 양상에 큰 역할을 한다. 이를 측정하기 위해 과학자들은 사람들에게 상대의 부모들을 대하는 문제에 있어 배우자와 의견이 얼마나 차이가 나는지, 애정 표현 방식이 어떤지와 같은 소소한 질문부터 인생을 다시 살 수 있다면 다른 사람과 결혼할 것인지와 같은 더 중대한 질문까지 아우르는 설문 조사를 실시했다.[172] 이런 접근법을 사용한 연구는 독신인 사람들보다 우울증의 위험이 낮고, 더 행복하며, 스트레스 수준이 낮고, 삶의 만족도가 높은 것을 비롯한 다양한 혜택을 주는 것이 결혼 자체가 아님을 보여 준다. 그보다 중요한 것은 관계와 관련된 만족감과 지원이다. 연구 결과에 따르면, 원만한 결혼 생활은 정신 건강을 증진시킬 수 있지만, 불행한 결혼 생활은 오히려 독신으로 지내는 것보다 나쁘다고 드러났다.[173]

헌신적이고 친밀한 관계의 힘

그렇지만 결혼(그리고 아마도 다른 장기적이고 헌신적인 관계)에는 뭔가 특별한 것이 있다. 독신이거나 결혼 생활이 행복하지 않은 경우, 그로 인한 건강상의 부정적인 영향을 사회적 공백을 메워 줄 여러 친구들과의 관계로 상쇄할 수 있다고 생각할 수도 있다. 그러나 다른 사회적 연결망은 제아무리 강력하고 광범위하더라도 사람들을 불행한 결혼 생활이나 독신으로 인한 정신적 어려움으로부터 보호할 수는 없다. 훌륭한 지원 네트워크를 가진 독신자라도 행복한 결혼 생활을 하는 사람에 비해서는 정신적으로 좋지 못할 가능성이 높으며, 결혼 생활이 원만치 못한 사람은 그로 인한 정신 건강의 부정적인 영향을 외부의 지원으로 상쇄할 수 없다. 이는 결혼 생활에 따르는 독보적인 헌신 수준이나 관계의 친밀성 때문일 수 있지만, 이 새로운 연구 영역에 대해서 아직 확실히 말하기에는 이르다.

친밀감이라는 주제에 있어, 뇌에 도움이 되는 관계를 맺는 또 다른 방법이 있다. 바로 섹스다. 정기적으로 섹스를 하는 노인은 인지 능력 테스트, 특히 작업 기억 및 실행 기능과 관련된 측면에서 좋은 점수를 기록했다.[174] 이는 섹스 중에 방출되는 보상 화학 물질인 도파민의 증가로 인한 것일 수 있다. 도파민은 노인의 이런 종류의 인지 능력에 도움이 되는 것으로 알려져 있기 때문이다.

자녀를 갖는 것에 관해서라면, 헌신적인 관계를 맺고 있는 사람들도 자녀를 낳았을 때, 수면, 돈, 시간 부족의 탓에 정신 건강이 저하되는 경험을 했다고 말한다. 하지만 지난 몇 년 사이 상황에 약간의 변화가 있었다. 새로운 연구는 사람들을 불행하게 만드는 것은 자녀 때문이 아니라 재정적 비용 때문이라는 것을 보여 준다.[175] 돈 문제를 제외하면 부모의 행복감은 상당히 커진다. 자녀가 몇 명인지도 부모의 행복감에 중요한 영향을 미친다(203페이지 박스 글 참조). 또한 자녀가 집을 떠나면 부모는 자녀가 없는 사람들보다 더 행복해진다.[176] 빈 둥지에 남게 된 부모는 자녀가 어릴 때 겪어야 했던 육아 부담은 사라진 상태로, 자녀를 통한 풍성하고 의미 있는 가족 관계의 혜택을 누리며, 운이 좋다면 노년에 자녀의 지원을 받을 수도 있다.

자녀가 몇 명이어야 가장 행복할까?

부모가 되려는 사람들에게 자녀를 몇 명 두는가는 상당히 중요한 문제다. 과학은 몇 명의 자녀를 두는 것이 가장 행복한지에 대해 어떤 말을 해 줄까? 펜실베이니아 대학교의 사회학자 한스 피터 콜러Hans-Peter Kohler의 연구가 몇 가지 실마리를 제공한다.

그는 전국적인 쌍둥이 설문 조사에 참여한 적이 있는 덴마크의 일란성 쌍둥이들에게 설문지를 보냈다(일란성 쌍둥이이기 때문에 행복에 영향을 미칠 수 있는 다른 많은 요소가 배제된다). 설문을 토대로 한 연구 결과, 남성과 여성 모두 첫 아이를 낳았을 때 더 행복했고, 다만 남성의 경우 아이가 아들인 것이 큰 영향을 미쳤으며, 딸을 낳았을 때보다 아들을 낳았을 때 75% 더 행복감을 느꼈다고 대답했다. 둘째 자녀가 태어났을 때 아버지의 행복감은 무시해도 좋을 정도의 변화만 있었던 반면, 어머니의 행복감은 감소했다. 이는 궁극적인 행복을 위해서는 자녀가 한 명일 때가 가장 좋다는 것을 암시한다.

그러나 독일과 영국의 부모에 대한 연구는 다른 상황을 보여 준다. 이 연구 결과는 첫째와 둘째를 낳을 때는 행복감이 증가하지만 셋째의 경우는 행복감이 증가하지 않아 두 자녀에서 멈춰야 한다는 것을 시사한다.

왜 이런 차이가 나타날까? 분명히 다른 요소들이 영향을 미쳤을 것이다. 또한 여러 연구들은 자녀를 갖는 데 얼마나 행복감을 느끼는지가 선진국에 사는지, 나이가 몇 살인지(30세 이상은 부모가 되었을 때 더 큰 행복감을 느낀다)는 물론, 부유한지, 좋은 교육을 받았는지와 같은 요소에 좌우된다는 것을 보여 준다. 자녀의 수가 원했던 자녀의 수와 일치하는지도 중요하다.

21장

외로움은 뇌를
어떻게 변화시킬까?

2020년에는 코비드 19 팬데믹에 대응해 전 세계가 봉쇄 조치에 들어가면서 또 다른 건강 문제가 빠르게 부상했다. 바로 외로움이다. 의료 연구 데이터베이스인 펍메드Pubmed를 검색해 보면 2020년에 출간된 외로움과 정신 건강에 관한 과학 논문의 수가 2019년의 두 배라는 것을 알 수 있다. 그런데 이런 연구 중 일부는 이 시기에 외로움에 대한 보고가 증가했고 그와 함께 비교적 젊은 사람들 사이에서도 우울증과 자살 충동이 증가한 것을 발견한 반면, 다른 연구는 사람들이 팬데믹 기간 동안 '어려움을 함께 이겨 나가고 있다'고 느꼈고, 다른 사람들과 기존과는 다른 방식으로 연결되어 있으며, 때로는 팬데믹 이전보다 더 연결되어 있다고 느꼈다는 정반대의 결론에 이르렀다.[177]

이런 상반된 결과들은 외로움이라는 문제가 얼마나 복잡한지를 보여 준다. 최근 몇 년간 팬데믹으로 인해 외로움이 신체 및 정신 건강에 미치는 영향에 대한 우려가 높아졌고, 이에 따라 '외로움의 전염병'이라는 제목의 기사가 급증했다. 이런 기사들은 혼자 사는 사람들의 수가 증가하고 있으며, 그로 인해 외로움을 느끼는 사람들의 수도 늘어나고 있다고 주장한다.

외로움은 담배보다 나쁘다?

그게 왜 중요할까? 외로움의 영향에 대해 가장 자주 인용되는 개념은 외로움이 우리를 조기 사망에 이르게 할 것이고 외로움은 비만이나 흡연보다 더 나쁘다는 것이다. 2018년 영국 정부는 '외로움이 우리 시대의 가장 큰 공중 보건 문제 중 하나'라고 선언하며, 심장 질환, 뇌졸중, 알츠하이머병 등 외로움이 건강에 미치는 영향을 나열하고 이런 역경과 싸우기 위한 다양한 전략들을 약속했다. 여기에는 사회적으로 고립된 사람들을 우편집배원들이 확인하고, 의사가 외로운 환자에게 지역 사회 활동이나 자원봉사를 추천하는 계획 등이 포함된다. 영국에는 이 문제를 전담하는 '외로움 담당 장관 loneliness minister'도 있다.

사회적 고립이 우리에게 좋지 않은 이유는 쉽게 이해할 수 있다. 강력한 사회적 연결망을 가지는 것은 일자리, 몸에 좋은 음식, 신체활동에 대한 접근 가능성을 높인다. 반면, 외로움은 의지를 잃게 하며 결국 건강에 좋지 않은 선택을 하는 결과로 이어지게 한다.

하지만 우리는 사회적 고립을 외로움과 똑같이 생각하는 실수를 하곤 한다. 우리는 종종 혼자 있는 것과 외로움을 혼동하는 경향이 있지만, 누구나 일생의 어떤 시기에는 다른 사람들에게 둘러싸여 있어도 외로움을 느끼는 한편, 혼자 있을 때 평안함을 느끼는 것도 얼마든지 가능하다. 우리는 혼자라는 것과 외롭다는 것이 같지 않다는 것을 직관적으로 이해하고 있으며, 데이터도 여기에 동의한다.

일례로, 전 세계에서 혼자 사는 사람의 비율이 가장 높은 두 나라, 덴마크와 스웨덴의 경우를 살펴보자. 이 두 나라 국민들은 북유럽의 다른 국가에 비해 상대적으로 외로움의 수준이 낮은 것으로 보고되었다. 덴마크와 스웨덴에서는 조사 대상자의 약 4분의 1만이 외로움을 느낄 때가 있다고 답한 반면, 외로움 지수 1위를 차지한 그리스는 그 비율이 62%에 달했다.[178] 따라서 혼자 보내는 시간이 외로움을 느끼는지 또는 사회적 지원(이에 관한 자세한 내용은 216페이지 참조)이 부족한지를 예측하는 좋은 지표가 아닌 것이 분명하다.

2012년 보스턴의 매사추세츠 대학교의 연구원인 케이틀린 코일 Caitlin Coyle과 엘리자베스 듀건 Elizabeth Dugan은 사회적 고립, 외로움, 정신 건강 사이의 관계에 대한 보다 상세한 조사에 착수했다.

약 1,200명을 대상으로 한 그들의 연구는 사회적 고립과 외로움의 연관성이 매우 약한 것을 발견했다. 달리 표현하면, 혼자 있다는 이유만으로 그들이 외롭다고 가정하지 말고, 외로운 사람은 사회적으로 고립되어 있다고 가정하지 말아야 한다는 것이다. 두 연구자가 발견한 것은 외로움과 좋지 못한 정신 건강 사이에는 강력한 연

가장 외로운 시기

외로움을 사회적 고립에 대한 자각으로 관점을 재구성하는 것이 중요하다. 사회적으로 우리는 혼자 있는 사람들이 외로움의 위험이 가장 큰 사람이라고 가정하는 경향이 있기 때문이다. 예컨대, 많은 사람들이 외로움은 노인이 겪는 문제라고 가정한다. 그러나 실제로는 부유한 국가에서 젊은 사람들이 노인들보다 외로움을 느끼는 경우가 더 많다. 이런 외로움은 중년에 감소하다가 75세 이후에 다시 절정에 달하는 경향이 있다. 이는 외로움을 단순히 노년과 동일시해서는 안 되며, 외로움에 직면한 젊은이들을 위한 정책과 제도를 마련해야 한다는 것을 의미한다.

하지만 젊은이들이 외로움을 느낀다고 해도 과거의 젊은이들보다 더 외롭다고 보기는 어렵다. 따라서 젊은이들이 점점 더 외로워지고 있다고 말하는 것은 적절치 못하다. 노인들의 경우도 마찬가지다. 혼자 사는 사람이 과거 어느 때보다 많아졌다는 이유만으로 외로움이란 전염병이 확산되고 있다고 할 수는 없다.

관성이 있다는 점이다.[179]

따라서 외로움은 실질적으로 고립되어 있다고 느끼는 인식 또는 감각이며, 주변에 많은 사람이 있어도 느낄 수 있다는 것을 유념해야 한다. 외로움은 우리의 사회적 기대와 현실이 얼마나 일치하는가의 문제다.

외로움을 느끼도록 진화한 이유

외로움이라는 이 주관적인 경험이 왜 우리에게, 특히 뇌에 그토록 나쁜지 이해하려면, 외로움이라는 감정이 어떤 목적에 적합한지 생각해 보는 것이 도움이 된다. 사실 그 끔찍한 느낌에는 진화적 목적이 있다. 인간은 사회적 동물이고 생존을 위해 무리를 지어 살도록 진화했다. 따라서 우리 조상들에게는 혼자 남겨졌을 때 나쁜 기분을 느끼는 편이 유리했을 것이다.

수십 년 동안 외로움에 대해 연구한 시카고 대학교의 고故 존 카치오포John Cacioppo 교수는 외로움을 배고픔이나 갈증과 비슷한 생물학적 경고 시스템이라고 불렀다.[180] 이 불쾌한 느낌은 우리에게 안전을 위해 빨리 집단으로 복귀해야 한다고 말해 준다. 이 설명은 카치오포와 다른 연구자들이 실시한 면역 체계에 관한 연구들과도 일치한다. 사회적으로 고립된 사람들은 상처 등을 통해 유입된 병원체로부터 우리를 보호하기 위해 작동하는 면역 작용의 일환인 염증 반응이 과도하게 일어난다. 혼자 있을 때면 우리 몸은 곧 닥칠지 모르는 공격에 대비하는 것 같다. 그런데 이런 상태가 너무 오래 지속되면 문제가 발생할 수 있다. 지나친 염증 반응은 조직과 장기에 손상을 유발하기 시작하며, 이는 수많은 신체적·정신적 건강 문제로 이어질 수 있다. 외로움은 특히 우울증, 불안, 스트레스와 같은 정신 건강 문제의 위험을 높이는 것으로 드러났다.[181]

어떤 식으로든, 만성적으로 외로운 사람의 경우 신체가 이런 생존 모드에서 벗어나지 못하고 끊임없이 공격에 대비하면서 문제가 발생하게 된다. 외로움은 지속적인 염증으로 인한 건강 문제를 유발할 뿐만 아니라 뇌를 변화시켜 과잉 각성 상태로 만든다. 외로운 사람들은 위협, 특히 사회적 맥락에서의 위협에 대한 끊임없는 경계 태세에 있는 것과 같다. 이런 부정적인 편향은 관계를 보는 방식에도 영향을 미쳐 사람들의 행동에서 부정적인 의도를 더 많이 해석하게 하고, 스스로를 보호하려는 행동을 취하게 만들어 관계에서 소극적인 태도를 보이게 하며, 미리 거절을 예상하는 경향성을 높인다.[182] 이 모든 것은 정신 건강에 좋지 않을 뿐만 아니라, 사람들을 사회적 고립의 위험에 빠뜨린다. 지속적인 염증이 다른 사람들과 어울리고자 하는 동기를 약하게 만든다는 사실은 이런 위험을 더욱 가중시키며, 결국 깨뜨리기 힘든 외로움의 악순환을 만들 수 있다.

외로움을 약물로 치료할 수 있을까?

외로움이 신체적·정서적 웰빙에 엄청난 영향을 미칠 수 있는 중대한 건강 문제로 알려지면서, 일부 연구자들은 다른 질병처럼 외로움도 약으로 치료할 수 있는지 의문을 갖고 연구에 임하고 있다.

존 카치오포의 아내이며 시카고 대학교의 신경과학자인 스테파니 카치오포 Stephanie Cacioppo 교수는 프레그네놀론pregnenolone이라는 호르몬에 관한 임상 시험을 진행하고 있다. 이 호르몬은 동물 실험에서 외로움과 관련된 과장된 공포 반응과 불안에 도움이 되는 것으로 드러났다.

다른 연구자들은 흔히 '포옹 호르몬'으로 불리는 옥시토신oxytocin, 즉 친사회적 행동을 늘리고 사람에 대한 신뢰를 강화하는 호르몬의 사용에 대해 탐구하고 있다. 이런 실험들의 결과가 곧 나올 것이며, 연구자들은 이러한 약이 인지 행동 치료와 같은 다른 치료법과 함께 외로움에 수반되는 부정적인 생각과 행동의 악순환을 끊는 데 도움이 될 수 있다고 생각하고 있다. 하지만 모든 사람이 외로움에 약을 투여하는 것을 바람직한 방향으로 생각하고 있는 것은 아니다.

외로움은 종종 수면에도 문제를 일으킨다. 이것 역시 스위치를 끄지 못하는 뇌의 과도한 경계 상태로 설명할 수 있다. 외로움은 수면 문제와 연관되어 실행 기능 손상, 인지 기능 저하의 가속,[183] 알츠하이머병으로의 진행으로 이어질 수 있다.[184]

외로움에 대처하는 가장 효과적인 방법

외로움이 뇌에 그렇게 나쁘다면 외로움으로부터 뇌를 보호하기 위해 우리가 할 수 있는 일은 무엇일까? 그 해답은 애초에 무엇이 외로움을 유발하는지 이해하는 것에서 시작한다. 외로움이 실제 사회적 고립에 따른 것이라기보다는 고립에 대한 인식 그리고 우리가 기대하는 바와 현실의 불일치에 대한 것이란 생각을 바탕으로, 2018년 미국에서 6천여 명을 대상으로 설문 조사를 실시했다. 그 결과, 가정생활, 사회생활, 지역 사회에 대한 불만이 큰 사람들이 외로움을 느낄 가능성이 훨씬 더 크다는 것을 발견했다.[185] 따라서 자신이 속한 사회적 집단에 만족하지 못한다면 외로움을 느낄 위험에 처해 있는 것이므로 변화를 위한 조치를 취해야 한다.

노인의 경우, 건강 문제가 외로움을 유발하는 또 다른 요소가 된다. 자신의 건강 상태가 양호하다고 평가하는 사람들은 외로움을 느낀다고 보고할 가능성이 낮다. 이는 아마도 건강 문제가 따르면, 자신이 원하는 사회적 활동을 하지 못하게 되기 때문일 것이다. 따라서 그런 건강 문제를 외로움의 근본 원인으로 보고 해결하는 것이 중요하다.

따뜻하고 아늑한 느낌으로 외로움 덜어내기

외로운가? 따뜻한 물로 목욕을 해 보라. 누군가가 따뜻한 사람이라고 이야기할 때 우리는 좋은 느낌을 갖게 하는 친절한 사람을 상상한다. 사람의 따뜻함에 대한 생각은 신체적 감각을 통해서도 전해진다. 예를 들어, 따뜻한 음료를 들고 있던 사람은 다른 사람에게 더 친절하게 대할 가능성이 높다. 또한 따뜻한 것을 들고 있으면 사회적으로 소외되었던 기억을 떠올릴 때의 부정적인 영향도 줄어든다. 우리는 이것을 외로움에도 활용할 수 있다. 따뜻한 물로 목욕하는 것이 외로움을 덜 느끼는 데 도움이 되는 것으로 보이며, 이는 우리가 갈망하는 대인 관계의 따뜻함을 신체적 감각으로 무의식적으로 대체하기 때문일 것이다.

특히 젊은 층의 경우, 연인이 없는 상황이거나 사회적 연결망이 없는 새로운 도시로 이주하는 상황에서 기대와 현실의 불일치가 발생할 수 있다. 다시 말하지만, 여기서 문제는 혼자 있는 것이 아니라, 혼자이길 원치 않을 때 혼자 있는 것이다. 다른 사람들은 외로움을 느끼지 않는 상황에서 외로움을 느끼는 사람이 있는 데는 유전적인 요인도 영향을 미치는 것 같다. 궁극적으로 사람마다 필요한 사회적 접촉의 양은 다르기 때문에 외로움이 느껴지기 시작했다면 내면의 감정에 귀를 기울이고 그에 따라 행동해야 한다.

새로운 도시로 이사를 하거나 연애를 하고 싶지만 하지 못하는 상황을 항상 피할 수는 없다. 하지만 그런 경우에도 외로움의 덫을 피하기 위해 할 수 있는 일이 있다. 한 가지 요령은 자신이 가진 사회적 관계의 양에 덜 집중하고 관계의 질에 더 집중하는 것이다. 사람들과 원하는 만큼 자주 직접 만날 수 없다면 소셜 미디어라도 사용해서 연락을 유지해야 한다. 하지만 수동적으로 스크롤만 하는 것은 피하라. 이런 식의 앱 이용은 실제로 사람들을 연결해 주기보다는 기분을 더 저조하게 만드는 것으로 나타났다. 팔로우를 하지만 개인적으로 알지 못하는 사람의 수를 줄이고 실제 친구들에게 집중하라.

그런데도 심각한 외로움에서 벗어나지 못하고 있다면, 가장 좋은 방법은 그런 부정적인 사고 패턴에 대항하고 악순환을 끊을 수 있는 인지 행동 치료법을 찾는 것이다. 사람들의 사회적 기술을 향상시키거나 사회적 지원을 강화하는 등 외로움에 대한 모든 종류의 개입을 검토한 존 카치오포와 그의 동료들의 리뷰에 따르면, 이런 소위 '부적응적 사회 인지maladaptive social cognition', 즉 과도한 경계심에 따른 부정적인 생각을 해결하는 것이 외로움에 대처하는 가장 성공적인 방법이라고 한다.[186]

외로움의 악순환을 끊고 부정적인 자기 인식에서 벗어나는 또 다른 방법은 자원봉사 활동, 커리어 목표 설정, 커리어 교육 받기, 합창단 가입, 새로운 취미 시작 등 목적의식을 갖게 하는 일을 찾는 것이다.[187]

외로움으로부터 자신을 보호하는 다섯 가지 방법

1 친한 친구들을 위해 시간을 낸다. 우리는 아주 작은 핵심 친구 그룹을 형성하도록 진화했다. 진화심리학자 로빈 던바Robin Dunbar 교수에 따르면, 대인관계에 들이는 노력의 40%를 절친한 사람 다섯 명 정도에게 집중해 커다란 사회적 연결망이 아닌 의미 있는 인맥을 형성해야 한다고 한다.

2 인간관계를 식단처럼 생각한다. 만족스러운 식사를 위해서는 사회적 칼로리를 다양한 곳에서 얻도록 노력해야 한다. 친밀한 친구와의 강도 높은 상호작용은 물론 계산대에서 계산원과 나누는 대화 같은 사소한 상호 작용까지 모두 아울러야 한다. 이 모든 것이 합쳐져 충만한 인간관계를 만든다.

3 목적의식을 갖는다. 특히 다른 사람들과 관련된 일을 찾는다.

4 외로움을 다루는 일을 하는 자선 단체에서 자원봉사를 한다. 목적의식을 키우는 데 도움이 될 뿐 아니라 다른 사람들도 외로움에서 벗어나게 할 수 있다.

5 외로움은 젊든 나이가 들었든 누구나 느낄 수 있으며, 뇌를 혼란스럽게 해 다른 사람의 의도를 의심하게 만든다는 점을 기억하라. 이 점을 유념해 외로움이 찾아왔을 때 그 악순환을 끊기 위해 노력하라.

22장

반려동물의
치유력

히로의 이야기는 부산한 대도시로 이주한 경험이 있는 많은 사람에게 친숙하게 다가올 것이다. 히로는 대기업에서 일하기 위해 여자 친구와 가족을 고향 나고야에 남겨 두고 도쿄로 오게 되었다. 이 젊은이가 사회적으로 고립되는 데는 그리 오랜 시간이 걸리지 않았다. 이런 고립은 몇 년 후 우울증과 자신의 재정 상태에 대한 불안으로 이어졌다. 그는 "직장 밖에서는 아무도 만나지 않았고, 잠을 너무 많이 잤고, 집에서 항상 혼자 있었죠."라고 회상한다. 하지만 히로의 이야기는 여기서부터 독특한 방향으로 전환된다. 그는 이런 감정을 해소하기 위해 심리 치료사를 찾거나 생각이 비슷한 사람을 만나기 위해 취미 활동을 하는 대신 고양이 카페를 찾기 시작했다. 그는 이렇게 말한다. "고양이와 놀 수 있다면 다시 활력을 찾을 수 있을 거라고 생각했을 뿐이에요."[188]

이미 털이 많은 친구와 삶을 공유하고 있다면 히로가 '스킨십'이라고 부르는 것, 즉 동물과 신체적 접촉을 하는 것으로 기분이 좋아질 수 있다는 생각에 공감할 것이다. 반려동물은 껴안을 수 있는 것 외에도 친구가 되어 주고, 목적의식을 선사하며, 무조건적인 사랑을 준다.

현재는 반려동물과 함께했을 때의 이 모든 것이 우리의 신체적·정신적 건강 모두를 실제로 증진시키는지에 대해 큰 관심이 쏠리고 있다. 이런 생각은 1980년대에 반려동물을 통해 얻는 건강상의 혜택, 특히 알레르기를 완화하고 심혈관 및 정신 건강을 개선하는 효과에 관한 연구들을 통해 크게 주목받기 시작했다.

하지만 이들 연구를 복제하려는 시도는 실패하는 경우가 많다. 노력이 부족해서는 아니다. 연구 대상자들의 신체적 건강에 미치는 영향 중 일부가 사회적 요소로 설명된다는 점이 그 한 가지 이유다. 일례로, 반려동물을 키우는 사람들은 자신의 집을 소유하고 있을 가능성이 더 높다는 점을 발견한 연구가 있다. 이는 반려동물을 키우는 사람들의 형편이 비교적 더 낫고, 그 결과 건강 개선의 원인이 되는 다른 자원에 대한 접근성도 높다는 것을 시사한다.

반려동물로 인한 신체적 건강 증진보다 정신 건강 증진 측면에서의 상황이 좀 더 유망하다. 반려동물 중에서도 특히 개는 간접적인 방법으로 사람들의 정신 건강을 개선할 수 있다는 의견이 있다. 반려견은 사회적 상호 작용을 촉진시켜 주는 훌륭한 촉매제다. 우리는 강력한 사회적 연결망이 정신 건강에 얼마나 중요한지 이미 알고 있지 않은가? 개를 키우는 사람들은 지역 공원에서 다른 개 주인들과 친해지곤 하는데, 이는 노인이나 장애인처럼 사회적 고립의 위험이 있는 사람들에게 특히 유용하다. 매일 산책을 나가는 것 역시 자연 속에서 시간을 보내고, 햇빛을 보고, 신선한 공기를 마시고, 규칙적인 운동을 하는 등 이 책의 다른 부분에서 소개한 두뇌 강화 행동을 실천하는 데 도움을 준다. 산책을 간절히 원하는 반려견을 위해 어쩔 수 없이 집 밖으로 나가고 다른 사람과 상호 작용을 하게 되는 것은 고립감과 우울한 기분의 악순환으로 이어질 수 있는 우울증 증상이 있는 사람들에게 특히 중요하다. 또한 반려동물은 사람들이 규칙적인 생활을 하도록 만들 가능성이 큰데, 이 역시 정신 건강에 긍정적인 영향을 미친다.

사회적 지원의 필요성

긍정적인 인간관계는 정서적 지지를 제공하고, 스트레스를 유발하는 사건에 대한 인식을 줄여 주며(놀랍게도 친구와 함께 술 한 잔 하러 가는 것만으로도 스트레스가 많았던 하루의 긴장을 풀고 상황을 좀 더 객관적인 관점에서 볼 수 있게 된다), 불안과 관련된 질병으로부터 자신을 보호해 정신 건강을 지키는 데 도움을 준다. 강력한 사회적 유대는 사람들이 질병에서 빠르게 회복하는 데도 도움이 된다. 이 모든 것이 사회적 지원social support에 해당한다.

   사회적 지원의 부족은 흡연, 비만, 운동 부족만큼이나 건강에 좋지 않다.[189] 반려동물이 정서적 지원을 제공한다고 말하는 것은 과장이겠지만, 반려동물은 사람과 동반자 관계를 형성하며, 이 관계는 건강을 개선하는 것으로 알려진 인간관계의 요소와 유사한 역할을 하는 것으로 입증되었다. 일례로, 반려동물은 사별의 초기 단계에 도움이 되는 것으로 나타났다.

반려동물을 키우는 것이 뇌에 미치는 영향도 인간관계가 주는 영향과 비슷할 수 있다. 한 소규모 연구는 여성들이 자신의 반려견과 자녀의 사진을 보는 동안 MRI 스캐너로 이들의 뇌를 관찰했고, 두 가지 사진 모두가 감정, 보상, 소속감, 사회 인지와 관련된 영역을 활성화시키는 것을 발견했다.

또한 이 여성들은 두 가지 사진 모두 비슷한 정도의 즐거움과 각성을 이끌어 낸다고 평가했다. 다만 아기를 볼 때는 감정, 보상, 소속감에 대한 뇌 반응이 더 강한 반면, 반려견을 볼 때는 얼굴의 시각적 처리와 사회 인지에 관련된 뇌 영역의 활동이 더 두드러지는 차이가 있었다.[190] 이러한 결과는 왜 일부 사람들이 반려동물을 실제 아기처럼 대하고 그런 관계에서 강렬한 감정을 느끼는지 설명하는 데 도움이 될 것이다.

교도소 강아지가 불러온 변화

동물이 사람들의 정신 건강에 도움을 줄 수 있다는 가능성 덕분에 현재 각종 상황 배경에서 실험이 진행되고 있다. 영국 정신건강센터Centre for Mental Health는 교도소 내 자살과 자해가 늘어나고 있는 문제를 해결하는 데 개가 도움이 될 수 있는지 알아보기 위한 시범 연구를 시작했다. 연구진은 치료견들을 교도소로 데려와 정신 건강에 문제가 있는 재소자들이 개를 쓰다듬고 개와 공놀이를 할 수 있도록 허용했다. 재소자들은 치료견과의 접촉을 통해 차분해지는 등 커다란 행동 변화를 보였다. 한 재소자는 '무슨 이유인지는 모르겠지만, 치료견과 함께 뛰어다니기만 해도 그냥 기분이 나아지고 더 차분하고 평온해졌다.'라고 말했다. 이런 진정 효과는 오래 지속되곤 했다. 또 다른 재소자는 그런 효과를 '그 후 종일 구름 위를 걷는 기분이었다.'라고 표현할 정도였다. 털로 덮인 이 친구들과 함께 시간을 보낸 후, 일부 실험 참가자들은 감정을 더 잘 조절할 수 있게 되었고, 이전에는 좀처럼 말하기 힘들었던 것들을 털어놓을 수 있게 되었다.[191]

교도소의 사례는 시작일 뿐이다. 동물은 정신과 병원에서부터 공항에 이르기까지 다양한 장소에서 불안한 사람들의 신경을 누그러뜨리고 정신 건강을 증진하는 데 도움을 주고 있다. 우울증, PTSD를 비롯한 정신 질환이 있는 사람들에게 도움을 주는 것으로 알려진 정서적 지원 동물로는 고양이와 개뿐만 아니라 토끼, 햄스터, 오리, 공작새 등이 있다. 반려동물은 단순히 인간의 열등한 대체물이 아니며, 나름의 독특한 특성을 지니고 있다. 교도소 실험에 참여했던 한 재소자가 언급했듯이, 개는 과거의 죄를 토대로 사람을 판단하지 않는다. 혹 고양이가 쌀쌀맞게 군다고 해도 기분 나쁘게 받아들이지 말라. 그것은 고양이의 방식일 뿐이다.

그러나 모든 사람이 동물의 진정 효과에 대한 열광이 유익하다고 확신하는 것은 아니다. 이런 회의적인 시각의 이유 중 하나는 연구 결과들이 엇갈린다는 데 있다. 좀 더 결정적인 증거가 나올 때까지 동물의 진정 효과에 대한 일부 연구 결과는 불안정한 상태로 남아 있을 것이다. 물론 사람들의 기분이 나아지는 한 연구 결과가 어떻든 중요치 않다고 주장할 수도 있다. 고양이를 키우는 사람들과 개를 키우는 사람들 모두를 대상으로 한 최근의 설문 조사는 많은 사람들이 반려동물, 특히 고양이가 정신 건강을 유지하는 데 중요하다고 생각하는 것을 보여 준다.[192]

전문가들도 같은 의견이다. 한 설문 조사에 따르면, 의사의 97%가 반려동물을 키우는 것이 건강에 도움이 된다고 믿는 것으로 드러났다.[193] 그러나 일부 전문가들은 건강 증진을 목적으로 반려동물을 키워 보라는 권유를 받은 사람들이 동물을 돌보는 일을 과소평가해 동물에게 피해를 입히지 않을까 우려한다.[194]

물론 반려동물을 키우는 데는 불리한 면도 있을 수 있다. 반려동물의 죽음은 다루기 힘든 문제이며, 반려동물이 당신이 이미 사별한 사람과 강한 유대를 형성하고 있었던 경우에는 특히 더 그렇다. 심각한 건강 문제가 있는데도 불구하고 반려동물을 잃게 될까 봐 두려워 적절한 치료를 받지 않는 사람들이 있다는 것을 보여 주는 연구도 있다.

엇갈린 증거

그래서 결국 결론은 무엇일까? 반려동물을 키우고 있거나 반려동물을 키울까 진지하게 고민하는 사람이라면 이미 반려동물이 주는 혜택에 설득당했을 가능성이 높다. 특정한 건강 문제에 도움을 받기 위해 반려동물을 찾는 사람들의 경우, 증거를 신중하게 다루어야 하는데, 일부 집단은 반려동물이 더 도움이 될 가능성이 높다. 이런 증거에 대한 2020년의 리뷰 연구는 적어도 노인의 경우 반려동물이 우울증, 불안, 인지 장애, 치매 행동 및 치매의 정신과적 증상을 비롯한 정신 건강 문제의 증상을 완화하는 데 도움을 준다는 것을 발견했다.[195] 하지만 신체적 건강에 대해서라면 연구 결과의 설득력이 훨씬 낮다. 의사가 사람들에게 반려동물 처방을 하려면 증거가 일정 기준을 넘어서야 할 것이다.

그때까지 이용할 수 있는 다른 선택지들이 있다. 일본에서 시작된 반려동물 카페의 열기가 확산되고 있다. 차를 마시면서 고양이나 토끼를 쓰다듬을 수 있는 이런 장소를 찾는 것이 응급조치가 될 수 있다. 사람들이 동물을 통해 진정 효과를 얻을 수 있으며, 동물을 쓰다듬는 것이 혈압을 낮추고 기분을 개선하는 뇌 화학 물질의 분비를 촉진한다는 데는 확실한 증거가 존재한다.

살아 있는 동물은 건강상 해법의 일부일 뿐이다. 연구자들은 로봇 반려동물을 통해 배설물을 치우지 않고도 건강상의 혜택을 누릴 수 있는지를 조사하고 있다. 또한 2021년부터 진행된 오스트레일리아의 한 연구는 야생에서 동물을 만났을 때 사랑, 소속감, 긍정성의 감정을 경험하고 새로운 관점을 갖게 된다는 것을 보여 주었다. 야생 동물과의 조우는 상호호혜성도 강화한다.[196] 야생 동물이나 주변의 동물들에게 받은 혜택에 보답하고 이들을 잘 보호할 가능성이 더 높아지는 것이다. 이는 동물을 좋아하는 사람에게도 동물에게도 원윈 상황이 될 수 있다.

반려동물이 치매에 미치는 긍정적인 영향

동물 매개 치료는 동물이 치료 과정의 일부가 되는 치료법으로, 치매 환자를 대상으로 한 여러 연구에서 다양한 이점이 확인되고 있다.

여기에는 신체 활동을 늘리고, 외로움을 줄이고, 기억력과 소통 기술을 단기적으로 개선하는 것들이 포함된다. 양로원에 있는 치매 환자들에게 매주 한 번씩 동물 매개 치료법을 적용하자 불안과 공격성의 수준이 낮아지는 효과가 나타났다.

또한 알츠하이머병 전문 병동에 수족관을 설치하자 2주 후 환자들의 영양 상태가 개선되는 효과가 나타나기도 했다. 이런 방식의 접촉은 많은 헌신이 필요할 수 있는 반려동물 입양에 비해 용이하다는 장점이 있다.

그러나 최근의 한 연구는 중요한 것은 돌봄이라는 것을 발견했다. 반려동물이 있는 치매 환자는 일주일에 약 세 시간 동안 산책을 하고 외로움을 덜 느끼지만, 이런 이점은 그들이 동물을 돌보는 데 참여하는 상황일 때만 누릴 수 있었다. 반면, 반려동물이 있지만 돌보는 역할을 하지 않는 사람들은 반려동물이 없는 사람들보다 우울증이 심하고 삶의 질도 떨어졌다.

23장

기분을 북돋우는
빛과 어둠

구름이 없는 밤, 하늘을 바라보라. 은하수가 보이는가? 그렇다면 당신은 행운아다. 유럽인의 3분의 2, 북아메리카인의 80%는 빛 공해로 인해 은하수를 볼 수 없다. 이것은 전 세계 80%에 해당되는 문제이며, 그 비율은 계속 증가하고 있다. 인공적인 조명이 있는 야외의 면적이 매년 약 2%씩 늘어나고 있는 것으로 추산된다.

이것은 상당히 중요한 문제인데, 인공조명이 우리의 몸을 망치기 때문이다. 인간을 포함한 지구상의 동물들은 낮과 밤이 있는 24시간 주기로 진화해 왔다. 인공조명이 등장하기 전, 우리 조상들은 촛불이나 기름 램프에 의지할 수 없는 밤이면 잠을 자거나 따뜻하게 빛나는 모닥불 주위에 모여서 시간을 보냈을 것이다. 또한 그들은 자연광에 맞춰 일어나서 야외에서 많은 시간을 보냈을 것이다.

지금의 우리는 대부분의 시간을 실내에서 보낼 뿐 아니라(서구인들은 전체 시간의 90%를 실내에서 보낸다는 추정치가 있다. 게다가 이것은 팬데믹으로 인해 전 세계적으로 사람들이 실내에서 보내는 시간이 평균 35% 증가하기 전의 이야기다), 인공조명은 해가 지고 한참이 지난 후까지 우리와 함께하며 심지어는 잠을 잘 때도 우리 방을 채운다.

밝은 밤의 위험성

우리는 밤에도 진정한 어둠을 경험하기 어렵다. 현대 사회에서 빛에 노출되는 방식은 정신 건강에 부정적인 영향을 미치는 세 가지 주요 요인으로 나뉜다. 그중 첫 번째는 밤에도 어둠을 접할 수 없다는 점이다.

이를 이해하기 위해서는 인간이 빛을 감지하는 방법에 대한 기존의 이해를 혁명적으로 뒤바꾼 최근의 놀라운 발견부터 알아야 한다. 눈 뒤쪽 망막 안에는 원뿔 세포와 막대 세포가 있다(224페이지 도해 참조). 원뿔 세포는 색을 식별하는 데 쓰이며, 막대 세포는 빛을 감지하고 좀 더 어두운 곳에서 보는 데 쓰인다. 1999년에 이르러서야 옥스퍼드 대학교의 러셀 포스터Russell Foster와 그의 동료들은 원뿔 세포와 막대 세포 뒤에서 빛을 측정하고 생체 시계를 주변 환경과 동기화하는 일을 하는 전혀 새로운 일련의 감지기를 발견했다. 여담이지만, 시각 장애인이 원뿔 세포와 막대 세포가 작동하지 않는데도 일주기 리듬을 유지할 수 있는 것도(안구가 제거되면 생체 시계의 급격한 변화를 경험하는 이유도) 이 감지기 덕분이다.

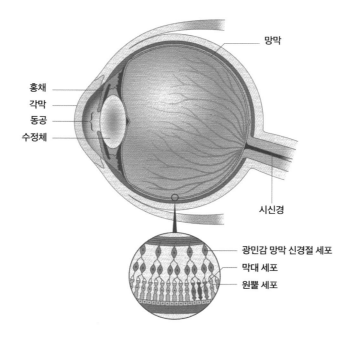

홍채
각막
동공
수정체

망막

시신경

광민감 망막 신경절 세포
막대 세포
원뿔 세포

광민감 망막 신경절 세포intrinsically photosensitive retinal ganglion cell, 줄여서 ipRGC라고 하는 이 세 번째 종류의 수용체는 모든 유형의 밝은 빛에 반응해 발화하지만 특히 청색광에 민감하다. 청색광은 원래 이른 아침에 경험하는 빛이다. 햇빛은 아침에 청색광을 더 많이 포함하고 있으며, 해가 질 무렵에는 점차 붉은빛으로 변한다. 빛이 눈의 광민감 망막 신경절 세포에 닿으면, 이 세포는 뇌의 마스터 시계, 즉 낮인지 밤인지를 알려 주는 시교차 상핵SCN이라는 작은 세포들 덩어리에 직접 작용하는 신호를 보낸다. 시교차 상핵은 몸 전체 세포 내의 생체 시계를 제어해 모든 장기와 시스템이 동기화되어 조화롭게 작동하도록 한다.

이 마스터 시계는 밤에 분비가 증가해서 잠자리에 들 시간이라고 알려 주는 호르몬, 멜라토닌melatonin의 방출을 위한 타이머를 설정한다. 따라서 새롭게 발견된 이 일련의 세포들은 우리의 생체 시계를 설정하고, 뇌에 언제 일어나고 언제 잠자리에 들어야 하는지 알려 주고, 몸 전체가 조화롭게 움직이도록 하는 데 필수적이다.

하지만 그것이 전부가 아니다. 이들 세포는 우리의 감정 통제에 관여하는 뇌 영역과 직접 소통한다. 따라서 이들 세포의 신호 체계를 방해하는 것은 기분 장애에 영향을 미칠 우려가 있다. 동물 연구는 이런 생각에 신빙성을 더한다. 쥐가 있는 우리의 조명을 혼란스럽게 조작한 결과 쥐에게 우울증과 같은 증상이 나타났으며, 현재는 적절치 못한 시간, 즉 밤에 빛에 노출되는 것이 기분에 영향을 미칠 수 있다는 데 의학계의 합의가 이루어지고 있다.

외부에서 들어온 빛이 감정에 혼란을 초래하는 방법 중 하나는 수면 교란을 통한 것이다. 밤에는 낮은 조도의 빛도 멜라토닌 생성을 강하게 억제해 생체 시계를 늦추고, 그에 따라 사람을 더 올빼미 유형으로 만든다. 꼭 밤늦게까지 휴대폰에 붙어 있어야 이런 영향을 받는 것은 아니다. 빛의 강도는 보통 룩스lux로 측정되는데, 야간의 주택가 골목의 조도는 약 5룩스인 반면, 흐린 밤하늘의 조도는 0.00003에서 0.0001룩스에 불과하며, 보름달의 조도는 보통 0.1에서 0.3룩스 정도다. 2016년 미국의학협회American Medical Association는 청색광이 강한 LED 가로등이 건강에 미치는 해로운 영향 때문에 그 사용에 반대하는 보고서를 발표했다.

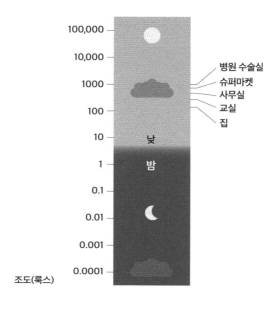

	병원 수술실
	슈퍼마켓
	사무실
	교실
	집

조도(룩스)

일반적인 조명도 수면에 영향을 미칠 수 있다. 여러 연구가 전자책 단말기와 밤새 켜 두는 야간 조명 같은 실내조명이 수면 시간과 수면의 질에 부정적인 영향을 미친다는 것을 보여 주고 있다. 일례로, 40룩스의 야간 조명을 켜 두고 자는 사람들은 야간에 더 얕은 잠을 자고 자주 깨는 것으로 드러났다. 대규모 연구들은 옥외 빛 공해를 수면 장애, 주간의 졸음, 코골이와 불면증의 악화와 관련짓고 있으며, 이 모든 것이 기분과 정신 건강에 대단히 파괴적인 영향을 미칠 수 있다.

그러나 문제는 수면에서 끝나지 않는다. 적절치 못한 시간에 빛에 노출된 쥐는 수면에 변화가 없어도 우울증 증상을 겪을 수 있기 때문이다. 여기에는 호르몬이 역할을 할 가능성이 높다. 일례로, 스트레스 반응을 조절하는 데 관여하고 주요 우울 장애와 연계된 호르몬인 글루코코르티코이드glucocorticoid는 아침의 밝은 빛을 보아야 제대로 기능한다.

걱정스럽게도 야간의 빛 노출은 뇌의 구조와 기능에도 변화를 유발할 수 있다. 지속적으로 빛에 노출된 쥐는 해마의 신경 생성이 감소했으며, 이와 동시에 우울증과 유사한 행동이 나타났다. 적색광일 때는 이런 효과가 청색광일 때만큼 심하지 않았다.

청색광은 태블릿, 스마트폰 등 각종 전자 기기 화면과 밝은 인공 조명에서 발산되는 종류의 빛이다. 적절치 못한 시간에 적절치 못한 빛에 노출되는 것은 정신 질환과 관련된 유전자를 비롯한 유전자의 활동에도 영향을 준다. 이는 전체 유전자의 20%가 일주기 리듬에 따라 발현되기 때문이다.[197] 또한 청색광은 신경 전달 물질이라고 하는 우리 뇌의 신호 화학 물질의 작동 방식에도 영향을 미칠 가능성이 있다.

이 모든 증거가 밤에 빛을 너무 많이 보는 것은 좋은 생각이 아니라는 견해를 강력하게 지지한다. 문제는 대부분의 사람들이 빛 공해에 노출되어 있기 때문에 그것이 얼마나 나쁜지 측정하기 어렵다는 데 있다. 매우 다른 환경 조건의 두 가지 인구 집단에서 나온 증거가 있어야 상황을 명확히 밝힐 수 있을 것이다.

이런 인구 집단 중 하나는 북극권 북쪽, 핀란드에 사는 사람들이다. 이 지역은 여름에 60일 연속으로 해가 지지 않으며, 이 기간 동안 폭력적인 방식의 자살(총기 사용, 목 매달기, 높은 곳에서의 추락 등

빛이 인지 능력에 미치는 영향

적절치 못한 시간에 적절치 못한 빛에 노출되는 것은 기분에 좋지 못한 영향을 준다. 그렇다면 인지 능력은 어떨까? 이에 대한 좋은 예시로, 시차로 인한 문제를 들 수 있다. 시차를 경험한 쥐는 기억력에 문제가 생기고 해마 내의 신경 생성이 감소한다. 승무원들도 시차로 인해 고통을 받는다. 장거리 비행 후 회복 시간이 짧은 경우, 반응 시간의 10% 감소를 비롯한 인지 결손, 심지어는 특정 뇌 영역의 위축으로까지 이어진다.

한편, 최근의 연구는 낮 동안 적절한 조도의 인공조명 광을 받는 것이 대학생의 학습 능력과 기억력을 향상시킬 수 있다는 것을 보여 준다. 일부 연구자들은 조명이 수면, 일주기 리듬, 인지 능력 등 뇌에 미치는 영향을 고려하면, 단순히 전구를 바꾸는 것만으로도 전체 아동의 교육 성과를 개선하는 효과를 얻을 수 있다는 견해를 내놓고 있다.

우리의 인지 능력은 연중 시기에 따라서도 달라질 수 있다. 한 연구에 따르면, 인지 과제를 수행할 때 기억 및 주의와 관련된 뇌 영역의 활동이 계절에 따라 최고조에 이르는 시기가 있다는 것이 밝혀졌다. 이에 대해서는 계절의 영향을 상쇄하고 성과를 일정한 수준으로 유지하기 위해 뇌가 다양한 방식으로 더 열심히 일을 해야 하기 때문이 아니냐는 견해가 있다. 만약 이 생각이 맞는다면, 계절성 정서 장애로 인해 겨울철에 우울감을 느끼는 경향이 있는 사람들은 이 시스템이 적절히 작동하지 않는 것일 수 있다.

상당한 신체적 외상을 수반하는 자살—옮긴이)이 급격히 증가한다고 한다.[198] 다른 하나의 인구 집단은 산업화 이전의 생활 방식으로 살면서 인공조명을 피하는 올드 오더 아미시Old Order Amish(아미시는 미국 펜실베이니아주, 오하이오주 등에 주로 거주하는 재침례파 종교문화 공동체로 19세기 산업 혁명 이전의 생활을 지향한다. 그중에서도 올드 오더 아미시는 전기, 자동차, 전화 등 현대 기술을 지양하고 외부 세계와의 접촉을 최소화하는 데 엄격한 집단이다—옮긴이)들이다.

2020년 아미시들에게 활동과 빛을 추적하는 장치를 착용하게 한 연구는 그들이 햇빛을 접하는 습관이 일반인들과 얼마나 다른지 보여 주었다.[199] 아미시는 아침 일찍 매우 활동적이었다가 취침 시간을 향해 가면서 활동이 줄어들며, 해가 지면 잠자리에 드는 것으로 드러났다. 핀란드인들과 달리 아미시는 빛과 어둠에 따른 활동 패턴이 매우 두드러진다. 낮 동안 노출되는 빛의 조도가 1,000룩스가 넘고(이에 비해 우리의 일반적인 집과 사무실은 100~300룩스 정도다), 저녁에 노출되는 빛의 조도는 10룩스 미만이며, 잠을 자는 때는 1룩스까지 떨어진다. 특히 아미시는 우울증 발병률이 현저히 낮다.

수면을 방해하는 어두운 낮

아미시들에게서 배울 것이 있다면, 그것은 야간의 지나친 빛이 좋지 않다는 것이다. 위에서 살펴본 연구에서 아미시들은 우리가 빛을 접하는 방식이 잘못되었다는 또 다른 단서를 제공한다. 우리는 밤에 더 밝은 빛에 노출될 뿐 아니라 낮 동안에 비교적 어둑한 곳에서 시간을 보냄으로써 일주기 리듬의 최고점과 최저점이 뚜렷하지 못한 평탄화 효과를 유발하고 있다. 집과 사무실이 밝게 느껴지겠지만, 사실 실내의 조도는 낮보다는 황혼에 가깝다. 대부분의 실내 조명은 100에서 300룩스인 반면, 야외는 흐린 날에도 1,000룩스 정도이며, 직사광선은 100,000룩스를 넘어서기도 한다.

이른 아침에 밝은 빛에 노출되는 것은 우리의 일주기 시계를 설정하는 데 특히 중요하다. 팬데믹 동안 많은 사람이 집에서 일하며 기분 저하와 수면 장애를 겪은 것도 이와 관련이 있을 수 있다.

많이 인용되는 한 연구는 빛 노출과 관련된 영향이 얼마나 강력한지를 보여 준다. 이 연구에 따르면, 아침 8시에서 정오 12시까지 밝은 빛에 노출된 사람들은 밤에 잠들기까지 평균 18분이 걸리는 데 비해 광량이 낮은 수준의 빛에 노출된 사람들은 45분이 소요되었다. 밝은 빛에 노출된 사람들은 수면 시간도 20분 더 길었다.[200] 다른 연구들은 주간의 밝은 빛에 노출되면 야간 수면에 방해가 적고 자다가 깨는 횟수도 줄어든다는 것을 보여 준다. 아침의 청색광은 적은 양만으로도 우리의 각성도를 높인다. 낮은 강도의 청색광에 한 시간 노출되어도 각성도가 상승하는 정도는 샷을 추가한 에스프레소를 마셨을 때와 같다.[201]

이런 점을 고려해서 중요한 빛에 더 많이 노출되기 위해 할 수 있는 간단한 일이 있다(232페이지 박스 글 참조). 그중 하나는 아침 일찍 밖으로 나가는 것이다. 아침 일찍 햇볕을 쬐는 것은 유용하면서도 과소평가된 또 다른 장점이 있는데, 바로 적절치 못한 시간에 청색광에 노출되었을 때의 영향을 완화해 주는 것이다. 한 연구에 따르면, 이른 아침 밝은 빛 노출에 필요한 양은 세 시간이며, 이를 통해 실험 참가자의 반응 속도가 개선되었고 이런 인지 향상 효과는 하루 종일 지속되었다. 달리 말하면, 이른 아침의 밝은 빛은 기분을 개선하고 각성도를 높일 뿐 아니라 생체 시계에 강력한 영향을 미쳐 이후 야간에 청색광에 노출되면서 생기는 부정적 영향을 상쇄한다. 저녁에 태블릿이나 휴대폰 등 전자 기기 화면에 빠져 있는 사람들에게 유용한 팁이다.[202]

야간의 청색광 노출과 울적한 기분

이제 빛이 정신 건강에 영향을 미치는 세 번째 방법, 즉 우리가 전자 기기 화면에 빠져 있는 것에 대해 알아볼 차례가 되었다. 다양한 전자 기기가 화면으로 청색광을 방출하는 탓에 일주기 건강과 숙면에 있어 공공의 적이 되었다.

이런 주장을 얼마나 진지하게 받아들여야 할까? 눈의 광민감 망막 신경절 세포가 청색광에 더 쉽게 활성화된다는 것을 기억해 보자. 자주 인용되는 한 연구에 따르면, 잠들기 전에 전자책 단말기로 책을 읽으면 일반 종이 책을 읽을 때보다 잠드는 데 더 긴 시간이 소요된다.[203] 휴대폰과 태블릿의 청색광은 멜라토닌 생성을 방해해 생체 시계에 변화를 일으킬 뿐 아니라, 깊은 회복의 수면으로 알려진 서파 수면에도 영향을 미친다. 또한 성장 호르몬에도 영향을 주기 때문에 자기 전에 전자 기기 화면을 보는 아이들은 성장과 두뇌 발달에 영향을 받을 수 있다.

야외 조명이 많은 도시 환경에 사는 10대들은 올빼미형 수면 패턴을 보일 가능성이 높으며, 저녁에 전자 기기로 소셜 미디어를 사용하는 청소년도 마찬가지다. 심지어 밤에 작동하는 중요한 두뇌 청소 네트워크인 글림프 시스템 역시 일주기 리듬의 영향을 받을 수 있기 때문에, 생체 시계를 바꿔 놓는 행동은 뇌의 중요한 자가 청소 기능에 부정적인 영향을 줄 수 있다.

이 모든 것이 침실에서 휴대폰 사용을 금해야 한다는 주장의 강력한 논거가 된다. 하지만 이 문제가 과장되었다고 말하는 이들도 있다. 전자 기기 화면 사용에 대해 조사한 최근의 한 연구에 따르면, 멜라토닌 생성을 방해하려면 한 시간 동안 85룩스의 빛에 노출되어야 하는데, 태블릿에서는 이 정도 수준의 노출이 가능하지만 휴대폰에서는 그렇지 않았다. 하지만 휴대폰이 밤에 우리를 깨어 있게 하는 또 다른 이유가 있다. 소셜 미디어를 스크롤하든, 내일의 할 일 목록을 확인하든, 다음 휴가를 계획하든, 콘텐츠가 지나치게 자극적이면 긴장을 풀고 싶을 때조차도 뇌가 윙윙거리며 가동될 수 있다. 따라서 참을 수 있다면 휴대폰을 침실 밖에 두거나 최소한 잠자리에 들기 한 시간 전에는 전원을 꺼 두자. 청색광 노출은 가장 필요한 때인 아침을 위해 아껴 두는 것이 좋다.

교대 근무자를 비롯해 야간에 일하는 사람들은 몸과 정신의 스위치를 꺼야 할 시간에 깨어 있을 수밖에 없다. 또한 나이가 들면서 일주기 리듬이 무뎌지고 망막에 도달하는 빛의 양도 줄어드는데, 이는 노인들 역시 일주기 리듬이 깨질 위험이 크다는 의미다. 병원이나 요양원에서 지내는 사람들과 같은 특정 그룹도 일주기 리듬이 깨지기 쉽다. 이들은 낙상 등의 위험을 방지하는 안전상의 이유로, 또는 분주하게 돌아가는 병동에서 생활하기 때문에 밤 동안 높은 조도의 빛에 노출되는 경우가 많다.

최근의 한 연구는 요양원의 노인들을 낮 동안 청색광이 풍부한 빛에 더 많이 노출시키고 밤에는 덜 노출되게 할 경우 낙상 사고가 줄어드는 것을 발견했다. 또한 중환자실의 조명을 밝게 하면 그곳에서 일하는 간호사의 의료 과실이 3분의 1가량 줄어든다는 결과도 있다. 빛과 관련된 이런 종류의 영향은 수십억 달러에 이르는 건강 비용의 절감으로 이어질 수 있으며, 생명을 구할 수도 있다. 게다가 이 모든 게 조명을 바꾸는 간단한 일만으로 가능한 일이다.

24장

정신 건강에 좋은
자연

기운을 북돋아 줄 것이 필요할 때는 자연 속에 몸을 푹 담궈 보라. 일본의 삼림욕 관행은 사람들이 야외에서 시간을 보내며 모든 감각을 통해 자연과 연결되도록 독려하는, 잘 자리 잡은 전통이다. 삼림욕은 심박수, 스트레스 호르몬, 혈압을 감소시켜 몸과 정신 모두를 진정시키는 효과가 있다는 연구 결과들이 발표된 이후 큰 인기를 끌었다.

우리는 이미 오래전부터 자연에서 시간을 보내는 것이 신체 건강에 좋다는 것을 알고 있었지만, 지난 10년간 급증한 연구는 그것이 정신 건강에도 그만큼 좋은 영향을 준다는 것을 밝혀냈다. 가장 놀라운 연구 결과는 2013년 영국 엑서터 대학교의 매튜 화이트Mathew White 박사와 그의 동료들이 진행한 것인데, 집을 옮긴 사람들을 대상으로 추적 조사한 결과, 녹지가 많은 교외 지역으로 이사한 사람들의 경우 정신 건강에 큰 혜택을 얻은 것으로 드러났다.[204]

자연과의 교감이 관건이다

그 어느 때보다 많은 사람이 도시 환경에서 살고 있는 이 시기에 (UN의 발표에 따르면, 2050년에는 세계 인구의 3분의 2가 도시에서 살게 될 것이라고 한다),[205] 우리는 자연에서 시간을 보내는 것이 삼림욕의 스트레스 해소 효과를 넘어서는 다양한 이점을 제공한다는 것을 발견했다. 자연과의 교감은 기분, 행복감, 웰빙을 향상시킬 뿐 아니라 정신적 고통을 줄이는 것으로 나타났다.[206]

자연에서 시간을 보내면 사고력 개선에도 도움이 되는데, 주의력과 기억력, 창의력, 상상력, 어린이의 학업 성적이 향상되는 것으로 드러났다. 자연에서의 시간은 사회적 상호 작용을 개선하고 사람들이 삶에 더 큰 의미를 느낄 수 있도록 한다. 더불어 수면의 질을 개선하며, 우울증, 불안 장애, ADHD 등의 질환이 있는 사람들에게도 도움을 주는 것으로 드러났다. 심지어 일부 의사들은 환자에게 자연 속에서 보내는 시간을 처방하기 시작했다.

자연이 강장제가 될 수 있다는 생각은 야외 활동을 즐기는 사람들에게는 그리 놀라운 것이 아니다. 그도 그럴 것이 인류는 도시에서 살도록 진화하지 않았다. 생물학자 E. O. 윌슨[E. O. Wilson]은 이를 생명애愛 가설[biophilia hypothesis](인간이 다른 생명체, 즉 자연과의 관계를 추구하는 선천적인 경향을 가지고 있다고 주장하는 가설—옮긴이)의 관점에서 설명한다. 우리는 현재 우리가 살고 있는 환경과는 딴판인 자연이라는 환경 속에서 진화했기 때문에 우리의 뇌는 자연과의 연결을 추구하도록 설계되어 있다는 것이다. 즉, 우리의 초기 환경이 우리 뇌를 형성했다는 것이다.

또 다른 대중적인 설명은 주의 회복 이론attention restoration theory으로 알려진 것이다. 아주 간단하게 말하자면, 우리의 집중력이 자연에서 보낸 시간을 통해 회복된다는 이론이다. 주의는 두 가지 유형으로 나뉜다.

하나는 중요하거나 흥미로운 자극(예를 들어, 카페에서 당신 뒷자리에 앉은 연인의 친밀한 대화)에 주의가 집중되는 비자발적 주의이고, 다른 하나는 적극적으로 어떤 것(연인의 대화를 엿듣기 전에 읽으려던 책)에 집중하는 의도적 혹은 자발적 주의다.

의도적 주의에는 심리학자들이 '하향식' 통제라고 부르는 것이 필요하다. 즉, 우리의 생각이 행동을 통제하는 것이다. 반대로 '상향식' 사고는 감각 정보가 우리의 생각에 영향을 주는 경우다. 의도적 주의 도중에는 집중을 방해하는 요소들을 억눌러야 하는데, 이것이 정신적 피로를 유발한다.

이때 자연이 관여한다. 자연에는 미묘하고, 본질적으로 마음을 사로잡고 눈길을 끄는 자극이 가득한데, 이는 쉽게 상향식, 비자발적인 주의를 촉발해 사고하는 정신에 휴식을 선사함으로써 주의력을 다시 보충할 수 있게 한다.

눈부시게 아름다운 석양을 보거나 산들바람에 흔들리는 나무들

자연을 최대한 활용하기 위한 조언

- 일주일에 2~5시간이 효과적이다. 약 2만 명의 사람들을 대상으로 한 연구에 따르면, 자연에서 보낸 시간이 주는 건강상의 혜택은 일주일에 2시간을 할 애해야 나타난다. 시간이 늘어날수록 좋지만 혜택이 커지는 것은 5시간까지 다. 이 시간을 초과하면 혜택은 정체 상태를 유지한다.

- 자신이 원하는 방식을 택한다. 자연에서 한꺼번에 시간을 보내든, 일주일에 여러 번 짧은 시간 단위로 나눠 보내든 그것은 문제가 되지 않는다. 한 연구 는 효과가 있는 가장 짧은 시간은 10분이라는 것을 발견했다. 따라서 10분 을 최단 기준으로 한다.

- 자연과 교감한다. 야외에 있는 것의 장점은 자연과 연결되어 있다고 느낄 때 특히 더 강력해진다. 따라서 계절의 변화를 관찰하거나, 정원을 가꾸거나, 새, 나무, 기타 야생의 생물을 찾아보는 등 자연과 교감할 방법을 찾는다.

- 옷을 따뜻하게 입고 겨울에도 자연을 접한다. 자연에서 얻는 정신 건강의 혜 택은 여름뿐 아니라 겨울에도 적용되며, 겨울은 많은 사람에게 그 혜택이 가 장 필요한 때다. 그러므로 자연과의 교감이 1년 내내 이어지도록 노력한다.

- 자발적이어야 한다. 우울증이나 불안 장애 등의 정신 건강 문제가 있는 사 람들은 자연에서 시간을 보낼 때 기분이 나아지는 것을 경험한다. 하지만 그 것은 자신의 선택에 의한 것이어야 한다(따라서 여러 나라에서 시행되는 자연 '처방'은 역효과를 불러올 수 있다). 자연에서 시간을 보내는 것에 대한 사회적 압력을 느낄 때 이들의 행복감은 줄어들었고 외출에 대한 불안이 커졌다.

- 양보다 질이다. 녹지 공간의 특성이 그 공간의 크기보다 더 중요한 것 같다. 특히 녹지 공간의 두 가지 특성이 스트레스를 줄이는 것으로 드러났다. 하나 는 피난처의 역할을 하는 공간이고, 다른 하나는 정말 자연에 있는 것처럼 느껴지는 공간이다. 피난처는 덤불과 초목으로 둘러싸여 사람들이 안전하 다고 느끼는 공간으로 정의되는 경향이 있다. 특히 평온함이 느껴지는 곳에 서 시간을 보내는 것은 여성의 정신 질환 발병 위험의 감소와도 연관된다.

을 응시한 뒤에 활기를 되찾은 느낌을 받았다면, 그것은 이런 광경이 일과 집중에 필요한 의도적 주의의 하향식 통제 과정에 휴식을 주었기 때문일 것이다.

도시 환경은 그다지 수동적이지 않고 갑자기 우리의 주의를 끌며 행동을 요구하기 때문에 주의 회복에 도움이 되지 않는 것으로 보인다. 빠르게 움직이는 차량을 피해 다녀야 한다면, 뇌가 절실히 필요로 하는 휴식을 취할 기회가 없기 때문이다.[207]

자연에서 시간을 보내는 과정에서 뇌가 혜택을 얻는 데는 다른 추가적인 이유도 있다. 낮 동안 햇볕을 쬐며 더 많은 시간을 보내는 것이 분명히 더 유리한데, 이는 익히 알고 있듯이 기분을 개선하고, 일주기 리듬을 조정하며, 수면의 질을 높인다. 도시 환경에 비해 대기 오염이나 소음 공해 수준이 낮은 것 역시 정신 건강에 긍정적인 영향을 미칠 수 있다.

우리가 녹지 공간을 접하는 방식도 정신 건강에 특별한 영향을 미칠 수 있다. 화이트 박사는 집 주변에 자연 공간이 얼마나 많이 있는지는 물론이고, 그곳에서 보내는 시간이 얼마나 되는지, 그 시간 동안 무엇을 하는지 등을 측정하는 연구를 진행했다.

그의 팀은 사람들이 자신의 웰빙을 어떻게 평가하는지는 물론, 이들의 불안 및 우울증과 관련된 의학적 처방에 대한 데이터도 수집했다. 이후 그는 긍정적인 정신 건강을 예측하는 가장 중요한 변수가 자연과의 근접성이나 자연에서 보내는 시간이 아니라, 자연에 대한 심리적 연결성이라는 놀라운 결과를 도출했다.[208] 물론 최선의 시나리오는 자연 가까이에 살면서, 자연에서 많은 시간을 보내고, 자연과 교감하는 것이다.

자, 이제 가까운 공원이나 녹지 공간으로 나가야 할 이유가 그 어느 때보다 많아졌다. 운동이 정신 건강에 주는 여러 가지 긍정적인 효과까지 생각한다면, 헬스장이 아닌 야외에서 땀을 흘리는 방향을 선택해 두 배의 효과를 얻는 것이 어떨까?

푸른 공간 vs 녹색 공간

바다나 호수 근처에 사는 행운아라면 자연으로부터 얻는 혜택은 더 커질 것이다. 지난 몇 년간 유럽 연구자들의 대규모 컨소시엄을 비롯한 몇몇 연구가 이런 '푸른 공간blue spaces'에 관심을 두었다. 푸른 공간이 숲이나 공원 같은 녹색 공간과 맞붙을 때는 푸른 공간이 한결같이 더 나은 점수를 얻는다. 가장 좋은 것은 이 두 공간이 만나는 곳에서 사는 것이다.

화이트 박사는 웰빙에 대한 자연의 영향이 고용, 결혼 생활에 대한 만족도, 자녀의 행복과 같은 중대한 요소들에 비해 미미할 것이라고 지적한다. 그렇긴 하지만 그의 연구는 푸른 공간 근처에서 사는 것이 사회경제적 격차에서 오는 정신 건강의 불평등을 일부 상쇄할 수 있다는 점을 발견했다. 숲은 주로 중산층이 이용하는 경향이 있는 반면, 해변은 사회 전체에 걸친 모두가 이용한다.

두 건의 대규모 연구에 따르면, 바닷가에 거주하는 저소득층 사람들은 실업이나 빈곤 같은 웰빙에 큰 영향을 미치는 요인이 있음에도 불구하고, 정신적·신체적으로 예상보다 더 건강한 것으로 나타났다. 이들이 고소득층 사람들만큼 건강 상태가 좋은 것은 아니지만, 그 격차는 예상보다 작았다. 즉, 해안가에서의 생활이 건강 불평등을 완화하는 데 기여하는 것으로 확인되었다.

그렇다면 푸른 공간이 녹색 공간보다 나은 이유는 무엇일까? 사람들에게 자연 공간과 관련된 자신들의 경험을 질문한 여러 연구에서 두드러지게 나타나는 몇 가지 특징이 있다.

하나는 푸른 공간, 특히 해변에는 녹색 공간에서 얻을 수 없는 변화의 패턴이 포함되는 경우가 많다. 조수가 밀려왔다 빠져 나가고, 파도가 계속해서 해변을 찰싹거린다. 이런 움직임뿐 아니라 공원이나 숲에서는 경험할 수 없는 소리의 변화, 심지어는 빛의 변화도 존재한다. 푸른 공간에서 일어나는 이런 끊임없는 변화는 주의 회복 이론에 부합하는 방식으로 사람들의 주의를 끈다.

이런 매력적인 환경 변화에는 위협적이지 않은 에너지가 있고, 과학자들이 '부드러운 매혹soft fascination'이라고 부르는 상태를 촉발해 구체적인 생각(심지어 우울증과도 관련된 부정적 반추 사고)에서 벗어나 주의를 돌리게끔 한다.

연구에서 발견한 또 다른 것은 푸른 공간이 모래 놀이, 수영, 패들링 등 녹색 공간에서는 하지 못하는 종류의 활동을 할 수 있게 해 준다는 점이다. 아이들은 부모가 바다에 갔을 때 자신들과 더 많이 놀아 주고 더 많이 함께 활동한다고 말한다. 이런 활동을 통해 사람들은 친구나 가족과 강력한 긍정적 사회 경험을 구축하게 되며, 이런 양질의 시간은 결국 기분과 웰빙에 더 유익하게 작용하는 것으로 나타났다.

자연을 접하기 힘든 이들을 위한 차선책

좀처럼 자연으로 갈 수 없는 상황이라면, 집에서 편안하게 비슷한 혜택을 누릴 방법이 있다. 여러 연구가 자연을 담은 사진을 보거나 자연사 다큐멘터리를 보는 것만으로도 그런 효과의 일부를 모방해 긍정성을 높이고 지루함을 덜 수 있다는 것을 발견했다. 여기에서도 교감이 핵심으로 보인다. 자연사 영화에서 발췌한 장면을 일반 TV로 보거나, 360도 경험이 가능한 영상으로 보거나, 가상 현실을 제공하는 VR TV로 보았을 때의 반응을 비교한 최근의 한 실험 결과, 가상 현실로 시청했을 때 기분의 개선 정도가 가장 큰 것으로 나타났다. 이는 시청자가 주변의 물리적 공간과 상호 작용을 할 수 있기 때문이었다.

가상 현실 기술이 더 정교해지고 가격도 저렴해지면서 거동이 불편한 사람들을 대상으로 기분 개선 효과와 같은 자연의 영향력을 재현해 내는 잠재력도 커지고 있다. 이런 가상의 자연환경은 우울증으로 인해 집 밖으로 나가기 힘들어하는 사람들이 증상을 개선하여 결국 과감히 밖으로 나갈 수 있게끔 도움을 줄 수도 있다.

가상 현실은 임상 환경에서도 유망하다. 한 연구는 발치를 하는 동안 해변을 거니는 가상 현실을 체험한 사람들이 도심을 걷는 가상 체험을 하거나 아무런 체험도 하지 않은 사람들에 비해 통증, 불안, 스트레스를 덜 느낀다는 것을 발견했다. 연구자들은 현재 소리와 냄새 같은 자연의 요소들이 가상 현실에 통합될 수 있을지 연구하고 있다. 언젠가는 치매 등으로 인한 기억력 쇠퇴 환자들의 기억력을 증진하는 맞춤형 가상 현실 자연 여행을 개발하는 것도 가능할 수 있다.

결국 이 모든 것은 자연에도 좋은 소식이다. 자연에 가까이 살고 자연과 교감하는 시간을 많이 갖는다면, 사람들은 자원 재활용이나 환경을 위한 자원봉사 활동 등 좀 더 친환경적인 행동을 발전시킬 테니 말이다.[209]

자연이 아이들에게 주는 혜택

어린 자녀를 둔 부모라면 누구나 집 밖으로 나가고 싶은 절박한 충동을 느껴 본 적이 있을 것이다. 그리고 가까운 공원으로의 짧은 외출만으로도 놀랍도록 회복되는 효과를 경험했을 것이다.

이러한 효과는 단순히 억눌린 에너지를 발산하는 것을 넘어서는 것으로 보인다. 자연과 접하는 경험은 아이들에게 학업 성취도 향상, 기분 개선, 집중력 증가, ADHD 증상 완화 등 다양한 이점을 제공한다. 또한 어린 시절 자연을 접하는 경험은 성인이 되었을 때 환경을 소중히 여기는 태도를 지니게 하는 데 도움이 된다. 나아가, 도심 내 녹지 공간은 아이들이 사회적 네트워크와 친구 관계를 형성하는 데 긍정적인 영향을 미치며, 다양한 문화를 아우르는 사회적 포용을 촉진하는 데도 중요한 역할을 할 수 있다.

해변 역시 놀라운 효과를 발휘한다. 매튜 화이트 박사는 행동 문제로 퇴학당했거나 퇴학 위기에 처한 아이들을 대상으로 연구를 진행했다. 이들은 12주간의 서핑 프로그램에 참여했으며, 그 결과 신체적으로 더 건강해졌을 뿐 아니라 학교생활과 친구 관계에 대해 한층 긍정적인 태도를 가지게 되었다. 더불어, 자신의 신체 이미지body image에 대한 인식도 개선되었는데, 이는 청소년기 초반의 삶의 질을 예측하는 중요한 요소로 평가된다.

6부

건강한 몸, 건강한 정신

HEALTHY BODY, HEALTHY MIND

많은 성인들이 중년으로 나이 들어 가는 것을 두려워한다. 이는 쉽게 이해할 수 있는 일이다. 우리의 몸은 생식 시기에 맞춰 최고의 수행 능력을 발휘하도록 설계되어 있다. 이론적으로, 일단 우리의 유전자가 미래 세대에게 전해지면 우리는 점차 쇠약해지기 시작한다. 작은 결함이 누적되면서 DNA 손상이 커지고, 면역 체계의 효율은 떨어지며, 정신은 흐릿해진다. 이런 목록은 끝이 없다. 하지만 노화 자체는 피할 수 없더라도, 노화의 정도와 속도는 상당 부분 우리가 조절할 수 있다.

그에 관한 가장 중요한 사례는 면역 체계다. 부상이나 감염에 대한 신체의 제1선 반응인 염증은 문제가 생겼을 때 건강을 유지하게 해주지만, 지나치게 많은 염증이 지나치게 오래 지속된다면 몸과 정신에 막대한 피해를 줄 수 있다. 염증은 나이가 들면서 증가한다. 하지만 100세에 이른 사람들의 염증 수치를 조사해 보면, 이들보다 40세 어린 사람들과 비슷한 수준인 것을 볼 수 있다. 실제 나이와 다른 이런 '생물학적' 나이는 대체로 라이프스타일에서의 선택이 어떠했는지를 반영한다.

뇌를 제외하면, 면역 체계는 몸에서 가장 복잡한 시스템일 것이다. 면역 체계가 정신 건강과 연결된 방식을 파악하는 일은 이제 막 시작되었을 뿐이다. 그렇더라도 100세 노인들의 생활 습관을 모방하고, 면역 체계를 나이보다 젊게 유지하고, 염증을 억제하고자 한다면 해야 할 일이 많다. 가장 좋은 출발점은 올바른 식단과 운동이다.

나이가 들어도 뇌를 보호할 수 있는 훨씬 더 간단한 방법들도 있다. 우리는 그중에 두 가지를 탐구할 것이다. 하나는 구강 위생이다. 치아와 잇몸은 뇌와 어떤 관련이 있을까? 알츠하이머병에 대한 새로운 이론을 근거로 한다면, 둘 사이에는 강한 연관성이 있다. 치아와 잇몸도 중요하지만 청력도 관리해야 한다. 보청기에 대한 사회적 시선이 좋지 않고 보청기 착용을 노인이 되는 과정으로 받아들이기 때문에 청력에 문제가 있는 많은 사람들이 적절한 치료 없이 수십 년을 살아간다. 하지만 청력 손실은 치매의 예방 가능한 위험 요소 중 가장 중요한 것이며, 도움을 받는다면 그런 피해를 일부 되돌릴 수 있다. 이 모든 것은 신체 건강을 어떻게 돌보느냐가 인지 능력과 정신적 웰빙에도 엄청난 영향을 미칠 수 있다는 점을 보여 준다.

25장

정신 건강을
위협하는 염증

우리의 면역 체계는 우리를 보호하기 위해 진화했다. 그러나 현대적인 삶이 시작된 이후로 생활 방식이 급격하게 바뀌면서 우리의 면역 체계가 미친 듯 날뛰게 되었고, 그 결과, 천식과 관절염에서 우울증, 알츠하이머병에 이르는 몸과 정신의 수많은 질병이 나타났다. 범인은 박테리아와 바이러스 같은 외부 침입 물질에 대항하기 위한 신체 방어 제1선 기능인 염증 반응이다.

염증은 모든 종류의 감염이나 부상에 반응하는 무딘 도구와 같다. 더러운 칼에 손을 베었다고 상상해 보라. 염증 반응이 하는 일은 재빠르게 면역 세포를 현장에 보내 몸에 들어온 박테리아와 같은 병원균을 죽이고 상처 회복을 위한 준비를 하는 것이다. 먼저, 혈액이 감염 부위로 빠르게 이동하는데, 이에 혈관이 확장되면서 상처 부위가 열이 오르고 빨갛게 변한다. 이렇게 늘어난 혈류는 백혈구와 같은 면역 세포를 비롯한 중요한 분자들을 운반한다. 혈관은 더 많은 누출을 일으켜 면역 분자들이 쉽게 감염 부위를 채울 수 있도록 하는데, 이 때문에 환부에 부기가 생긴다. 현장으로 옮겨진 전문적인 면역 세포들은 이제 초미세 팩맨처럼 칼날에서 옮겨 온 모든 박테리아를 파괴하고 먹어 치우고 손상된 부위를 깔끔하게 정리해 조직 보수가 시작될 수 있도록 한다.

여기까지는 염증이 유용하다. 하지만 오늘날 우리가 생활하는 방식이 이렇게 정교하게 진화된 면역 시스템을 정상 궤도에서 벗어나게 만들면 문제가 발생한다. 스트레스가 그 주범 중 하나다(29장에서 더 상세히 논의할 것이다). 진화적 관점에서 스트레스는 우리가 어떤 공격이나 잠재적 부상을 마주할 위험에 처했다는 신호이다. 따라서 감염에 대비해 면역 체계를 준비시키는 기능을 한다. 그러나 장기적인 스트레스는 면역 체계와 염증의 스위치를 지나치게 오래 켜져 있게 한다.

비만은 염증 과잉의 또 다른 원인 제공자다. 지방 세포는 사이토카인이라는 염증 반응을 촉진하는 분자를 대량으로 저장하기 때문이다. 지방이 지나치게 축적되면 사이토카인이 유출되어 낮은 수준의 염증이 지속되는 결과를 낳는다. 지나친 체중 증가는 장내 마이크로바이옴도 교란시켜 장 누수를 일으키며, 이 역시 염증을 유발한다.[210]

염증 수치와 건강한 노화의 상관관계

통제하기가 더 어려운 요인들이 있다. 나이가 들어가면서 염증 수치가 올라가는 것은 정상적 현상인데, 이 과정을 '염증 노화inflammaging'라고 한다. 현재 염증은 대단히 많은 질병, 특히 나이가 들면서 더 취약해지는 질병들의 원인으로 알려져 있다. 따라서 면역 체계, 특히 염증을 '생물학적 나이biological age'의 척도로 사용하는 방법에 과학자들의 관심이 쏠리고 있다.

생물학적 나이라는 개념을 쉽게 설명하기 위해, 생일 케이크에 꽂힌 초의 개수가 같은 동년배의 두 사람을 예로 들어 보자. 한 사람은 건강에 도움이 되는 라이프스타일 덕분에 나머지 한 사람보다 신체적으로 훨씬 젊을 수 있고, 따라서 더 오래 살 가능성이 높다. 이는 실제 연령이 같다 해도 생물학적 연령이 더 어리다는 것을 의미한다. 생물학적 나이를 측정하는 다양한 방법 중에서도 염증 수치가 특히 관심을 끄는 것은 우리에게 이미 염증을 치료하는 약이 있기 때문이다. 라이프스타일 요인 역시 염증 수치에 영향을 미치기 때문에 이 염증 시계를 되돌릴 수 있는 방법은 꽤 많다.

왜 나이가 들면 염증이 늘어나는 것일까? 한 가지 원인은 나이가 들면서 일부 면역 세포가 변덕스러운 행동을 시작하기 때문이다. 우리 몸에 침입한 해로운 병원균을 파괴하기 위해 염증이 있는 동안 혈관에 넘쳐 나는 유형의 세포 중 하나인 호중구neutrophil도 거기에 포함된다. 노년에는 이런 세포들이 방향 감각을 잃고 이물질을 잘 탐지하지 못하며, 일하는 과정에서 어수선하게 움직이며 오히려 주변 조직을 손상시켜 더 많은 염증을 유발하기도 한다. 다행히 이런 과정을 억제하는 간단한 방법들이 있다. 혈중 콜레스테롤을 낮춰 주는 약인 스타틴statin을 복용하거나 하루 만 보를 걷는 것이 호중구를 젊게 유지하는 방법으로 알려져 있다.

현재로서는 염증 나이를 파악하는 데 널리 사용되는 테스트가 없지만, 과학자들이 연구를 진행하고 있다. 2021년 미국의 연구진이 아이에이지iAge라는 최초의 염증 노화 시계를 개발했다. 아이에이지는 만성 염증 수치를 측정하고 신경 퇴행성 질환과 같은 노화 관련 질환의 위험을 예측한다. 이 도구는 실제 나이 8세에서 96세까지 천 명이 넘는 사람들의 건강 측정치를 토대로 개발되었다.[211] 100세 노인 집단을 대상으로 이 염증 노화 시계를 테스트한 연구진은 그들의 아이에이지 나이가 실제 나이보다 평균 40세 어리게 나온 것을 확인함으로써 염증 수치가 건강한 노화에 얼마나 중요한지를 보여 주었다. 혈액 검사 등으로 염증 정도를 쉽게 측정할 수 있게 된다면, 생물학적 나이를 주의 깊게 살피고 필요에 따라 약물을 처방하거나 라이프스타일을 개선하여 염증으로 인한 추가적인 손상을 막고, 나아가 염증 노화 시계를 되돌릴 수도 있을 것이다.

질병 행동을 촉발하는 염증

기본적인 만성 염증 수치를 측정하는 것이 그토록 유용한 또 다른 이유는 염증이 뇌에 미치는 영향에 있다. 염증은 상처나 외상을 입은 부위에 침입한 병원균을 파괴하기 위해 면역 세포들을 보낼 뿐 아니라, 혈-뇌 장벽blood-brain-barrier(뇌 조직과 혈관 사이에 존재하는 생체 장벽으로, 뇌에 이물질이나 미생물이 들어오는 것을 막는다—옮긴이)으로 신체와 분리된 자체적 면역 체계를 가진 뇌에도 메신저를 보낸다. 이로 인해 뇌의 신경-염증 시스템이 작동하기 시작해 무기력, 식욕 부진, 사회적 위축, 졸음, 우울한 기분 등 아플 때 경험하는 종류의 행동을 촉발한다(이런 행동은 우울증에서 나타나는 행동과 매우 유사하다).

우리가 아플 때는 이런 질병 행동이 매우 유용하다. 집에서 이불을 뒤집어쓰고 누워 있다는 것은 몸이 다른 일에 에너지를 낭비하지 않고 상태를 호전시키는 데 집중하도록 휴식을 취한다는 의미이기 때문이다. 이는 또한 우리가 다른 사람에게 질병을 전파할 가능성을 낮춘다는 것을 의미하기도 한다.

하지만 라이프스타일 때문에 염증 수치가 계속 높게 유지된다면, 염증은 필요치 않은 상황에서도 뇌에 이런 질병 행동을 계속하라는 신호를 보내게 된다. 현재는 우울증과 면역 체계의 연관성을 보여주는 많은 증거가 있다. 면역 체계가 과도하게 활성화되는 질환이 있는 사람들은 우울증 발병률이 높다. 특히 제2형 당뇨병 환자의 우울증 발병률은 일반인보다 두 배 높다.[212] 폐의 염증으로 유발되는 천식 환자의 3분의 1 이상이 우울증을 앓고 있으며, 천식과 우울증이 모두 있는 환자는 특정 유형의 염증성 사이토카인 수치가 유난히 높은 경향이 있다.[213] 한편, 염증 수치가 높은 어린이들은 18세가 되었을 때 우울증을 겪을 가능성이 더 높다는 연구 결과도 있다.

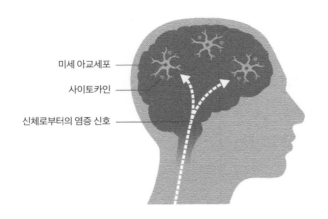

미세 아교세포 ——

사이토카인 ——

신체로부터의 염증 신호 ——

그렇다면 염증을 완화하는 약물이 우울증의 증상을 완화하는 데
도 도움이 되지 않을까 하는 의문이 생긴다. 이미 승인되어 매일 수
백만의 사람들이 사용하는 수많은 항염증제들이 있는데, 흔하디 흔
한 아스피린, 스타틴, 항생제 등이 여기에 포함된다. 이런 약물 대
한 몇 가지 증거는 밝은 전망을 보여 준다. 다양한 항염 약물에 대
한 26건의 연구 결과를 종합한 최근의 한 연구는 항염증제의 전반
적인 우울증 증상 완화 효과가 위약에 비해 52%, 증상 제거 효과가
79% 높다는 것을 발견했다. 표준 항우울제 치료와 병행했을 때는
항염증제의 효과가 더 커졌다.[214]

염증의 오프 스위치

현재 사용되는 대부분의 항염증제는 애초에 염증이 발생하게 않게
하는 작용을 한다. 하지만 또 다른 선택지도 있다. 염증을 멈추는 '오
프 스위치'다. 면역 체계가 리졸빈resolvin이라는 화학 물질을 생성한

다는 것이 최근 발견되었다. 리졸빈은 손상의 원인이 제거되면 염증 스위치를 끄는 일을 한다. 만성 염증이 있는 사람들은 이 물질이 제대로 생성되지 않는다는 것이 발견되면서 또 다른 치료 방식의 가능성이 주목받고 있다. 면역 반응이 시작되는 것을 막는 기존의 항염증제를 사용할 때는 감염의 위험이 뒤따를 수 있으므로, 필요할 때 면역 체계의 스위치를 끄는 치료법이 더 바람직할 것이다. 현재 이런 기능을 할 수 있는 약물에 대한 연구가 진행 중이다.

하지만 항염증제는 염증 스위치가 켜지는 것을 막든, 스위치를 끄는 것을 돕든 우울증의 특효약이 아니다. 우울증 환자 중 염증 수치가 높은 경우는 3분의 1 정도이기 때문에, 염증은 우울증이라는 복잡하고 다면적인 질환의 한 가지 원인일 뿐이다. 따라서 항염증제가 모든 사람에게 효과가 있는 것이 아니며 일부 사람들의 경우에는 그런 치료법이 해가 될 수도 있다. 여러 연구에 따르면, 항염증제는 처음부터 염증 수치가 높은 우울증 환자에게만 효과가 있었고,[215] 다른 사람들에게는 오히려 증상을 악화시키는 경우도 있었다. 그러므로 환자에게 맞는 적절한 약물을 제공하는 것이 중요하다.

스트레스, 비만, 노화, 기타 라이프스타일 요소들로 인해 만성 염증을 가진 사람들이 수없이 많은데도 불구하고 그중 일부만 우울증에 걸리는 이유를 밝혀 내는 것도 중요하다. 하나의 답은 우울증을 발병하게 하는 염증의 임계 수준이 있어서일 수도 있다. 이는 어린 시절의 트라우마 등으로 인해 염증 수준이 높은 경향이 있는 사람들은 우울증에 걸릴 위험이 더 클 수도 있다는 의미다. 따라서 염증

> ## 염증을 줄이기 위해 할 수 있는 일
>
> - 신체가 염증 스위치를 끄기 위해 생성하는 화학 물질, 리졸빈은 오메가 3 지방산으로 만들어진다. 따라서 오메가 3 지방산을 충분히 섭취하도록 한다. 오메가 3의 가장 좋은 공급원은 연어와 같은 기름진 생선이다.
>
> - 건강한 식단은 염증을 예방하는 데 도움을 준다. 신선한 과일과 채소, 통곡물을 선택하고, 설탕이 지나치게 많이 들어간 음식, 감미료와 유화제가 포함된 가공식품을 피한다.
>
> - 규칙적으로 요가 수련을 하면 염증이 줄어드는 것으로 밝혀졌다. 아마도 스트레스 수준을 낮추는 효과 때문일 것이다. 쥐를 대상으로 한 연구들은 스트레칭이 염증이 있는 근육을 직접적으로 진정시킨다는 것을 보여 준다.
>
> - 또 다른 전략은 걷기, 달리기, 저항성 운동과 같이 근육을 키우는 운동을 하는 것이다. 골격근은 염증을 통제하며, 하루 만 보를 걷는 사람들의 면역 세포는 나이에 비해 젊어 보이는 경향이 있다.
>
> - 과도한 체지방을 줄이면 지방으로부터 유출되는 염증성 사이토카인의 수가 감소해 만성 염증을 줄이는 데 도움이 된다.

시계는 특히 유용한 도구가 될 수 있다.

염증은 알츠하이머병과도 연관이 있다. 다만 염증이 정확히 어떤 역할을 하는지는 아직 명확히 밝혀지지 않았다. 알츠하이머병 환자들은 뇌의 염증성 사이토카인 수치가 높은 경향이 있지만, 그것이 병이 진행되는 과정에서 형성된 베타 아밀로이드 침착의 결과인지 사이토카인이 병의 원인인지는 아직 밝혀지지 않은 상태다.

한 이론은 미세 아교세포microglia라고 불리는 뇌 내 면역 세포들이 알츠하이머병 플라크를 없애느라 끊임없이 활성화된 상태를 유지한다고 주장한다. 이후 비만 등의 라이프스타일 요인 때문에 염증이 발생하면, 이로 인한 신호가 뇌로 전달되어 뇌 내 면역 세포가 과도하게 활성화되고, 결국 뇌세포를 죽이는 것이다.

그렇지만 2020년 미국의 연구자들은 감염에 대한 반응으로 생성되는 염증성 단백질 하나가 직접적으로 아밀로이드 플라크의 축적을 유발하며, 쥐의 뇌에서 이 염증성 단백질을 제거하면 베타 아밀로이드의 양이 줄어든다는 것을 발견했다. 즉, 염증 자체가 베타 아밀로이드 축적을 유발할 수 있다는 것이다. 우울증과 마찬가지로, 알츠하이머병에서 염증의 역할을 이해한다면 새로운 치료법을 발견할 수 있다는 희망이 보인다. 다만 알츠하이머병은 병의 진행이 느려 실험에 오랜 시간이 걸리고 비용이 많이 들기 때문에 약물 임상 시험을 진행하기가 더 어렵다는 문제가 있다.

그렇다고 해도 충분히 명확한 점이 있다. 잘못된 상황에서는 면역 체계가 우리에게 항상 이익이 되는 방향으로 작용하는 것이 아니라는 것이다. 면역 체계는 다른 건강의 징후처럼 눈에 띄는 것은 아니지만, 신체적·정신적 웰빙에 있어 매우 중요한 역할을 하기 때문에 면역 체계를 잘 관리하는 데 힘써야 한다. 다행히도 면역 체계가 우리에게 불리하게 작용하는 것이 아니라, 우리를 위해 싸우도록 하는 데 도움이 되는 방법들이 많이 있다.

26장

알츠하이머병 예방을 위한
치아와 잇몸 관리

치과에 가는 것이 무서워서 정기 검진을 피하거나 잇몸에서 피가 나는데도 치료를 받지 않고 있는가? 여기 마음을 바꾸게 할 소식이 있다. 2019년, 알츠하이머병을 비롯한 몇몇 질병의 원인에 대한 우리의 이해를 뒤엎는 급진적인 견해가 등장했다.

앞에서 살펴보았듯이, 알츠하이머병은 뇌에 베타 아밀로이드라고 불리는 독성 단백질 플라크가 축적되고(아밀로이드 가설), 신경세포 내에서 타우라고 불리는 단백질이 엉킴으로써 발생한다는 것이 지배적인 견해였다. 이들 단백질이 뇌세포를 죽이거나 뇌세포들 간의 원활한 소통을 차단함으로써 알츠하이머병 증상을 유발한다고 보았던 것이다. 하지만 수십 년의 연구 끝에 두 가지 결정적 이유로 이런 설명이 설득력을 잃게 되었다. 첫 번째 이유는 많은 사람이 뇌에 이런 알츠하이머병의 징후를 가지고 있는데도 치매 증상을 보이지 않는 반면, 이런 플라크 축적과 엉킴이 거의 없는데도 치매인 사람들이 있다는 점이다.

더욱 충격적인 것은 베타 아밀로이드의 형성을 막거나 플라크를 제거하는 치료법에 대한 수십 년간의 임상 시험들이 알츠하이머병에 수반되는 인지 쇠퇴를 줄이는 데 거의 다 실패했다는 점이다. 2021년에는 베타 아밀로이드 항체를 지닌 백신, 아두카누맙 aducanumab이 18년 만에 FDA 승인을 받은 알츠하이머병 치료제로 기대를 모았지만, 안타깝게도 이 승인 결정에는 많은 논란이 따랐다. 가장 큰 이유는 임상 시험 결과가 약물의 플라크 제거 효능에 초점을 맞추었지만, 실질적으로 질병의 증상을 완화하는 데는 크게 효과적이지 않은 것으로 드러났고, 일부 사람들이 강한 부작용을 겪었기 때문이다.[216]

아밀로이드 플라크를 다루는 약물을 개발하는 데 엄청난 비용을 쏟아부었음에도 진전이 거의 없자, 많은 사람이 우리가 잘못된 방향으로 가고 있는지도 모른다고 생각하게 되었다.

P. 진지발리스의 뇌 침투 전략

사람의 입에는 수천 종의 박테리아가 서식하는데, 치아와 잇몸의 건강을 촉진하는 유익한 박테리아가 해로운 박테리아의 활동을 억제한다. 박테리아는 치아에 플라크라고 불리는 얇은 막을 형성하는데, 플라크가 축적되고 단단해지면 잇몸을 뚫고 염증을 유발한다. 이러한 염증은 미생물 침입에 대한 적절한 면역 반응으로, 침입자를 죽이도록 설계된 것이지만, 염증이 지나치게 오래 지속되면 잇몸 아래 고름 주머니가 만들어진다. 잇몸 질환의 주요 원인이 되는 박테리아, P. 진지발리스^{P. gingivalis}는 이런 환경에서 번성한다. 게다가 이 박테리아는 면역 체계에 큰 피해를 줄 수 있는 몇 가지 교활한 책략을 갖고 있다.

첫째, 이 박테리아는 염증 반응의 일부는 차단하고 일부는 활성화된 상태를 유지하게 함으로써 오래 지속되지만 매우 비효율적으로 기능하는 염증을 만들어 낼 수 있다. 이렇게 약화된 면역 반응은 박테리아를 제대로 죽이지 못하며, 결국엔 우리 자신의 세포를 파괴하기 시작한다.

일단 잇몸이 감염되면, P. 진지발리스는 면역 체계의 핵심 역할을 하는 백혈구를 비롯한 우리 세포의 내부로 침투할 수 있다. 그리고 이러한 세포를 운송 수단 삼아 우리 몸 안을 돌아다님으로써 우리 몸의 면역 반응을 피하고 입 안의 감염 부위로부터 멀리 떨어진 장기까지 침투할 수 있다. 결국 P. 진지발리스는 이런 트로이 목마 접근법을 사용해 미생물의 두뇌 침입을 막도록 설계된 혈-뇌 장벽을 뚫고 뇌 안으로 들어가는 것으로 보인다.

잇몸 질환 감염과 알츠하이머병의 연관성

P. 진지발리스는 워낙 교묘하게 잘 숨어 있기 때문에 연구자들은 그것이 알츠하이머병과 연관돼 있을 가능성을 오랫동안 놓치고 있

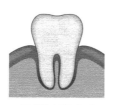

건강한 잇몸과 이

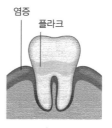

치은염

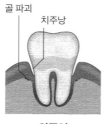

치주염

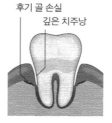

후기 치주염

었다. 하지만 박테리아의 DNA 조각을 감지하는 기술이 실마리를 제공했고, 지난 몇 년간 증거가 모여 상당히 설득력 있는 그림이 만들어졌다. 2019년 생명 공학 기업 코르텍심Cortexyme의 연구진을 포함한 연구 팀이 알츠하이머병 환자의 뇌를 부검한 결과, 대부분의 환자의 해마(알츠하이머병에 따르는 기억력 소실과 관련된 기관)에 P. 진지발리스가 인간의 단백질을 분해할 때 사용하는 독성 소화 효소 두 가지가 있는 것을 발견했다. 진지페인gingipain이라고 불리는 이들 독소가 많을수록 타우 단백질의 양도 더 많았다. 연구 팀은 알츠하이머병 환자의 뇌척수액은 물론, 정보 처리와 언어 처리, 개념적 사고에 중요한 역할을 하는 대뇌 피질에서도 이 박테리아의 DNA를 발견했다.

연구 팀이 알츠하이머병 환자가 아닌 사람들의 뇌에서도 훨씬 적은 양이긴 하지만 P. 진지발리스의 흔적을 발견했다는 점이 중요하다. 이는 알츠하이머병 발병 이후에 감염이 일어나는 것이 아니라, 발병 이전에 감염이 일어나며 감염이 이 병의 잠재적 원인이라는 것을 시사한다. 예를 들어, 치매가 있을 때 사람들이 치아 관리를 소홀히 하기 때문이라거나, 어떤 이유로든 박테리아가 알츠하이머병 환자의 뇌에 더 쉽게 들어갈 수 있기 때문은 아니라는 것이다.[217]

과거에는 알츠하이머병과 잇몸 질환을 동시에 앓고 있는 사람들이 알츠하이머병의 진전이 더 빠른 것을 관찰했기 때문에 감염으로 인한 염증이 알츠하이머병을 악화시킨다고 가정했다. 하지만 지금은 잇몸 질환과 알츠하이머병 발병 사이에 직접적인 인과관계가 있다는 증거가 존재한다. 비록 50명을 대상으로 진행한 연구에서 도출된 증거이지만, 쥐를 대상으로 한 실험들이 이 연구 결과에 무게를 실어 준다. 연구진이 쥐에 잇몸 질환을 유발시키자 P. 진지발리스가 뇌에 침투해 아밀로이드 플라크 형성과 타우 단백질 얽힘을 유발하며 알츠하이머병과 동일한 피해를 입히고, 뇌세포를 손상시켰다.[218]

이는 베타 아밀로이드가 박테리아 감염에 대한 방어책으로 형성되는 것일 수 있다는 2016년의 발견과 일치한다. 따라서 알츠하이머병의 특징적인 뇌 내 징후는 뇌까지 올라온 잇몸 질환 감염에 대한 반응으로 생성된 것일 수 있다. 이와 관련된 박테리아 P. 진지발리스는 위험한 염증을 늘리고 뇌세포 자체도 공격할 수 있다. 동물 연구는 P. 진지발리스 감염이 생체 시계를 교란하고 수면 장애를 유발해 잠을 자는 동안 베타 아밀로이드와 같은 오물을 청소하는 뇌의 글림프 시스템의 활동을 감소시킨다는 것을 보여 준다.[219]

잇몸 질환 예방법

잇몸 질환은 대단히 흔하다. 국가, 연령, 질환의 심각성에 따라 추정치가 달라지기는 하지만, 성인의 절반가량이 잇몸 질환이 있다. 초기와 가벼운 단계에서는 치은염이라고 부르며, 이를 치료하지 않고 방치할 경우에는 더 심각한 상태인 치주염으로 발전한다. 잇몸 질환은 치아와 잇몸에 있는 플라크라고 하는 막 속에 박테리아가 축적되면서 유발된다. 증상으로는 잇몸 퇴축과 출혈이 있다. 플라크가 쌓이고 단단해지면 잇몸을 뚫고 들어가 염증을 일으키며, 박테리아가 혈류로 들어가기 쉬운 환경이 조성된다. 심하면 결국 이를 뽑아야 할 수도 있다. 잇몸 질환은 알츠하이머병과도 연관이 있기 때문에 구강 위생을 진지하게 생각하는 것이 대단히 중요하다. 다음은 구강 위생을 위해 할 수 있는 일이다.

- 잇몸의 통증과 출혈, 입 냄새는 모두 치은염의 징후다. 여기에 해당한다면 치과 진료를 받도록 하라.

- 모두가 잘 알고 있는 방법이다. 하루 두 번 이상 양치질을 하고 치실을 사용해서 치아 사이에 생기는 플라크를 제거해야 한다.

- 플라크가 치석으로 변하면, 치위생사의 손을 빌려 긁어 내야 한다.

- 칫솔질을 지나치게 세게 하지 말라. 지나친 칫솔질은 박테리아가 혈류로 들어갈 수 있는 손상을 유발할 수도 있다.

- 흡연은 혈류 감소를 유발해 출혈과 같은 잇몸 질환의 징후를 알아차리기 힘들게 하며, 면역 체계를 약화시켜 치료를 어렵게 한다. 금연을 해야 하는 또 하나의 이유다.

새로운 치료 방향

앞서 살펴본 내용들이 섬뜩하게 들리지만 좋은 소식도 있다. 알츠하이머병의 원인에 대한 새로운 이론은 새로운 치료 방향에 희망을 갖게 할 뿐 아니라 우리 스스로를 지킬 수 있는 방법도 제시한다. 뇌내 감염이 있는 쥐에게 진지페인을 표적으로 하는 약물을 주입하자, 얼마 지나지 않아 박테리아가 제거되고, 염증이 가라앉고, 해로운 베타 아밀로이드와 타우 단백질 수준이 감소했다. 심지어 손상된 해마 뉴런의 일부도 회복되었다.

언제쯤 알츠하이머병 환자가 그런 치료법을 사용할 수 있을까? 코르텍심은 초기 실험에서 이 약이 인간에게 안전하다는 것을 보여주었으며, 알츠하이머병 환자를 대상으로 한 대규모 실험 결과가 곧 나올 예정이다. 진행 중인 또 다른 접근법으로, 애초에 잇몸 질환 예방 백신을 개발하는 방법도 있다.

그동안 우리는 치아와 잇몸을 잘 관리하고 정기적으로 치과 검진을 받아야 한다. 잇몸 질환의 영향을 받는 것으로 생각되는 병이 알츠하이머병뿐만이 아니라는 점을 고려하면, 구강 위생은 더 중요한 의미를 갖는다. 잇몸 질환은 파킨슨병의 위험을 높일 뿐만 아니라,[220] P. 진지발리스의 항체가 있는(이 박테리아에 감염된 적이 있다는 신호다) 사람들은 심장마비, 류머티스 관절염, 뇌졸중의 위험도 더 높다. 이 박테리아는 당뇨병과도 명확한 연관성이 있다.

겁에 질리기 전에, 알츠하이머병이 다양한 원인이 추정되는 복잡한 질병이라는 것을 명심해야 한다. 잇몸 질환은 알츠하이머병을 유발하는 많은 원인 중 하나일 가능성이 높다. 우리가 이 책 전반에 걸쳐 살펴보았듯이 알츠하이머병에는 유전, 생활 방식 등 다양한 요인이 관여하며, 이들 중 많은 것이 서로 연결되어 있다. 잇몸 질환은 여기에 해당하는 또 다른 요인일 가능성이 높다. 알츠하이머병의 유전적 소인이 있는 사람들이 이 병의 발병 위험이 높은 이유 자체가 P. 진지발리스가 체내의 특정 단백질과 상호 작용하는 방식 때문일 수도 있다. 따라서 어떻게든 치아와 잇몸을 잘 관리하는 것이 중요하지만, 알츠하이머병에 대해 이해하고 이 병을 치료하려는 우리의 탐구는 욕실 거울 앞에서 끝나지 않을 것이다.

27장

청력 손실과
치매의 연관성

주목! 치매 발병의 모든 위험 요소 중 우리가 직접 관리할 수 있는 가장 중요한 것은 청력 손실이다. 존스 홉킨스 대학교의 프랭크 린 Frank Lin과 그의 동료들은 약 12년 동안 600명 이상을 대상으로 청력 손실 관련 추적 연구를 실시했다. 이 연구는 가벼운 청력 손실은 치매 발병 위험을 두 배로, 중간 정도의 청력 손실은 위험을 세 배로 증가시킨다는 것을 보여 주었다. 심각한 청력 손실이 있는 사람들의 경우 그 위험은 다섯 배나 높아진다.[221]

우리는 청력 손실이 왜 치매 발병 위험을 높이는지 확실히 알지 못한다. 우리가 아는 것은 나이가 들수록 청력이 약해지는 경향이 있으며, 이는 대체로 공기 중의 진동을 뇌가 처리할 수 있는 전기 신호로 바꾸는 달팽이관(내이에 있는 나선 형태의 뼈)에 있는 작은 세포들의 손상 때문이라는 것뿐이다. 이러한 손상은 소리의 부호화가 원활하게 이루어지지 않는다는 것을 의미한다.

시력, 청력, 이 두 가지 유형의 감각 장애는 치매와 관련해 특히 문제가 되는 것으로 보인다. 2021년 한국의 한 연구팀은 6년이 넘는 기간 동안 58~101세의 사람 6,500명 이상을 대상으로 연구를 실시했다. 연구를 시작하는 시점에 대상자들에게 시력과 청력에 대한 질문을 했고, 2년마다 이들의 인지 능력을 테스트했다. 치매에 영향을 미치는 교육 및 성별과 같은 다른 요인을 고려했을 때, 시력과 청력 모두에 손상이 있는 사람들은 한 가지 손상만 있거나 어떤 손상도 없는 사람들보다 치매 발병 가능성이 두 배 높았다.[222]

청력 손실로 인한 뇌 과부하

청력 손실이나 시력 손실과 마찬가지로, 치매 역시 나이가 들면 점점 흔해진다. 나이에 따른 이 모든 문제에 몇 가지 공통 요인이 존재한다는 점이 이들의 연관성을 설명해 준다. 소리를 듣기가 힘들어질 때 뇌에서 어떤 일이 일어나는지 살펴보면, 청력 손실 자체가 일부 치매의 원인이 된다는 것을 쉽게 알 수 있다. 청력에 문제가 있는 경우에는 소리 부호화를 처리하는 데 더 큰 인지적 노력이 필요한데(인지 부하가 커진다), 이는 작업 기억과 같은 다른 인지 과정에 부정적인 영향을 미친다.

또 다른 문제는 청력은 우리가 주의를 기울이든 아니든 항상 '스위치가 켜진' 상태이기 때문에 지속적으로 다른 정신 활동과 경쟁

큰 소음으로부터 청력을 보호하는 방법

공연장에서

- 콘서트장이나 클럽처럼 소리가 큰 곳에 다녀온 후에는 약 18시간 동안 청력이 회복될 기회를 준다.

- 큰 소리가 나는 스피커 근처에 있지 않는다.

- 15분마다 소음으로부터 휴식을 갖는다.

- 이어플러그를 이용해 음량을 줄인다.

헤드폰을 사용할 때

- 헤드폰을 사용한다면 1시간마다 5분의 휴식을 갖는다.

- 배경 소음을 차단하고 싶다면 음량을 높이는 대신 노이즈캔슬링 헤드폰을 사용한다.

- 최대 음량의 60% 이하로만 듣는다.

보통 다음과 같은 상황이라면 소음이 너무 큰 것이다

- 85dB 이상(266페이지 도해 참조), 특히 장시간.

- 목소리를 높여야 한다.

- 가까이에 있는 사람의 이야기가 들리지 않는다.

- 이후에 귀에서 이명이 들린다.

하게 된다는 점이다. 이는 모든 종류의 일상적 과제를 수행하는 능력에 영향을 미칠 수 있으며, 이러한 인지 과부화 현상은 치매에서도 관찰된다.

마지막으로 청력 손실은 치매와 관련된 뇌의 변화를 가속할 수 있고, 청력에 문제가 있다는 진단을 받은 사람은 이후 몇 년 동안 뇌의 여러 영역이 수축되는 경향을 보인다. 영향을 받는 영역은 언어 처리 영역뿐만 아니라, 기억에 관련된 영역, 경도 인지 장애(치매로 발전할 위험이 있는 기억 문제)와 알츠하이머병 초기 단계에 관련된 영역까지 포함한다. 특히 청력 손실을 치료하지 않고 방치한 사람들의 경우 사회적 고립이 심화될 수 있는데, 이는 치매의 또 다른 위험 요소로 알려져 있다.

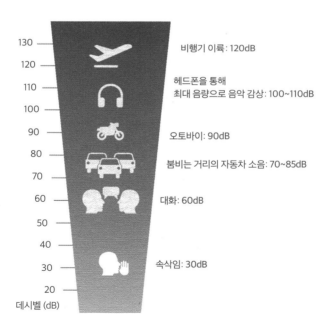

비행기 이륙: 120dB

헤드폰을 통해
최대 음량으로 음악 감상: 100~110dB

오토바이: 90dB

붐비는 거리의 자동차 소음: 70~85dB

대화: 60dB

속삭임: 30dB

데시벨 (dB)

예방할 수 있는 위험

이 모든 것이 다른 무엇보다 중요한 이유는 치매의 원인 중 우리가 예방할 수 있는 방법이 가장 많은 것이 바로 청력 손실이기 때문이다. 2020년 〈랜싯〉의 보고에 따르면, 전체 치매 발병 위험의 약 40%를 금연, 오염된 공기에 노출되는 일 줄이기, 신체 활동 증가와 같은 것들을 통해 예방할 수 있다고 한다. 이런 예방 가능한 위험에서 최대 8%의 비중을 차지해 다른 어떤 요소보다 큰 영향을 미치는 것이 바로 청력 손실이다.

하지만 청력은 치매 위험 요소 중에서도 연구가 가장 적게 이루어진 분야다. 보청기 사용이나 기타 치료법을 통해서 교정하기가 가장 쉬운데도 말이다. 난청으로 어려움을 겪는 노인들이 얼마나 많은지를 고려하면, 이런 개입을 통해 일부 사례만 호전시킬 수 있더라도 큰 의미가 있을 것이다. 청력 문제 발생률은 매 10년마다 두 배로 증가하고 있으며, 70세에 이르면 사람들의 3분의 2 정도가 일상의 소통에 영향을 받는 청력 손실을 경험한다.[223]

그렇다면 이 문제에 대해 우리가 할 수 있는 일은 없을까? 가장 중요한 것은 나이가 들면 정기적으로 청력 테스트를 받고, 필요하다면 보청기를 사용하는 것이다. 2019년 50세 이상 2만 5천여 명의 미국인을 대상으로 한 연구에 따르면, 나이와 관련된 청력 문제로 보청기를 사용하는 사람들은 그렇지 않은 사람보다 정신적으로 명료한 상태를 유지하는 것으로 드러났다. 2021년 북아일랜드의 연구진은 경도 인지 장애가 있는 사람들이 보청기를 착용할 경우 치매에 걸리기까지의 기간이 평균 2년 더 늦춰진다는 것을 발견했다. 치매가 있든 없든 청력 손실로 인한 사회적 고립이 심해지지 않도록 하는 것도 중요하다.[224]

귀의 유모 세포hair cell(달팽이관 안에 존재하는 세포로, 소리의 진동을 전기 신호로 바꿔 뇌로 전달하는 역할을 한다―옮긴이) 손상으로 인한 청력 손실의 초기 징후에는 아이들 목소리와 같은 고음이나 전화 대화와 같은 부드러운 소리의 감지가 어려운 것이 포함된다. 귀에서 소리가 나는 이명도 문제를 알리는 또 다른 신호다. 청력 손실의 단점에도 불구하고, 대부분의 사람들은 문제가 시작된 후 보청기를 사용할 때까지 평균 10년을 지체한다.[225] 따라서 위와 같은 증상이 있다면 청력 테스트를 받도록 하라. 또한 과도한 소음 노출로 인한 잠재적 손상으로부터 귀를 보호하는 일을 서둘러 시작해야 한다.

7부

뇌를 돌보는 당신만의 방법

THE INFLUENCE OF YOU

지금쯤이면 당신은 두 귀 사이에 자리한 질척한 존재에 대해, 그리고 그것을 좀 더 잘 돌보는 방법에 대해 훨씬 잘 알게 되었을 것이다. 궁극적으로 당신을 '당신'이란 존재로 만드는 것이 바로 뇌이기 때문에 뇌가 더없이 중요하다는 것은 말할 필요도 없는 사실이다. 그런데 뇌와 뇌를 건강하게 유지하는 방법에 관한 대부분의 연구가 많은 사람을 대상으로 진행되기 때문에 개개인의 다양한 조건을 반영하지 못할 수 있다는 문제가 뒤따른다. 물론 실험에 참여하는 사람이 많을수록 그 연구에 큰 의미가 있을 가능성이 높다. 하지만 이런 연구 결과를 읽을 때 우리는 우리의 뇌 구조, 뇌가 작동하는 방식, 뇌를 형성하는 삶의 경험, 뇌를 뒷받침하는 유전적 요소들이 사람마다 모두 다르다는 것을 기억해야 한다.

연구자들은 많은 사람들로 구성된 대규모 집단을 조사해 일정한 패턴을 찾기 때문에 그것이 당신에게 꼭 적용된다는 보장은 없다. 그들이 조사한 사람들 대부분에 해당되는 것을 이야기할 뿐이다. 습관 형성에 대해 알아보는 30장에서 좋은 예를 가져와 보자. 새로운 습관을 만드는 데는 평균 66일이 걸린다. 하지만 어떤 사람들은 단 18일 만에 새로운 습관을 만드는 반면, 거의 1년이 필요한 사람들도 있다. 과학적 연구가 인간의 뇌에 대한 귀중한 식견을 준다는 것에는 의심의 여지가 없다. 하지만 모든 연구 결과가 당신과 당신 특유의 뇌에 해당된다는 의미는 아니다.

이를 염두에 두고 마지막 몇 개 장에서는 성격에서부터 시작해 이런 차이들 몇 가지에 대해 탐구하는 시간을 가질 것이다. 철학자들은 사람이 백지와 같은 상태로 이 세상에 태어난다고 생각하곤 했다. 이런 견해는 비교적 최근까지도 과학적 사고에 영향을 미쳤었다. 현재는 유전자가 성격 형성에 크게 관여하며, 이런 유전적 소인이 환경과 상호 작용한다(28장에서 살펴볼 내용)는 견해가 널리 인정받고 있다. 이것이 중요한 이유는 일부 성격적 특성은 정신 건강 문제에 직면할 가능성을 높이는 반면, 그러한 문제로부터 우리를 보호하는 것처럼 보이는 성격적 특성도 있기 때문이다. 다행히도 최근의 연구 결과, 성격이 이전에 생각했던 것처럼 평생 고정되어 있는 게 아니란 점이 밝혀졌다. 따라서 정신적 웰빙에 좋지 않은 성격적 측면이 있다면, 이를 개선하기 위해 누구나 할 수 있는 일이 있다.

  당신이 예민하고 쉽게 긴장하는 경향이 있는 성격 유형이라면 29장을 참고하는 것이 좋다. 이 장에서는 바쁜 일상에서 우리가 스트레스에 어떻게 반응하는지에 대해 다루고 있는데, 상당히 긍정적인 소식도 포함하고 있다. 스트레스가 우리에게 해로울 수 있지만, 우리는 단순히 생각의 힘만으로도 스트레스로부터 자신을 보호할 수 있다는 점이다.

  이 책을 다 읽고 나서 몇 가지 긍정적인 변화를 시도하고자 하는 생각이 든다면 마지막 장이 도움이 될 것이다. 새로운 습관을 형성할 때 뇌에서 어떤 일이 일어나는지, 어떻게 하면 그 과정을 활용해 좋은 습관을 만들고 나쁜 습관을 버릴 수 있는지 살펴본다면, 최소의 노력을 통해 뇌 건강을 지키며 살아갈 수 있을 것이다.

28장

성격이 정신 건강에
영향을 미친다

성격이 어디에서 비롯되는지는 논란이 많은 주제다. 아기들이 오로지 삶의 경험을 통해 형성되는 빈 도화지의 상태가 아니라, 세상에 나올 때부터 일종의 '기질'을 타고났다고 이야기하는 부모들을 많이 보았을 것이다. 출생 직후 헤어져 매우 다른 가정 환경에서 성장한 일란성 쌍둥이 사이에 묘한 유사성이 있다는 이야기도 있다. 수십 년 후 만난 쌍둥이들은 서로 같은 스타일의 옷을 입고, 같은 취미와 버릇을 갖고 있다. 일란성 쌍둥이와 이란성 쌍둥이를 비교한 연구들은 유전적 특성이 분명히 큰 몫을 한다는 것을 보여 주면서 타고난 기질이 있다는 견해를 어느 정도 뒷받침한다.

그러나 과학자들은 성격과 관련해 유전자가 어느 정도 역할을 하는지에 대해 의견의 일치를 보지 못하고 있다. 친구를 사귀고 사람들에게 영향을 미치는 데 도움을 줄 수 있는 우호성과 관련된 단일 유전자가 존재하는 것은 아니다. 많은 유전자가 우리의 환경과 상호 작용을 하면서 성격에 영향을 미친다. 이 과정을 이해하는 것은 엄청나게 큰 의미가 있다. 이는 부모가 자녀의 행동, 성격, 성취에 얼마나 영향을 줄 수 있는지를 결정하며, 사람이 얼마나 변화하고 성취할 수 있는지와 같은 중요한 사회적 문제의 뿌리를 건드리기 때문이다. 그리고 우리의 성격이 어떻게 형성되는지, 성격을 변화시키기 위해 할 수 있는 일은 무엇인지와 같은 질문은 우리의 정신적 웰빙과도 깊은 관련이 있다.

'빅 5' 성격 특성

성격이 얼마나 복잡한지를 고려하면, 성격을 묘사할 완벽한 방법이 없다는 것은 놀라운 일이 아니다. 하지만 심리학자들은 다섯 가지 독립적인 성격 특성을 정의하는 '빅 5' 시스템을 일반적으로 사용한다. 이 특성에는 경험에 대한 개방성, 성실성, 외향성, 우호성, 신경증이 있으며, 사람들은 각 특성의 스펙트럼상에서 어딘가에 놓이게 된다.

연구자들은 이 다섯 가지 특성을 이용해 성격이 연애부터 커리어 전망, 건강, 심지어 수명까지 인생의 모든 측면에 영향을 미친다는 것을 발견했다.[226] 예를 들어, 성실성이 강한 사람은 학업과 직업, 인간관계, 신체 건강에서 더 나은 성과를 내는 경향이 있다. 우호성과 외향성은 긍정적인 정신 건강과 관련이 있다.[227] 또한 새로운 경험에 대한 개방성이 강한 사람은 스트레스에 대한 회복탄력성이 높고,[228] 창의적인 사고에 능숙한 경우가 많다.

그러나 신경증은 평판이 좋지 못하다. 이런 성격 특성을 가진 사람들은 종종 작은 실패에 압도당하고 평범한 상황을 위협으로 해석할 수 있다. 이를 고려한다면, 신경증이 우울증, 섭식 장애, 조현병을 비롯한 여러 정신 질환과 관련이 있다는 사실이 놀랍지 않을 것이다.

다만 빅 5 접근법은 성격의 미묘한 차이를 충분히 포착하지 못한다는 비판에 직면해 면밀한 조사를 받고 있기도 하다. 또한 빅 5에서는 다루지 않지만 정신 건강에 미치는 영향으로 인해 점점 많은 주목을 받고 있는 성격 측면도 있다. 바로 완벽주의다. 엄격한 정의에 따르면 완벽주의는 성격적 특성이 아니지만, 지나치게 높은 기준 설정과 대단히 자기 비판적인 경향으로 설명할 수 있으며, 이는 섭식 장애, 우울증, 불안, 강박 장애를 비롯한 여러 가지 정신 건강의 문제로 이어질 수 있다.

SNS 시대, '완벽주의'라는 전염병

많은 국가에서 젊은 층의 정신 건강 문제 발생률이 증가함에 따라, 영국의 토머스 커런Thomas Curran 박사와 앤드루 힐Andrew Hill 박사는 이러한 문제가 완벽에 대한 압박에서 비롯된 것이 아닌지 알아보고자 했다. 특히 오늘날 젊은이들이 소셜 미디어를 통해 전례 없는 감시를 받고 있으며, 학업적 성취에 대한 극심한 압박 속에서 살고 있다는 점을 고려했다.

빅5 성격 특성 유형

빅5 성격 특성은 하나의 스펙트럼이기 때문에 단정적으로 이야기하기 힘들지만, 각 특성에서 매우 높은 점수를 기록한 사람들은 다음과 같은 경향을 보인다.

1 경험에 대한 개방성 통찰력과 상상력, 새로운 것을 시도하려는 자발성으로 분류된다. 여기에서 높은 점수를 기록한 사람들은 새로운 사람을 만나는 것을 즐기고 창의적인 경향이 있다.

2 성실성 목표 지향적이고 사려 깊고 충동 조절을 잘하는 특성을 보인다. 성실성이 높은 사람들은 미리 계획을 세우며, 자신의 행동이 다른 사람에게 어떤 영향을 미칠지 생각하는 경향이 있다.

3 신경증 신경증이 높은 사람은 분노, 적대감, 불안, 걱정, 슬픔, 자의식, 취약성의 정도가 높으며, 어려운 상황에 대해 지나치게 부정적으로 반응한다. 또한 자기 자신에게 매우 비판적인 경향이 있으며, 타인의 비판에 매우 민감하게 반응하고, 자신이 부족하다고 느끼는 경우가 많다.

4 외향성 외향성이 높은 사람은 다른 사람들과 함께 시간을 보내면서 활력을 느끼며, 사교적이고, 말이 많고, 표현력이 좋다. 반대로 외향성이 낮은 사람은 타인과 상호 작용을 해야 하는 환경에서 진이 빠지는 느낌을 받고 자신에게 관심이 집중되는 것을 싫어한다.

5 우호성 다른 사람을 배려하고, 공감을 잘하고 친절하며, 다른 사람을 돕고 싶어 하는 것이 특징적이다. 우호성이 높은 사람들은 협력적인 반면, 우호성이 낮은 사람들은 경쟁심이 강하고 타인에게 영향력을 행사하려는 경향이 있다.

커런과 힐은 이를 조사하기 위해 1989년부터 2016년까지 대학생들이 다차원적 완벽주의 척도Multidimensional Perfectionism Scale라는 완벽주의 척도에서 기록한 점수를 비교했다. 이 척도는 자신에게 지나치게 높은 기준을 적용하는 '자기 지향 완벽주의', 지나치게 높은 사회적 기대에 부응하려는 '사회 부과 완벽주의', 주변 사람들에게 지나치게 높은 기준을 제시하는 '타인 지향 완벽주의'와 같이 다양한 유형의 완벽주의를 측정한다.

미국, 캐나다, 영국의 41,600명 이상의 학생을 대상으로 한 데이터를 조사한 커런과 힐은 시간이 흐르면서 세 가지 유형의 완벽주의 수준이 모두 증가해 왔다는 것을 발견했다.[229]

우려스러운 점은 정신 건강에 특히 좋지 않은 사회 부과 완벽주의가 가장 큰 폭으로 증가했다는 것이다. 이 유형의 완벽주의는 실수에 대한 과도한 걱정, 불확실성에 대한 지속적인 불안, 타인의 비난에 대한 두려움, 자기 인식과 현실 사이의 큰 괴리를 포함하며, 우울증, 불안, 강박 장애, 자살과 가장 강한 연관성을 갖는다. 게다가 이런 유형의 완벽주의는 우울증 발병 가능성을 높일 뿐만 아니라, 우울증을 앓고 있는 사람도 타인의 눈에 완벽해야 한다는 압박감을 느끼며 이런 종류의 완벽주의를 발전시킬 위험이 있다.[230] 이 연구를 통해 커런과 힐은 완벽주의가 젊은이들 사이에 숨겨진 전염병이 되었다고 확신하게 되었다.[231]

완벽주의의 역설

역설적으로, 완벽주의자들은 실패를 자초한다. 이러한 성향을 가진 사람들은 높은 성취를 이루는 경향이 있긴 하지만, 목표를 달성해도 만족감을 느끼지 못하고, 이러한 높은 기준을 장기적으로 유

맛으로 성격을 바꾸는 법

모험심을 즉각적으로 높이려면 새콤한 사탕을 먹어 보라. 사람들에게 단맛, 신맛, 쓴맛, 짠맛, 감칠맛의 다섯 가지 맛 중 하나를 맛보게 한 직후 컴퓨터 시뮬레이션을 경험하게 하자, 신맛을 맛본 사람들이 더 큰 위험을 감수했다.

또 다른 실험에서, 자신이 기르던 개가 죽었을 때 그 고기를 먹는 상황처럼 도덕적 판단이 어려운 시나리오를 제시한 결과, 쓴 음료를 마신 사람들이 물을 마신 사람들보다 훨씬 더 가혹한 판단을 내렸다.

지해야 한다는 더 큰 압박감을 스스로에게 가중시킨다. 완벽주의자들은 자신이 느끼는 부족함에 집착하고, 다른 사람들이 자신을 어떻게 보는지를 끊임없이 걱정한다. 결국 완벽을 추구하는 과정은 점차 감당하기 어려운 수준에 이르고, 이로 인한 정신적 압박감은 업무를 제대로 수행하거나 스스로 설정한 높은 목표를 이루지 못하게 만든다. 힐의 최근 연구에 따르면 운동선수들 사이에서 완벽주의는 번아웃과 밀접한 관련이 있다. 특히 코치가 완벽주의적 성향을 가지고 있으며 다른 사람들에게도 그러한 기준을 요구한다고 믿는 경우, 선수들이 번아웃을 겪을 가능성이 더 높은 것으로 나타났다.[232]

이 글을 읽고 자신의 성격이 정신 건강을 엉망으로 만들고 있는 것은 아닌지 걱정이 되는가? 절망할 필요는 없다. 비교적 최근까지 성격이 어린 시절과 청소년기에 발달하고 30세 전후에 고정된다고 여겼지만 현재는 이것이 사실이 아님을 알고 있다. 우리의 성격은 나이를 먹으면서 계속 변한다. 온라인으로 빅 5 성격 특성 설문에 응답한 다양한 연령대의 성인 13만 5천여 명을 대상으로 한 설득력 있는 연구에 따르면, 나이가 들수록 우호성과 성실성이 높아지고 차분해지는 경향이 나타났다. 한편, 여성의 경우 나이가 들면서 신경증이 낮아지지만 남성은 그렇지 않았다.[233]

　이런 변화의 원인이 정확히 무엇인지 알 수 없지만, 아마도 나이에 따른 뇌 구조의 변화 때문일 수 있다. 일례로, 유전이 신경증에 미치는 영향은 청소년기에 절정에 도달하는 것으로 보이며, 이는 나이가 들수록 성격을 변화시키는 외부 요인에 영향을 받기 쉽다는 것을 시사한다.

　우리를 변화시키는 것은 나이뿐만이 아니다. 인생에서 일어나는 사건들 역시 성격에 영향을 미친다. 새로운 연애는 신경증을 낮춘다. 여성은 이혼했을 때 좀 더 외향적이 되고 새로운 경험에 더 개방적인 태도를 보인다. 최근 독일의 연구자들은 부모가 되었을 때 여성은 외향성과 우호성이 강해지는 경향이 있고, 남성은 외향성이 낮아지고 성실성이 강해지는 경향이 있다는 것을 발견했다.[234] 충분히 예상할 수 있는 것처럼, 실업은 성격적 측면에서 좋지 못한 영향을 준다. 실업은 사람의 우호성과 성실성을 낮춘다. 전부 뻔한 이야기처럼 들리는가? 하지만 이것은 성인기가 되면 성격이 고정된다는 생각에 대한 명백한 도전이다.

원하는 방향으로 성격을 바꾸려면

성격이 바꿀 수 있는 것이라면, 의사들이 건강을 위협하는 성격 특성을 정기적으로 검사하고 이를 개선하기 위한 적극적인 조치를 취하는 것은 어떨까? 인지 행동 치료와 특정 약물은 특정한 정신적 문제로 치료받고 있는 사람들의 신경증 수준을 낮추는 것으로 밝혀진 방법이다.

그렇다면 정신적 문제가 없는 사람들은 어떨까? 대다수는 이런 질문을 받으면 자신의 성격을 조금 더 긍정적으로 바꾸고 불안감을 덜어내고 싶다고 답한다. 빅 5 성격 특성 검사 결과를 변화시키기 위해 굳이 아이를 갖거나 이혼을 겪을 필요는 없다. 심리치료와 환각성 약물이 신경증 수준을 낮추고 개방성을 높이는 데 도움이 될 수 있지만,[235] 더 간단한 방법도 있다.

그중 하나는, 자신이 원하는 방향으로 성격을 바꾸기 위한 구체적인 행동은 무엇인지 파악하는 것이다. 개입 조치의 일환으로, 이런 행동을 적어 보라는 지시를 받고 실행에 옮긴 사람들은 4개월 후 성격에 상당한 변화가 있었다고 보고했다. 여기서 핵심은 행동을 구체적으로 설정하는 것이다. 이 기법은 '정리 정돈을 더 잘하겠다.', '더 많은 사람과 대화를 하겠다.'와 같이 모호한 목표를 적을 경우 효과가 없었다. 그 대신 'x라면 y'라는 문구를 사용해 보라. '수업 시간에 어떤 것에 동의하지 않을 때라면, 내 의견을 밝히겠다.'라는 식으로 말이다.[236]

성격의 근원

유전자가 성격 형성에 한몫을 하는 것은 확실하다. 최근의 한 연구에 따르면, 신경증에 관련된 600가지 이상의 유전자가 있으며, 이들은 우울감 및 걱정에 치우치는 경향을 갖는 성격적 특성에 영향을 미치는 것으로 보인다.[237] 그러나 성격에 관여하는 유전자를 확인한다 해도, 그 수가 너무나 많고 각각이 비교적 작은 역할을 하기 때문에 성격적 특성이 얼마나 복잡한 것인가를 다시금 깨닫게 할 뿐이다. 게다가 이들 유전자는 사람들 간의 성격 차이에서 작은 일부만 설명할 뿐이며, 환경이 훨씬 더 큰 역할을 한다. 특히 강력한 환경 요소는 성장기의 양육 방식이다. 예를 들어, 지나치게 처벌적인 양육 방식은 완벽주의적 성향으로 이어지는 것 같다. 아이들의 초기 성향(성인의 성격에 해당한다) 형성은 학교에서 맺는 교우관계가 어떠한가에 영향을 받을 수 있다. 이렇게 우리의 성격은 평생 고정되어 있는 것이 아니라 삶의 경험에 영향을 받는다는 견해가 점점 많은 지지를 받고 있다.

물론 이 연구에서 성격의 변화를 평가한 것은 연구 대상자로 자원한 사람들 자신이기 때문에 편파적이거나 잘못된 판단을 했을 가능성이 있다. 한편, 2021년 미국과 스위스의 연구자들은 성격을 변화시키는 데 유용한 도구와 기법을 알려 주는 스마트폰 앱을 이용하여 성격 코칭이 가능한지를 확인하는 무작위 대조 시험을 실시했다. 3개월 후, 앱을 사용한 자원자들은 사용 대기 상태에 있던 사람들에 비해 눈에 띄는 성격의 변화를 보였으며, 이 효과는 실험이 끝난 후 3개월 이상 지속되었다. 게다가 친한 친구, 가족, 친밀한 배우자 역시 자원자들의 성격이 원하는 방향으로 변화가 있었다는 데

동의했다.

전반적으로, 이 연구에 참여한 사람들은 마음에 들지 않는 자신의 성격 특성을 약화시키는 것보다 새로운 성격 특성을 채택하는 긍정적 변화를 만드는 편이 더 쉬운 것을 발견했다.[238] 따라서 변화를 원한다면, 이런 방식을 채택하는 것이 좋은 출발점이 될 수 있으며, 그러한 노력은 긍정적인 결과로 이어질 것이다. 또한 목표에 맞게 성격을 변화시키는 것은 정신적 웰빙을 향상시키는 것으로 나타났다.[239] 이 모든 걸 감안한다면, 성격 변화는 시도해 볼 충분한 가치가 있는 행동 전략이다.

완벽주의는 인지 행동 치료로도 효과를 볼 수 있다.[240] 또한 부모와 교사도 다음 세대의 완벽주의를 완화하기 위한 노력에 한몫을 할 수 있다. 알다시피 성과에 집중하는 지나치게 비판적인 양육 스타일은 자녀에게 완벽주의를 조장할 수 있고, 완벽해야 한다는 압박감을 느끼는 부모는 이런 불안이 자녀에게 옮겨질 수 있으므로 부모는 그러한 점에 주의를 기울여야 한다.

교실에서는 완벽한 성과를 달성해야 한다는 압박감을 줄이기 위해 할 수 있는 일이 많이 있다. 예를 들어, 학생들의 사소한 실수를 지적하는 대신 전반적인 진행 상황에 초점을 맞추고, 개인의 능력을 기반으로 성취 가능한 목표를 설정하며, 보상과 처벌을 비공개로 해 수치심과 죄책감을 줄일 수 있다.[241] 이 모든 것이 아이들이 불가능한 것을 추구하며 애쓰기보다, 자신이 노력한 데서 성공할 수 있도록 도움을 줄 것이다.

성격 변화를 위한 목표 설정하기

성격을 바꾸고자 하는 사람들에게 구체적인 목표를 갖는 것이 도움이 된다는 것을 보여 준 실험이 있다. 연구진은 성격 유형에 맞는 목표들의 목록을 만들었고, 아래에 그 일부가 나열되어 있다. 마음에 드는 목표를 선택하거나 직접 만들어 보라. 단, 당신이 취할 행동을 꼼꼼하게 설정해야 한다.

외향성 높이기

- 결정을 내릴 때 좀 더 자주 다른 사람들의 의견과 합의를 구한다.

- 보다 적극적으로 행동하고 말수를 늘린다.

우호성 높이기

- 좀 더 예의 바르게 행동하고 거친 행동을 삼간다.

- 다른 사람을 존중하는 자세를 갖고 고마움을 더 많이 표한다.

성실성 높이기

- 좀 더 주변을 정돈하고 깔끔하게 유지한다.

- 미루는 일을 줄이고 과제를 마칠 때까지 그 일에 집중한다.

신경증 줄이기

- 걱정을 불이고 자신감을 갖는다.

- 감정을 안정시키고 기분 변화의 빈도와 강도를 줄인다.

개방성 높이기

- 호기심을 키우고 새로운 것에 더 열의를 갖는다.

- 일상과 기존의 전통에 더 자주 의문을 갖는다.

29장

스트레스가
나쁘기만 한 것은 아니다

웃음 요가를 시도해 본 적이 있는가? 처음에는 대단히 어색했을 것이다. 웃음 요가에는 보통 낯선 사람들과 둘러서서 그들의 눈을 응시하며 일부러 웃음소리를 내는 과정이 포함되어 있다. 유머와 관련된 기분 좋은 요소나 일상의 사회적 신호가 전혀 없는 상황에서는 이런 일이 꽤 불편할 수도 있다. 하지만 몇 차례 어색한 '하하, 호호, 히히'를 경험하고 나면 이상한 일이 벌어지기 시작한다. 이 모든 비현실적인 어색함 때문에 진지한 표정을 유지할 수 없게 되고, 쑥스러움이 사라지면서 어느새 진정한 웃음이 터져 나온다. 그러면서 자발적인 웃음이 가져다주는 심리적 이점을 누리게 된다.

이것이 스트레스와 무슨 관련이 있을까? 많이 웃고 유쾌한 태도를 갖추는 법을 배우는 것은 단순히 유행하는 요가법을 습득하는 것 이상의 의미가 있다. 이것은 스트레스의 영향에 맞서 자신을 보호할 수 있고, 역경 앞에서 차분함을 유지하는 법을 배우며, 회복탄력성을 기를 수 있는 여러 가지 방법 중 하나다.

스트레스는 건강에 악영향을 주는 문제로, 그 심각성이 점점 커지고 있으며, 서구의 여섯 가지 주요 사망 원인인 암, 심장병, 간 질환, 사고, 폐 질환, 자살 모두와 연관이 있다.[242] 스트레스는 면역 체계를 약화시켜 감염에 더 취약해지게 만들고 백신의 효능을 떨어뜨린다. 또한 스트레스는 1장에서 살펴본 것처럼 장을 엉망으로 만들어 '장 누수'를 심화시키며, 이로 인해 박테리아가 혈류로 들어가 염증을 일으키게 한다.

스트레스가 뇌에 미치는 영향 역시 좋지 않다. 스트레스는 인지 능력과 생산성을 저하시키고, 우울증을 비롯한 정신 건강 문제를 증가시킨다. 심지어 스트레스를 예상하는 것만으로도 인지 능력이 떨어질 수 있다.[243] 스트레스는 더 큰 그림을 보지 못하고 바로 눈앞에 있는 것에만 집중하게 만든다. 무엇보다도 스트레스는 인간관계에 악영향을 미치고, 흡연이나 몸에 좋지 않은 식습관과 같이 그 자체로도 건강에 좋지 않은 선택을 하게 만든다. 이런 이유 때문에 세계보건기구는 스트레스를 '21세기의 전염병'이라 부른다.

스트레스란 무엇인가

더 놀라운 것은 스트레스가 우리의 생명을 단축하기 위해서가 아니라 생명을 구하기 위해 만들어졌다는 점이다. 스트레스를 받을 때 우리가 느끼는 모든 감각, 즉 심박수의 증가, 땀에 젖은 손, 갑자기 급증하는 에너지, 심지어 복통까지도 뇌에서 시작되는 미세하게 조정된 일련의 과정으로, 잠재적 위협으로부터 우리를 보호하기 위해 설계된 것이다.

이 책의 다른 부분에서 다루었듯이, 편도체는 두뇌의 공포 중추로, 주변 환경에서 위협을 감지하기 위해 끊임없이 대비 태세를 갖춘다. 편도체는 어떤 것을 우려의 대상으로 생각하면, 시상하부를 통해 신호를 보내며, 이는 투쟁-도피 반응을 촉발한다. 아드레날린 호르몬이 몸 안에 흐르고 혈류가 증가하면, 각성도가 높아지고 도망칠 준비를 갖추게 된다. 또 다른 호르몬인 코르티솔의 분비는 이런 스트레스 반응이 필요한 만큼 지속되도록 하며, 저장된 포도당을 방출해 우리에게 더 많은 에너지를 공급하게 한다. 동시에 소화나 면역 체계와 같은 다른 신체 작용을 억제해 모든 것이 눈앞의 위협에 집중할 수 있도록 한다.

따라서 적절한 상황에서의 스트레스는 목숨을 구해 주는 역할을 하는 것이 분명하며, 일상에서도 중요한 일이나 도전을 헤쳐 나갈 수 있도록 돕는다. 하지만 이 시스템의 스위치가 너무 오래 켜져 있거나, 실제로 위협이 아닌 것에 의해 촉발되거나, 지나치게 강하게 반응할 경우 다양한 건강 문제를 초래할 수 있다.

좋은 소식이 있다. 바쁜 생활 속에서는 어느 정도의 스트레스가 항상 존재하지만 모든 사람이 그런 상황에 같은 방식으로 반응하는 것은 아니며, 우리가 스트레스 상황에 반응하는 방식에 따라 스트레스가 건강에 미치는 부정적인 영향의 정도를 결정할 수 있다는 것이다. 게다가 최근의 연구는 스트레스를 좋은 쪽으로 활용하고 우리에게 유리하게 바꿀 수 있는 방법을 제시한다.

압박감 속에서도 절대 무너지지 않는 것처럼 보이는 사람들이 있다. 그들은 스트레스 상황에 좀처럼 압도되지 않는다. 과학자들은 왜 어떤 사람들은 유독 스트레스를 더 잘 견디는지, 즉 이들이 회복 탄력성이 강한 이유는 무엇인지 파악하기 위해 노력해 왔다. 여기에는 이런 사람들의 차별점을 파악해 군의 특수 부대원이나 소방관처럼 업무 위험도가 높아서 강한 스트레스로 인한 정신적 문제를 야기할 수 있는 직업에 가장 적합한 사람이 누구인지 판단하는 데 도움을 주려는 목적도 있다.

회복탄력성의 뿌리

그 해답의 일부는 어린 시절의 경험에 있다. 어릴 때 입양이 되거나 보육 시설에 오랫동안 남아 있던 루마니아 고아들에 대한 연구는 어린 시절, 즉 뇌가 새로운 연결을 형성하는 이 중요한 시기에 겪은 어려움이 이후 PTSD나 우울증의 위험을 높일 수 있다는 것을 보여 주었다. 이런 뇌 변화는 스트레스 반응을 둔화시키는 까닭에 어린 시절 보육 시설에서 오래 머문 사람들은 스트레스 상황에서 코르티솔이 적게 생성된다. 다시 말해, 부적절한 스트레스 반응을 유발하는 것이다. 반대로, 성장기에 단단하고 안정적이며 아낌없는 지지를 받는 인간관계를 맺는 것은 이후 스트레스를 받는 사건들에 직면했을 때 충격을 완화시키는 작용을 할 수 있다.

스트레스에 반응하는 방식에 영향을 주는 또 다른 요인은 신경 펩타이드 Y$^{Neuropeptide Y, NPY}$라고 불리는 뇌 화학 물질이다. 이 물질은 스트레스와 감정적 행동을 조절하는 데 도움을 준다. 군인을 대상으로 한 연구들은 일반 병사들에 비해 특수 부대의 병사들이 더 잘 조정된 NPY 시스템을 갖고 있으며, 이 뇌 화학 물질을 많이 생성할수록 다양한 상황에서 정신적으로 더 잘 견디는 것을 발견했다. NPY는 스트레스 반응을 끄고 켜는 스위치 역할을 한다. 따라서 NPY 시스템은 과도한 스트레스 반응을 막는 한편, 스트레스 스위치가 계속 켜져 있어 만성 스트레스로 이어지는 것을 방지한다. NPY 반응은 유전적 요인이 강하지만,[244] 완전히 고정된 것은 아니며, 마음 챙김이 NPY 반응을 개선하는 데 도움을 준다는 잠정적 연구 결과가 있다.

스트레스에 대한 회복탄력성에는 성격도 한몫을 한다. 인디애나폴리스 소재 인디애나-퍼듀 대학교의 마이클 슬리터$^{Michael Sliter}$는 '유머는 최고의 약인가?$^{Is humor the best medicine?}$'라는 적절한 제목의 연구에서 유머를 대응 기제$^{coping mechanism}$(스트레스, 불편함 또는 어려운 감정을 관리하기 위해 사용하는 모든 심리적 적응 또는 전략—옮긴이)로 사용하는 소방관들은 직업적인 외상 경험 후 번아웃이나 PTSD를 경험할 가능성이 낮은 것을 발견했다.[245] 유머는 스트레스에 맞서는 특히 매력적인 방법이다. 유머는 스트레스의 부정적 영향을 덜어 줄 뿐만 아니라 우리의 웰빙에도 여러 가지 긍정적인 효과를 주는 것으로 입증되었다.

하지만 모든 사람이 역경 앞에서도 유쾌할 수 있는 천성을 타고나는 것은 아니다. 그렇지 않은 사람들에게도 희망이 있을까? 과학자들의 답은 '그렇다'이다. 여러 예비 연구preliminary study(본격적인 연구를 시작하기 전에 수행하는 초기 단계의 연구. 연구의 타당성을 평가하고, 연구 방법을 개선하기 위해 진행한다—옮긴이)에 따르면, 웃음 연습과 농담 수업을 포함한 몇 주간의 유머 훈련이 유머를 대응 전략으로 사용하는 데 도움을 줄 수 있으며, 인지된 스트레스, 불안, 우울감을 감소시키는 것으로 드러났다.[246] 또 다른 최근의 한 연구는 스트레스를 완화하는 데 있어서는 일상 속 웃음의 빈도가 강도보다 중요하다는 것을 발견했다.[247]

스트레스에 대한 생각 전환하기

만약 웃음 요가나 유머 훈련에 참여하는 것을 여전히 받아들이기 힘들다면, 단순한 마음가짐의 변화가 더 유익할 수 있다. 스트레스, 특히 만성적이고 장기적인 스트레스가 몸과 마음에 해롭다는 명백한 증거가 있지만, 스트레스가 우리에게 부정적 영향을 미치는지 아닌지는 우리가 스트레스를 어떻게 생각하느냐와 깊은 관련이 있다. 연구자들은 이를 '스트레스 사고방식'이라고 부른다. 적절한 스트레스 사고방식을 채택한다면 스트레스의 부정적 영향으로부터 스스로를 보호할 수 있을 뿐 아니라 스트레스를 자신에게 유익한 것으로 만들 수도 있다.

지금까지 이 장에서 읽은 것이나 일반적으로 스트레스가 부정적으로 묘사되는 점을 생각하면, 당신은 '스트레스는 심신을 약화시킨다.'라고 생각할 가능성이 높다. 하지만 스트레스가 나쁘기만 한 것은 아니다. 위험에서 벗어나도록 대비시키는 스트레스 반응은 생산성에 유용하다. 스트레스 호르몬이 주의력과 기억력을 향상시키고 즉각적으로 각성도를 높이기 때문이다. 우리의 뇌는 압박감 속에서 더 예리해진다.

심지어는 장기적인 스트레스가 신체에 놀랄 만큼 긍정적인 영향을 주기도 한다. 스트레스는 우리 몸에 잠재적인 손상에 대비하라는 신호를 보내기 때문에, 스트레스가 생성하는 호르몬은 세포를 재건하고 우리 몸의 구성 요소인 새로운 단백질을 만들어 내며, 면역 시스템을 준비시켜 더 건강한 신체 상태로 만들어 준다. 쥐를 대상으로 한 연구 결과, 스트레스가 해마의 신경 생성을 촉진하고 인지 능력을 향상시키는 것으로 드러났다.

최근의 한 연구는 지원을 아끼지 않는 부모가 있는 건강한 아이들의 경우 어린 시절 약간의 스트레스가 두뇌 발달에 좋은 영향을 줄 수 있다는 것을 보여 주었다.[248] 그뿐만이 아니다. 스트레스가 인간관계에 해로울 수 있는 것이 사실이지만, 스트레스 경험을 이겨 낸 사람들은 정신적으로 더 강해진 느낌을 받고, 단단하고 새로운 친구 관계를 맺으며, 인생의 좋은 면들에 대해 새롭게 인식하면서 감사의 마음을 갖는 경우가 많다.

이렇게 명백한 '스트레스 역설'을 어떻게 받아들여야 할까? 간단한 답이 있다. 좋은 면에 집중하는 것이다. 스트레스가 도움이 될 수 있다는 사고방식을 선택할수록, 우리가 경험하는 스트레스의 부정적 효과는 줄어들고 스트레스가 가져오는 혜택은 많아질 것이다. 이것은 자기 충족적 예언이다.

그래도 확신이 들지 않는가? 그렇다면 다음의 연구 결과를 참조하라. 의사가 가벼운 알레르기 반응이 있는 사람에게 나아질 것이라고 이야기한 경우, 의사의 진료만 받고 그런 이야기를 듣지 않은 다른 그룹의 사람들에 비해 증상이 빨리 호전되었다. 3만 명을 대상으로 한 어느 연구에 따르면, 스트레스를 많이 받았지만 그것이 자신에게 이롭다고 믿은 사람들은 스트레스를 적게 받았지만 그것이 나쁜 영향을 준다고 생각한 사람들에 비해 건강에 관련된 부정적인 영향을 적게 받았다(가장 나쁜 것은 스트레스를 많이 받으면서 그것이 자신에게 나쁘다고 생각하는 것이다). 스트레스를 심신을 약화시키는 것이 아닌 강화하는 것으로 보는 사람들은 스트레스 상황에 처했을 때의 코르티솔 반응도 더 약했다.[249]

긍정적인 생각의 힘

스트레스 사고방식을 바꾸는 것은 어렵지 않을까? 예일 대학교의 앨리아 크럼Alia Crum 교수와 그녀의 동료들은 사무직 근로자들을 두 그룹으로 나누어 실험을 진행했다. 한 그룹에는 스트레스가 얼마나 나쁜지, 즉 스트레스가 직장에서 실수와 병을 야기할 수 있다고 이야기하는 짧은 영상을 보여 주었다. 다른 그룹에는 스트레스가 직장에서의 성과를 높이고 면역력과 웰빙을 강화한다는 영상을 보여 주었다. 이 교육은 일주일 후 사람들의 사고방식을 성공적으로 바꾸었다. 더 놀라운 점은 스트레스가 유익하다고 믿는 사람들은 스트레스의 부정적인 영향을 덜 받았다는 것이다.[250] 단순히 스트레스가 좋은 것이라고 믿는 것만으로도 스트레스로부터 자신을 보호할 수 있었다.

이것은 스트레스가 자신에게 유익하다고 믿는 사람들이 정신적으로 더 건강하고, 업무 생산성이 높으며, 스트레스 상황에서 보다 적절한 생리적 반응을 보인다는 것을 입증하는 많은 연구 중 하나일 뿐이다. 이런 사람들은 다른 사람의 피드백에도 개방적이어서 성장하고 발전하는 데도 유리하다.

크럼은 스트레스를 우리에게 유익한 것으로 바꾸기 위해 밟을 수 있는 세 가지 단계가 있다고 말한다. 첫 번째는 스트레스가 무엇인지 명확히 밝히는 것이다. 예를 들어 '내 책 마감일을 지키지 못할 것 같아 스트레스를 받는다.'와 같이 말이다. 스트레스를 명확히 밝히는 것이 유용한 이유는 스트레스와 관련된 뇌 반응을 감정적이고 즉각적인 반응에 관여하는 편도체로부터 보다 신중한 사고와 계획에 관여하는 전전두엽 피질로 옮겨 문제를 좀 더 이성적으로 다루게 하기 때문이다. 마음 챙김 기법은 스트레스에 대한 자신의 반응, 예를 들어 방어적인 태도를 취하거나 간식을 먹는 등의 행동을 더 잘 인식하도록 도와준다. 이러한 인식의 강화는 스트레스를 인지하고 효과적으로 대처하는 데 도움이 된다.

마음먹기 나름

긍정적인 사고방식은 스트레스에만 중요한 것이 아니라, 삶의 다른 영역에도 중대한 영향을 미칠 수 있다. 노화는 그중 하나다. 노화를 부정적인 시각으로 보는 사람들은 몸에 좋은 행동을 덜 채택하는 경향이 있고 병원에 갈 가능성도 낮다. 결과적으로 그들은 더 빨리 늙고 더 일찍 사망한다.

우리의 지능 역시 그것을 어떻게 보느냐에 영향을 받는다. 지능을 고정되고 유전적으로 결정된 것이 아닌, 가변적이고 노력해서 개선할 수 있는 것으로 보는 학생은 더 의욕적이며, 더 좋은 성적을 내고, 배우는 것을 더 즐긴다. 더 놀라운 것은 운동의 혜택 역시 우리의 사고방식에 좌우된다는 점이다.

자신의 일을 좋은 운동이라고 여기는 호텔 근무자는 같은 일을 하지만 그것을 운동이라고 생각하지 않는 직원보다 체중을 더 많이 감량했고 혈압 수치도 더 크게 개선되었다. 또한 같은 밀크셰이크를 마시더라도, 칼로리가 높은 밀크셰이크를 마시고 있다고 생각하는 사람은 칼로리가 낮은 밀크셰이크를 마시고 있다고 생각하는 사람에 비해 포만감을 더 크게 느낀다.

스트레스를 긍정적으로 전환하는 두 번째 단계는 스트레스를 '받아들이는 것'이다. 즉, 어떤 일에 대해 스트레스를 받는 이유는 우리가 그 일을 중요하게 여기기 때문이며, 이는 오히려 매우 긍정적인 일임을 인정하는 것이다. 이런 태도는 우리가 원하는 것을 향해 나아가는 중이며, 거기에 도달하는 것이 마냥 쉽지 않다는 사실을 상기시킨다. 이를 내 상황에 적용해 본다면, 스트레스는 마감일을 맞추는 것에 도움을 줄 것이다. 마감일 준수는 내가 달성하고자 하는 목표이며, 결코 쉽지 않다는 것을 알고 있다. 이렇게 한다고 해서 스트레스가 사라지는 것은 아니지만, 이와 같은 방식으로 스트레스를 받아들이면, 스트레스에 더 쉽게 대응하고 스트레스를 더 높은 목표를 이루기 위해 필요한 경험으로 보는 데 도움이 된다.

마지막으로, 스트레스 반응을 자신에게 유리하게 이용하기 위해 노력해야 한다. 스트레스를 받을 때 우리 몸 안에서 일어나는 일은 생사가 걸린 상황에 대응하기 위해 진화한 것이다. 스트레스의 심리적인 효과는 집중력 향상, 에너지 증가, 각성도 상승 등 다른 상황에서라면 우리가 얻기 위해 노력하는 능력들이다. 내 경우 스트레스로 인해 향상된 집중력은 글쓰기에 큰 도움이 된다. 스트레스 반응은 세포가 회복하고 성장하는 데도 도움이 되며 다가오는 공격에 대비해 면역 체계도 강화한다. 이 전략의 핵심은 스트레스 반응을 긍정적인 측면에서 생각하는 것이다. 불안을 흥분으로 재구성하는 것은 사람들이 시험, 협상, 발표에서 더 나은 성과를 거두는 데 도움을 주는 것으로 나타났다.

이 모든 것은 스트레스를 항상 불리하고 해로운 것으로 보는 대신, 도움이 되고 유익한 것으로 본다면 스트레스에 대한 신체 반응이 더 나아지는 것을 비롯해 다양한 혜택을 얻을 수도 있다는 점을 보여 준다. 이제 스트레스에 대해 스트레스 받는 행동을 그만두어야 할 때이다.

스트레스를 줄이는 방법

○ 음악을 듣는다

음악은 스트레스 호르몬 수치를 낮출 수 있다(음악의 혜택에 대한 더 자세한 내용은 19장 참조).

○ 몸을 움직인다

운동은 스트레스를 덜 인식하는 데 도움을 준다.

○ 명상을 한다

꾸준한 명상 훈련은 감정을 더 잘 조절하고 스트레스 회복력을 높이는 데 도움을 준다.

○ 충분히 휴식을 취한다

수면 부족은 감정에 영향을 미쳐 쉽게 짜증이나 화를 내게 만들고 힘든 상황에 대처하는 것을 어렵게 느끼게 한다.

○ 인간관계에 투자한다

이것은 스트레스 상황에서 회복력을 높이는 가장 좋은 방법 중 하나다. 뇌에 옥시토신과 같이 기분이 좋아지게 하는 호르몬이 분비되도록 하기 때문인 것으로 보인다.

○ 일에 대한 보상을 확실히 챙긴다

업무 스트레스에 대한 연구에 따르면, 열심히 일하지만 인정받지 못하는 사람들이 스트레스와 번아웃의 위험이 가장 큰 것으로 드러났다.

30장

건강한 습관을
만드는 방법

이 책 전반에 걸쳐 식단에서 운동, 정신적 운동, 자기 관리까지 뇌를 건강하게 유지하고 좋은 기분을 느낄 수 있는 여러 가지 방법을 알아보았다. 이제는 이런 지식을 실천에 옮길 때다. 이들 중 일부는 비교적 쉽게 달성할 수 있다. 이미 반려동물이 있고, 자연에서 걷는 것을 좋아하고, 신선한 베리를 충분히 먹고 있고, 다크 초콜릿을 즐기는 사람이라면, 일찌감치 뇌에 유익한 습관을 즐기고 있다는 점에서 흐뭇하게 자축할 수 있을 것이다. 하지만 이 책을 읽고 있다면 뇌 건강에 완벽한 라이프스타일을 갖고 있지 않을 확률이 높다(혹시 완벽한 라이프스타일로 살고 있다면 완벽주의가 항상 좋은 것만은 아님을 기억하라!). 우리는 좋은 습관을 기르고 나쁜 습관을 버리는 것이 결코 쉽지 않다는 것을 알고 있다. 그러나 다행히도 이와 관련해서 신경 과학이 도움이 될 수 있다.

우리가 일상에서 하는 많은 일(자주 인용되는 한 연구에 따르면 전체 행동의 40%에 이른다)이 자신도 모르는 사이에 이루어진다.[251] 전철을 타고 새로운 직장으로 가는 길을 상상해 보라. 첫날에는 전철이 몇 시에 출발하는지, 어느 승강장에서 기다려야 하는지, 몇 정거장을 가는지는 물론, 출구가 어디인지, 출구에서 사무실까지 어느 길로 가야 하는지를 알아내야 한다. 건물에 들어갈 때 필요한 비밀번호도 기억해 내고 엘리베이터에서 몇 층을 눌러야 하는지도 생각해야 할 것이다. 처음 며칠간은 그 여정에서 의식적인 사고가 많이 필요하므로, 충동 조절, 계획, 의사 결정, 주의 집중과 관련해 중요한 역할을 하는 뇌 영역인 전전두 피질이 많은 일을 해야 한다. 전전두 피질은 이런 생각들을 행동으로 옮기기 위해 뇌의 다른 영역과 소통을 하는데, 습관 형성에 있어 가장 중요한 부분은 뇌 깊숙이에 자리하면서 기분, 보상, 움직임에 관여하는 선조체다.[252] 선조체는 전전두 피질로부터의 지시와 과거의 기억을 바탕으로, 필요한 행동을 수행하기 위해 무엇을 해야 할지 근육에 신호를 보낸다.

자동조종 장치로의 전환

하지만 몇 주 후면 출근길은 아주 간단하고 자연스러워진다. 어느 날은 사무실에 도착했을 때, 출근하는 내내 주말 계획에 대해서 생각하느라 승강장 어디에 서 있었는지 열차가 얼마나 붐볐는지와 같은 여정의 세세한 부분을 기억조차 하지 못한다는 것을 깨닫게 될 수도 있다. 이는 행동이 반복됨에 따라, 전전두 피질이 행동을 일으키는 데 개입할 일이 점점 줄고, 뇌의 자동조종 장치에 해당하는 선조체에 배턴을 넘겨주기 때문이다.[253] 이와 관련된 동물 연구에서는 행동을 반복하면 선조체의 뇌파가 느려지고 보다 규칙적이고 일관된 패턴을 띠는 것을 볼 수 있는데, 이는 습관이 형성되었다는 징후이다.[254] 이 시점부터 선조체는 보상 행동을 촉발하는 능력을 갖추게 되어, 사고하는 뇌의 인지적 입력 없이도 신체에 무슨 일을 해야 하는지 알려 줄 수 있다.

선조체는 습관이 형성될 때 과학자들이 행동의 '청킹chunking(정보나 자극의 개별 조각들을 기억에서 의미 있는 통합물로 만들기 위해 서로 연결시키고 묶는 인지 과정―옮긴이)'이라고 부르는 일도 맡는다. 집에서 나서기 위해 신발을 신을 때 우리는 수많은 작은 행동들을 실행한다. 신발을 집고, 신발에 발을 밀어 넣고, 신발 끈 하나를 다른 신발 끈 위에 올려 매듭을 묶는 등 여러 단계의 작은 행동들을 실행하는 것이다. 청킹은 이런 다양한 행동들을 신발을 신는다는 하나의 습관으로 묶어 놓음으로써 매번 각 단계를 생각해야 하는 고통을 덜어 준다.

미로를 통과해 보상을 얻는 방법과 같은 새로운 습관을 학습한 설치류의 뇌 활동을 관찰한 실험에 따르면, 새로운 행동이 시작될 때와 끝날 때 선조체에서 수많은 뇌세포가 급격히 활성화되었다.[255] 이 분야의 저명한 연구자인 앤 그레이비엘Anne Graybiel 교수는 습관이 형성된 후에는 마치 뇌가 행동을 일괄로 묶음 처리하는 것처럼 일이 처음부터 끝까지 자동적으로 진행된다고 설명한다. 행동을 괄호로 묶고 선조체 활동이 그 행동의 처음과 끝에 신호를 보내는 것으로 생각할 수도 있다.

습관 형성을 위한 '신호' 설정하기

습관 형성은 완벽하게 합리적인 일이다. 커피를 주방 어디에 보관하는지, 어떤 경로로 출근하는지, 신발 끈을 어떻게 묶는지 등 일상의 모든 상황을 의식적으로 생각해야 한다면 뇌는 곧 과부하 상태에 빠지고, 다른 것에 대해서는 생각할 여력이 남지 않을 것이다.

이러한 행동을 청킹하면, 선조체가 재생 버튼만 눌러도 일이 자동적으로 진행된다. 따라서 습관적인 행동을 하는 데 있어 이런 지름길은 대단히 유용하고 효율적이다. 하지만 나쁜 습관의 맥락에서라면 심각한 문제가 될 수 있다. 이런 자동 모드에 일단 돌입하고 나면 중단하기가 훨씬 힘들기 때문이다. 그렇다면 이런 과정을 활용해 더 좋은 습관을 기르고 나쁜 습관에서 빨리 벗어날 방법은 없을까?

먼저, 습관이 정말 무엇인지에 대해 생각해 보는 것이 도움이 된다. 습관은 개별로 존재하는 것이 아니라, 우리 환경 속의 특정 신호와 밀접하게 연결되어 있다. 과학자들은 습관을 신호와 행동 사이의 정신적 연계로 정의한다. 특정 상황을 접할 때마다 특정 행동을 하는 일이 반복된다면, 그런 상황적 신호와 마주쳤을 때 그 행동을 해야 할 충동을 느끼게 되는 것이다.

장기적 목표를 달성하는 방법

우리 뇌는 현재의 순간에 집중하고 우리의 자아를 지금 여기에 연결하는 반면, 미래의 우리 자신은 낯선 사람으로 본다. 이것은 뇌 스캔을 이용한 실험이 증명하고 있는 사실이다. 이런 점 때문에 우리는 장기적인 계획을 실행하는 데 특히 어려움을 겪는다.

어떤 사람들은 다이어트나 운동 계획을 꾸준히 지키기 위해 결혼식 날 자신이 어떤 모습일지 떠올려 보는 것처럼 장기적인 목표를 시각화하는 방식을 사용한다. 하지만 과학은 이것이 잘못된 방향이라고 이야기한다. 이런 종류의 성공 스토리를 시각화하면, 뇌는 이미 목표를 달성한 것처럼 느끼게 되어 오히려 목표를 위한 결심이 느슨해진다. 더 나은 접근법은 최악의 시나리오를 생각하며 목표를 향해 매진하는 것이다. 예를 들어, 결혼식 날 값비싼 웨딩드레스가 몸에 맞지 않는 상황을 생각하는 식이다. 이런 접근법을 '방어적 비관주의defensive pessimism'라고 하며, 계획한 바를 올바른 방향으로 꾸준히 지속하는 데 도움을 준다.[256]

가령, 집에 들어오자마자 신발을 벗기 시작한다면, 얼마 지나지 않아 이 일을 자동으로 하게 될 것이다. 여기서 집에 들어오는 것은 신호이고, 행동 혹은 습관은 신발을 벗는 것이다. 밥을 먹고 나서 습관적으로 달콤한 간식에 손을 뻗을 수도 있다. 이때는 식욕이 아닌 식사를 마치는 것이 신호가 된다. 자신의 하루를 생각해 보면 이런 작은 습관이 얼마나 많은지 알아채고 놀라게 될 것이다.

습관이 환경과 밀접하게 연결되어 있다는 사실로부터 습관을 어떻게 만들고 어떻게 버리는지에 대한 통찰을 얻을 수 있다. 우리가 어디에 있는지, 누구와 있는지, 무엇을 하고 있는지가 모두 특정한 습관 행동을 유발하는 신호가 된다.

신호와 습관의 연계 시스템을 활용하는 한 가지 방법은 휴가를 가거나 새로운 직장으로 옮기는 것과 같이 커다란 환경 변화를 이용하는 것이다. 이런 경우 일상의 루틴이 새롭게 바뀌고 기존의 신호 대부분과 멀어지기 때문에 좀 더 쉽게 낡은 습관을 버리고 새로운 습관을 기를 수 있다.

다음 단계는 습관으로 만들고자 하는 행동을 일상 루틴의 특정 부분이나 하루 중의 특정 시간에 연결시키는 것이다. 예를 들어, 장 건강에 좋은 식단을 실천하고 싶다면 습관적으로 먹는 오트밀 아침 식사에 베리와 견과를 뿌려 먹는 방식으로 실천할 수 있다. 커피 머신에 '모닝 커피를 마시기 전에 물을 한 잔 마시자.'라는 메모를 붙여 놓을 수도 있다. 얼마 지나지 않아 메모가 필요치 않게 될 것이다. 새로운 습관을 기존의 루틴에 얹어서 뇌가 자동적으로 그 행동을 하는 데 필요한 신호를 마련하는 것이다.

이런 기회를 극대화하려면 행동을 가능한 한 구체적으로 정하는 것이 좋다. '채소 많이 먹기.'보다는 '점심 식사 때 채소를 더 많이 먹자.'라고 결정하는 것이다. 행동을 구체화하고 습관 형성을 촉진하는 입증된 방법으로 '~라면, ~할 것이다.' 계획이 있다. 예를 들어, 물을 더 많이 마시기 위해 '부엌에 가면 먼저 물을 한 잔 마신다.'라는 계획을 세우는 것이다. 이렇게 하면 행동이 자동화되어 의식적인 생각과 자제력이 필요 없게 된다.

목표는 구체적임과 동시에 현실적이어야 한다. 요가를 더 많이 하고 싶다면, 일주일에 세 번 긴 세션의 요가 수업에 참여하려고 노력하기보다는 잠에서 깬 후 매일 10분간 요가를 하려고 노력하는 편이 더 좋다. 일단 매일 요가를 하는 것이 습관이 되면 요가 수련 시간을 늘리는 것은 그다지 어렵지 않을 것이다. 매일 아침 9시에 오메가3 영양제를 먹는 것처럼 시간 신호를 활용하는 것도 효과가 있다. 2021년의 한 연구는 습관의 신호가 일상 루틴과 관련된 것인지, 하루의 구체적인 시간과 관련된 것인지는 문제가 되지 않는다는 것을 발견했다. 중요한 것은 신호 그 차제다.

저녁보다 아침에 습관 들이기가 더 쉬운 이유

한편, 아침이 새로운 습관을 형성하는 데 이상적인 시간일 수 있다는 연구 결과도 있다. 이 연구에서는 소규모 그룹의 학생들에게 90일 동안 아침에 일어나자마자 혹은 잠자리에 들기 전에 잠시 고관절 스트레칭을 하게 했다. 그 결과, 아침에 스트레칭을 한 그룹은 습관이 자동화되는 속도가 훨씬 빨랐고, 자연스러운 습관이 되기까지 100일이 걸린 반면, 저녁에 스트레칭을 한 그룹은 150일이 걸렸다.[257]

이는 새로운 행동을 학습하는 데 관여하는 것으로 알려진 스트레스 호르몬인 코르티솔의 수치가 저녁보다 아침에 높은 경향이 있기 때문인 것으로 보인다. 또한 하루 동안의 코르티솔 수치가 사람마다 다르다는 사실은 왜 어떤 사람들은 다른 사람들보다 습관을 지키기 어려운가에 대한 이유를 설명하는 데 도움을 준다.

습관 형성에는 반복이 핵심이며, 특히 초기 단계에서 더욱 중요하다. 여러 연구에 따르면 새로운 습관을 형성할 때 그 행동을 처음 몇 번 실행하는 것이 이를 자동화하는 데 가장 큰 역할을 한다. 시간이 흐르면서 반복된 행동이 뇌에 미치는 영향은 점차 줄어들고, 결국 정체기에 도달한다. 이때 습관이 형성되며, 이후에는 유지 단계로 전환된다. 모든 습관이 영구적으로 지속되는 것은 아니지만, 일단 자동화되면 깨기 훨씬 어려워진다는 점은 나쁜 습관에서 쉽게 확인할 수 있다. 습관 형성의 핵심은 규칙적이고 일관된 행동이다.

습관을 들이는 도중에 계획한 바를 지키지 못하고 실수하더라도 포기하지 말라. 새로운 습관을 형성하는 데는 긴 시간이 필요할 수 있기 때문에 이따금 하는 실수는 큰 문제가 아니다.

2009년의 한 연구에서는 100여 명의 사람들에게 식습관, 음주 습관, 혹은 행동과 관련된 새로운 습관을 키우도록 요청했다. 습관을 형성하는 데 걸리는 시간은 평균 66일이었지만, 사람마다 그 시간에 큰 차이가 있었다. 18일이라는 짧은 시간 만에 성공한 사람이 있는가 하면, 254일이 걸린 사람도 있었다.[258] 중요한 점은 이따금 실수를 해도 딱히 문제가 없었다는 것이다. 마찬가지로 최근의 연구는 습관 형성에 평균 59일이 걸리는 것을 발견해 최소한 두 달은 그 행동을 계속해야 한다는 견해를 뒷받침하고 있다. 고무적인 점은, 습관을 들이고 유지하는 데 있어 자제력보다는 반복이 훨씬 더 중요하다는 것이다.[259]

좋은 습관 만들기

◉ 자제력 강화

자제력을 발휘하려면 방광을 채워라. 한 연구에 따르면, 실험 참가자들이 물을 많이 마신 후 소변을 참아야 하는 상황에서 즉각적인 만족보다 더 큰 보상을 기다리는 자제력을 더 많이 발휘했다. 몸의 한 영역에서의 자제력이 다른 영역에도 영향을 미칠 수 있다는 것이다.

◉ 의지력 강화

의지력을 키우려면 자신의 의지가 더 강하다고 스스로를 설득해야 한다. 의지력이 제한적이라고 믿는 사람들은 과제를 더 빨리 포기했지만, 의지력이 무한하고 더 많이 사용할수록 강해진다고 믿는 사람들은 건강한 음식을 선택하고 시험에서도 더 좋은 성과를 냈다.

◉ 뇌 건강을 위한 식습관

환경을 바꾸어 뇌 건강에 도움이 되는 습관을 만들자. 예를 들어, 냉장고를 베리류 과일이나 다크 초콜릿으로 채우면 간식을 먹더라도 더 건강한 선택을 할 수 있다.

◉ 스트레스 관리

스트레스는 선조체를 통해 보상 추구를 강화하고 전전두 피질의 자제력을 약화시켜 습관 형성을 방해한다. 이로 인해 장기적인 목표 대신 단기적인 만족을 추구하게 된다. 건강한 습관을 형성하려면 스트레스를 줄이고, 실수를 하더라도 자신을 책망하지 말아야 한다.

◉ 나쁜 습관 개선

나쁜 습관을 고치고 싶다면 해당 행동을 할 때마다 기록하라. 이러한 기록은 무의식적인 행동을 의식적인 사고의 중심으로 끌어와 전전두 피질이 행동을 더 잘 통제하도록 돕는다.

나쁜 습관 버리기

나쁜 습관에서 벗어나는 것은 어떨까? 2018년, 그레이비엘의 팀은 습관의 시작과 끝에 맞춰 발화하는 선조체의 뉴런뿐만 아니라, 중간에 발화하는 또 다른 일련의 뉴런이 있다는 것을 발견했다. 개재 뉴런interneuron이라고 불리는 이들 뉴런은 다른 뉴런의 발화를 억제하는데, 아마도 현재의 습관 행동이 끝날 때까지 새로운 루틴이 시작되는 것을 막기 위해서인 것 같다.[260] 이 영리한 시스템은 나쁜 습관이 한 번 형성되면 그 습관을 버리는 것을 대단히 힘들게 만든다. 다행히도 전전두 피질은 습관화된 행동에 관한 통제권을 선조체로 넘긴 후에도 여전히 상황을 지켜보며, 비상시에는 개입할 수 있다.

따라서 정말로 나쁜 습관을 고치고 싶다면 나쁜 습관을 더 의식적으로 인식해서 사고를 담당하는 뇌 영역이 다시 개입하게 해야 한다. 바람직하지 못한 행동을 할 때마다 일지에 기록하는 것도 좋은 방법이다. 그 습관에 더 많은 주의를 기울일수록 자동조종 장치의 스위치를 끌 가능성이 높아진다. 이런 방법이 너무 어렵게 느껴진다면, 기존의 습관을 뇌 건강에 좋은 선택으로 대체하는 방법을 시도해 보라. 저녁 시간에 술 한 잔을 참을 수 없다면 주종을 레드와인으로 바꾸는 식으로 말이다. 오전 간식을 밀크 초콜릿에서 카카오 함량이 많은 다크 초콜릿으로 바꿀 수도 있다.

가장 좋은 방법은 마음에 드는 뇌 건강 습관부터 시작하는 것이다. 모든 습관을 만들거나 고치는 데 동일한 노력이 드는 것은 아니다. 고칼로리 음식을 먹는 것과 같이 뇌의 보상 경로에 큰 자극을 주는 행동은 더 쉽게 형성되는 반면 고치기는 더 어렵다. 연구에서 새로운 습관을 형성하는 데 성공했던 사람들은 자신에게 본질적으로 더 큰 만족감을 주는 행동을 선택한 사람들이었다. 따라서 뇌 건강에 좋은 행동을 습관으로 만들기 위해 노력하고 있다면, 자신이 즐길 수 있는 일부터 선택하는 것이 최선이다.[261]

　나의 친가와 외가의 할머니 두 분은 90세를 훨씬 넘겨 사신 강인한 분들이다. 두 분 모두 세상을 떠날 때까지 자신의 집에서 살며 더없이 명료한 정신을 유지하셨다. 일상의 라이프스타일이 뇌에 미치는 영향에 대한 수많은 기사를 쓰고 편집하는 과학 저널리스트 일을 하면서도, 나는 이런 면에서 내 자신의 미래에 대해 다소 자만하고 있었다. 나는 내 자신을 행운아라고 생각했다. 할머니들이 분명히 유전적으로 좋은 조건을 타고났고, 그 유전자를 내가 물려받았을 테니 말이다. 이런 유전 로또에 당첨된 나는 장수라는 행운을 느긋하게 누리기만 하면 되는 것이다.

　여기까지 책을 읽었다면 이것이 희망 사항에 그친다는 것을 알 것이다. 이런 생각은 라이프스타일이 뇌 건강에 장기적으로 미치는 영향의 중요성을 보여 주는 최신 증거들에 반하는 것일 뿐 아니라, 내 할머니들이 선택한 생활 방식을 무시하는 일이기도 하다.

　내 할머니 두 분은 매우 달랐다. 한 분은 프랑스인이고 레드 와인을 엄청나게 드셨으며, 강인하고 실용적인 사고방식을 갖고 계셨고, 결혼을 하지 않고 인생의 대부분을 혼자 사셨다. 다른 한 분은 영국인이었고, 50년 이상 결혼 생활을 했으며, 감성적이고 따뜻한 분이셨다. 나는 두 분이 완전히 딴판이라고 생각했다. 하지만 이 책을 쓰면서 두 분 사이에 비슷한 점이 있다는 것을 깨달았다. 두 분 모두 대단히 사교적이고, 여행을 즐겼으며, 언어를 공부했다. 두 분 모두 일을 하셨고, 은퇴 후에도 자원봉사를 하고, 새로운 취미를 즐기고, 여행을 하면서 정신적으로나 사회적으로 바쁘게 지내셨다.

그것이 좋은 유전자 덕분이었을까? 아니면 그분들이 살아 온 방식 때문이었을까? 물론 답은 둘 다. 식단과 운동 같은 라이프스타일 요소들이 유전자의 스위치를 켜고 끌 수 있다는 인식이 커지고 있는 점을 고려하면 특히 더 그렇다. 좋은 유전자를 타고난 것은 시작에 불과하다. 앞으로 몇 십 년 안에 장수의 열쇠가 무엇인지 그 해답이 나오게 되기를 바라지만, 나는 그때까지 필요한 행동을 미루고 있지는 않을 것이다.

이 책을 통해 무엇보다 강조하고자 하는 것은, 뇌의 노화에 관한 한 지금 당신의 나이가 몇이든 오늘 지금 여기에서 변화를 시작해야 한다는 점이다. 나는 이 책에 기록한 놀라운 발견들에 대해 배우면서 내 삶에 여러 가지 작은 변화를 주게 되었고, 이것들이 긍정적인 차이를 만들기를 바라고 있다. 나는 야외에서 더 많은 시간을 보내고, 특히 체육관보다는 자연 속에서 운동하기로 선택했다. 생체시계에 맞춰 저녁이면 따뜻한 붉은 빛을, 낮에는 밝은 푸른 빛을 내는 램프도 마련했다. 그리고 일시적으로 유행하는 다이어트를 버리고 장내 미생물을 건강하게 유지할 수 있는 섬유질이 풍부한 식단을 선택했다.

나는 이런 과정을 통해, 뇌가 건강하게 나이 들어가는 여정은 매일 올바른 선택을 하는 긴 게임을 하는 것과 같다는 중요한 교훈을 얻었다. 12주 완성 계획 같은 것은 없다. 결과를 인스타그램에 올릴 수도 없다. 그렇다고 이 과정이 지루해야 한다는 것은 아니다. 내 할머니 두 분은 이런 연구들에 대해서 전혀 알지 못하셨다. 다만 그분들은 제3기 대학University of the Third Age(은퇴했거나 반 은퇴한 노인들에게 교육 기회를 제공하는 국제적인 운동. 제3기는 유년기를 비롯한 교육 기간인 제1기와 일과 가족을 책임지는 제2기 이후의 기간을 말한다—옮긴이)에서 재즈 배우기, 야크를 타고 예멘 여행하기 등 당신들이 즐기는 일을 하셨다. 지금 당신이 사랑하는 일을 찾아 실천한다면, 더 나이가 든 후에 뇌 건강 강화라는 혜택을 누리게 될 것이다.

이런 종류의 개인적 선택은 시작일 뿐이다. 정신과 뇌 건강에 있어 라이프스타일의 중요성이 점점 더 많이 알려짐에 따라, 이 문제는 개인적인 행동에서 사회적인 기능으로 전환되고 있다. 인지 쇠퇴를 예방하고 정신 건강을 보호하는 데 라이프스타일 요소가 얼마나 중요한지에 대한 의료계의 인식이 점점 확대되면서, 운동, 식습관, 수면 등으로 어떻게 건강을 개선할 수 있을지 연구하는 생활 의학 운동이 성장하고 있다.

모든 학생이 학습과 정신 건강에 도움을 주는 운동을 충분히 하고, 노인들이 외로움의 영향에서 자신들을 보호하는 데 필요한 사회적 지원을 받는 등, 사회의 모든 사람이 이런 혜택을 누릴 동등한 기회를 가지는 것이 그 어느 때보다 중요해졌다.

우리는 정신 건강에 대한 열린 대화에 능숙해져야 하며, 사람들이 신체와 정신의 연결을 인지하고 이를 돌보는 데 필요한 도구를 갖출 수 있도록 지원해야 한다. 그리고 수면이나 사회적 접촉 같은 것들이 필요할 때 그런 일을 우선시하는 것이 사회적으로 용인되어야 한다. 그런 일을 경솔한 사치로 보지 않고 장기적인 건강을 위한 열쇠로 보아야 한다. 나는 이런 종류의 활동을 질병에 대한 일종의 사회적 백신으로 생각해야 할 때가 왔다고 제안하고 싶다. 이런 변화는 개인을 넘어 더 넓은 사회에도 도움이 될 것이다.

시작하며

1   De Lucia, C., et al. (2020), 'Lifestyle mediates the role of nutrient-sensing pathways in cognitive aging: Cellular and epidemiological evidence', *Nature Communications*.

2   Miquel, S., et al. (2018), 'Poor cognitive ageing: Vulnerabilities, mechanisms and the impact of nutritional interventions', *Ageing Research Reviews*.

3   Hiddenhearing.co.uk (2020), 'Address a hearing loss to keep your brain sharp'.

1부: 식습관

4   GBD 2017 Diet Collaborators (2019), 'Health effects of dietary risks in 195 countries, 1990–2017: A systematic analysis for the Global Burden of Disease Study 2017', *The Lancet*.

1장. 기분을 개선하려면 무엇을 먹어야 할까

5   Bonaz, B., et al. (2018), 'The vagus nerve at the interface of the microbiota–gut–brain axis', *Frontiers in Neuroscience*.

6   Mayer, E. (2016), *The Mind–Gut Connection*.

7   Rossi, M. (2019), 'Nutrition: An old science in a new microbial light', *Nutritional Bulletin*.

8   Xue, R., et al. (2018), 'Peripheral dopamine controlled by gut microbes inhibits invariant natural killer T cell-mediated hepatitis', *Frontiers in Immunology*.

9   Sudo, N, et al. (2004), 'Postnatal microbial colonization programs the hypothalamic-pituitary-adrenal system for stress response in mice', *Journal of Physiology*.

10 Fda.org (2020), 'Fecal microbiota for transplantation: Safety alert – risk of serious adverse events likely due to transmission of pathogenic organisms'.

11 Dinan, T. (2013), 'Microbiome, brain and behavior', *National Human Genome Institute Lecture*.

12 Tillisch, K., et al. (2017), 'Brain structure and response to emotional stimuli as related to gut microbial profiles in healthy women', *Psychosomatic Medicine*.

13 *New Scientist* (2019), 'How what you eat directly influences your mental health'.

14 Rossi, Dr M. (2019), *Eat Yourself Healthy.*

15 Van de Wouw, M., et al. (2018), 'Short-chain fatty acids: Microbial metabolites that alleviate stress-induced brain–gut axis alterations', *Psychosomatic Medicine.*

2장. 젊은 뇌를 원한다면 공복을 즐겨라

16 Vauzour, D., et al. (2016), 'Nutrition for the ageing brain: Towards evidence for an optimal diet', *Ageing Research Reviews.*

17 Brainfacts.org (2018), 'How does fasting affect the brain?'

18 Mattson, M. (2021), 'How brain & body adapt to intermittent bioenergetic challenge', I ÄGHE Fasting Congress.

19 *The Observer* (2013), 'How to live longer – the experts' guide to ageing'.

20 Kim, C., et al. (2020), 'Energy restriction enhances adult hippocampal neurogenesis-associated memory after four weeks in an adult human population with central obesity: A randomized controlled trial', *Nutrients.*

21 Mattson, M. (2021), 'How brain & body adapt to intermittent bioenergetic challenge', I ÄGHE Fasting Congress.

3장. 뇌를 강화하는 식품, 정말일까?

22 Wang, D., et al. (2021), 'The gut microbiome modulates the protective association between a Mediterranean diet and cardiometabolic disease risk', *Nature Medicine.*

23 Psaltopoulou, T., et al. (2013), 'Mediterranean diet, stroke, cognitive impairment, and depression: A meta-analysis', *Annals of Neurology.*

24 Jacka, F., et al. (2011), 'The association between habitual diet quality and the common mental disorders in community-dwelling adults: The Hordaland Health study', *Psychosomatic Medicine.*

25 Stahl, S., et al. (2014), 'Coaching in healthy dietary practices in at-risk older adults: A case of indicated depression prevention', *American Journal of Psychiatry.* Retrieved via foodandmoodcentre.com.au/2016/07/diet-andmental-health/.

26 Jacka, F., et al. (2017), 'A randomised controlled trial of dietary improvement for adults with major depression (the 'SMILES' trial)', *BMC Medicine.*

27 KimberlyWilson.co (2017), 'Treating Depression with Diet: The "SMILES" Trial'.

28 Francis, H., et al. (2019), 'A brief diet intervention can reduce symptoms of depression in young adults – a randomised controlled trial', *PLOS One.*

29 Mosconi, Dr L. (2018), *Brain food: How to Eat Smart and Sharpen Your Mind.*

30   Chang, S.-C., et al. (2016), 'Dietary flavonoid intake and risk of incident depression in midlife and older women', *American Journal of Clinical Nutrition.*

31   Letteneur, L., et al. (2017), 'Flavonoid intake and cognitive decline over a 10-year period', *American Journal of Epidemiology.*

32   foodandmoodcentre.com.au(게재 년도 미상), 'Diet and mental health'.

4장. 알츠하이머병은 뇌의 당뇨병인가

33   *New Scientist* (2013), 'Are Alzheimer's and diabetes the same disease?'

34   Lin, X., et al. (2020), 'Global, regional, and national burden and trend of diabetes in 195 countries and territories: An analysis from 1990 to 2025', *Scientific Reports.*

35   *New Scientist* (2012), 'Food for thought: Eat your way to dementia'.

36   Athauda, D., et al. (2017), 'Exenatide once weekly versus placebo in Parkinson's disease: A randomised, double-blind, placebo-controlled trial', *The Lancet.*

37   Chohan, H., et al. (2021), 'Type 2 diabetes as a determinant of Parkinson's disease risk and progression', *Movement Disorders.*

2부: 수면
5장. 학습 성과와 기억력을 향상시키는 수면

38   Tononi, G. (2009), 'Slow wave homeostasis and synaptic plasticity. *Journal of Clinical Sleep Medicine.*

39   Lockley, S. and Foster, R. (2012), *Sleep: A Very Short Introduction,* Oxford.

40   Koudier, S., Andrillon, T., et al. (2014), 'Inducing task-relevant responses to speech in the sleeping brain', *Cell.*

41   Paller, K., Creery, J. and Schechtman, E. (2021), 'Memory and sleep: How sleep cognition can change the waking mind for the better', *Annual Reviews.*

42   Arzi, A., Holtzman, Y., et al. (2014), 'Olfactory aversive conditioning during sleep reduces cigarette-smoking behavior', *Journal of Neuroscience.*

6장. 수면과 알츠하이머병에 대한 진실

43   Mander, B., Marks, S., et al. (2015), 'β-amyloid disrupts human NREM slow waves and related hippocampus-dependent memory consolidation', *Nature Neuroscience.*

44 Kang, J.-E., Lim, M., et al. (2009), 'Amyloid-beta dynamics are regulated by orexin and the sleep–wake cycle', *Science.*

45 Ju, Y.-E., Ooms, S., et al. (2017), 'Slow wave sleep disruption increases cerebrospinal fluid amyloid-β levels', *Brain.*

46 Holth, J., et al. (2019), 'The sleep–wake cycle regulates brain interstitial fluid tau in mice and CSF tau in humans', *Science*; and Lucey, B., et al. (2019), 'Reduced non-rapid eye movement sleep is associated with tau pathology in early Alzheimer's disease', *Science Translational Medicine.*

47 *New Scientist* (2017), 'Wake-up call: How a lack of sleep can cause Alzheimer's'.

48 Xie, L., Kang, H., Chen, M., et al. (2013), 'Sleep drives metabolite clearance from the adult brain', *Science.*

49 Npr.org (2019), 'How deep sleep may help the brain clear *Alzheimer's toxins*'.

50 Winer, J., Mander, B., Jagust, W. and Walker, M. (2021), 'Sleep disturbance is associated with longitudinal Aβ accumulation in healthy older adults', *Alzheimer's & Dementia.*

51 *New Scientist* (2017), 'Wake-up call: How a lack of sleep can cause Alzheimer's'.

52 Cordone, S., Scarpelli, S., et al. (2021), 'Sleep-based interventions in Alzheimer's disease: Promising approaches from prevention to treatment along the disease trajectory', *Pharmaceuticals.*

53 Westerberg, C., et al. (2015), 'Memory improvement via slow-oscillatory stimulation during sleep in older adults', *Neurobiology of Ageing.*

54 Basedovsky, L., et al. (2017), 'Auditory closed-loop stimulation of EEG slow oscillations strengthens sleep and signs of its immune-supportive function', *Nature Communications.*

55 Ma, Y., Liang, L. and Zheng, F. (2020), 'Association between sleep duration and cognitive decline', *JAMA Network Open 3* (9): e2013573. doi:10.1001/jamanetworkopen.2020.13573.

7장. 피로는 인지 능력을 떨어뜨린다

56 Lowrie, J. and Brownlow, H. (2020), 'The impact of sleep deprivation and alcohol on driving: A comparative study', *BMC Public Health.*

57 스티븐 로클리Steven Lockley 하버드 의대 교수와의 서신 내용에서 참조.

58 Fritz, J., et al. (2020), 'A chronobiological evaluation of the acute effects of daylight saving time on traffic accident risk', *Current Biology.*

59 Tefft, B. (2020), 'Acute sleep deprivation and culpable motor vehicle crash involvement',

Sleep.

60   Wild, C., et al. (2019), 'Dissociable effects of self-reported daily sleep duration on high-level cognitive abilities', *Sleep*.

61   Barnes, C. M., et al. (2014), 'Sleep and moral awareness', *Journal of Sleep Research*.

62   Alkozei, A., et al. (2018), 'Chronic sleep restriction affects the association between implicit bias and explicit social decision making', *Sleep Health*.

8장. 마음을 치유하는 수면

63   Conte, F., et al. (2021), 'The effects of sleep quality on dream and waking emotions', *International Journal of Environmental Research and Public Health*.

64   Walker, M. and Ven der Helm, E. (2009), 'Overnight therapy? The role of sleep in emotional brain processing', *Psychological Bulletin*.

65   Jagannath, A., et al. (2017), 'The genetics of circadian rhythms, sleep and health', *Human Molecular Genetics*.

66   Foster, R. (2020), 'Sleep, circadian rhythms and health', *Interface Focus*.

67   Walker, M. (2009), 'The role of sleep in cognition and emotion', *Annals of the New York Academy of Sciences*.

68   Freeman, D., et al. (2017), 'The effects of improving sleep on mental health(OASIS): A randomised controlled trial with mediation analysis', *Lancet Psychiatry*.

69   Pace-Schott, E., et al. (2015), 'Effects of sleep on memory for conditioned fear and fear extinction', *Psychological Bulletin*.

9장. 정말로 필요한 수면 시간은 얼마일까?

70   Rechtschaffen, A. (1989), 'Sleep deprivation in the rat: III. Total sleep deprivation', *Sleep*.

71   Foster, R. G. (2020), 'Sleep, circadian rhythms and health', *Interface Focus*.

72   Duffy, J., et al. (2015), 'Aging and circadian rhythms', *Sleep Medicine Clinics*.

73   Lockley, S. and Foster, R. (2012), *Sleep: A Very Short Introduction*, Oxford.

74   Cauter, E., Leproult, R. and Plat, L. (2000), 'Age-related changes in slow wave sleep and REM sleep and relationship with growth hormone and cortisol levels in healthy men', *JAMA*.

75   Gottlieb, D., et al. (2015), 'Novel loci associated with usual sleep duration: The CHARGE consortium genome-wide association study', *Molecular Psychiatry*.

76   Xu, W., et al. (2020), 'Sleep problems and risk of all-cause cognitive decline or dementia:

An updated systematic review and meta-analysis', *Journal of Neurology, Neurosurgery, and Psychiatry*.

77 Léger, D., et al. (2014), 'The risks of sleeping "too much": Survey of a national representative sample of 24671 adults (INPES Health Barometer), *PLOS One*.

78 *New Scientist* (2015), 'Late nights and lie-ins at the weekend are bad for your health'.

79 Lockley, S. and Foster, R. (2012), *Sleep: A Very Short Introduction*, Oxford.

80 Foster, R. G. (2020), 'Sleep, circadian rhythms and health', *Interface Focus*.

81 같은 출처.

82 같은 출처.

83 Walch, O., Cochran, A. and Forger, B. (2016), 'A global quantification of "normal" sleep schedules using smartphone data', *Science Advances*.

10장. 피로는 마음가짐에 달려 있다

84 Gavriloff, D., et al. (2018), 'Sham sleep feedback delivered via actigraphy biases daytime symptom reports in people with insomnia: Implications for insomnia disorder and wearable devices', *Journal of Sleep Research*.

85 Draganich, C. and Erdal, K. (2014), 'Placebo sleep affects cognitive functioning', *Journal of Experimental Psychology: Learning, Memory, and Cognition*.

86 Zavecz, Z., et al. (2020), 'The relationship between subjective sleep quality and cognitive performance in healthy young adults: Evidence from three empirical studies', *Scientific Reports*.

87 Lichtlein, K. (2017), 'Insomnia identity', *Behaviour Research and Therapy*.

88 McFarlane, F., et al. (2020), 'Auditory countermeasures for sleep inertia: Exploring the effect of melody and rhythm in an ecological context', *Clocks & Sleep*.

89 Hilditch, C. and McHill, A. (2019), 'Sleep inertia: current insights', *Nature and Science of Sleep*.

3부: 운동

90 WHO 2018 German Physical Activity Factsheet.

91 2018 Physical Activity Guidelines, Advisory Committee Scientific Report F3-29.

92 US 2016 National Health Interview Survey.

11장. 치매 예방의 키포인트, 운동

93 Livingston, G., et al. (2020), 'Dementia prevention, intervention, and care: 2020 report of the Lancet Commission', *The Lancet*.

94 Wiley, J., et al. (2018), 'Leisure-time physical activity associates with cognitive decline', *Neurology*.

95 Ronan, L., et al. (2016), 'Obesity associated with increased brain age from midlife', *Neurobiology of Ageing*.

96 De Lucia, C., et al. (2020), 'Lifestyle mediates the role of nutrient-sensing pathways in cognitive aging: Cellular and epidemiological evidence', *Nature*.

97 www.ted.com (2015), 'You can grow new brain cells: Here's how'.

98 Lourenco, M. V., et al. (2019), 'Exercise-linked FNDC5/irisin rescues synaptic plasticity and memory defects in Alzheimer's models', *Nature Medicine*.

99 Colombe, S., et al. (2006), 'Aerobic exercise training increases brain volume in aging humans', *The Journals of Gerontology: Series A*.

100 www.hsph.harvard.edu (게재 년도 미상), 'Examples of moderate and vigorous physical activity'.

12장. 운동으로 만드는 스마트한 뇌

101 Hamilton, M., et al. (2012), 'Too little exercise and too much sitting: Inactivity physiology and the need for new recommendations on sedentary behavior', *Current Cardiovascular Risk Reports*.

102 Stimpson, N., et al. (2018), 'Joggin' the noggin: Towards a physiological understanding of exercise-induced cognitive benefits', *Neuroscience & Biobehavioral Reviews*.

103 Donnelly, J., et al. (2016), 'Physical activity, fitness, cognitive function, and academic achievement in children', *Medicine & Science in Sports & Exercise*.

104 Firth, J., et al. (2018), 'Grip strength is associated with cognitive performance in schizophrenia and the general population: A UK Biobank study of 476559 participants', *Schizophrenia Bulletin*.

105 Sternäng, O., et al. (2016), 'Grip strength and cognitive abilities: Associations in old age', *Journals of Gerontology: B*.

106 Fritz, N., et al. (2017), 'Handgrip strength as a means of monitoring progression of cognitive decline – a scoping review', *Ageing Research Reviews*.

13장. 정신 건강을 위한 운동 조언

107 Liao, Y., et al. (2015), 'The acute relationships between affect, physical feeling states, and physical activity in daily life: A review of current evidence', *Frontiers in Psychology*.

108 Chekroud, S., et al. (2018), 'Association between physical exercise and mental health in 1.2 million individuals in the USA between 2011 and 2015: A cross-sectional study', *Lancet Psychiatry*.

109 Mammen, G. and Faulkner, G. (2013), 'Physical activity and the prevention of depression: A systematic review of prospective studies', *American Journal of Preventive Medicine*.

110 Josefsson, T., et al. (2014), 'Physical exercise intervention in depressive disorders: Meta-analysis and systematic review', *Scandinavian Journal of Medicine & Science in Sports*.

111 2018 Physical Activity Guidelines, Advisory Committee Scientific Report F3-29.

112 Maddock, R. (2016), 'Acute modulation of cortical glutamate and GABA content by physical activity', *Journal of Neuroscience*.

113 Di Liegro, C. M., et al. (2019), 'Physical activity and brain health', *Genes*.

114 *New Scientist* (2018), 'How busting some moves on the dance floor is good for your brain'.

115 Paolucci, E. M., et al. (2018), 'Exercise reduces depression and inflammation but intensity matters', *Biological Psychology*.

14장. 요가는 뇌를 변화시키고 정신을 안정시킨다

116 *New York Times* (2020), 'Two Parents. Two Kids. Two Jobs. No Child Care'.

117 Yogaalliance.org (2016), 'Highlights from the 2016 Yoga in America study'.

118 Pascoe, M. C. and Bauer, I. E. (2015), 'A systematic review of randomised control trials on the effects of yoga on stress measures and mood', *Journal of Psychiatric Research*.

119 Park, C., et al. (2020), 'Exploring how different types of yoga change psychological resources and emotional well-being across a single session', *Complementary Therapies in Medicine*.

120 Desai, R., et al. (2015), 'Effects of yoga on brain waves and structural activation: A review', *Complementary Therapies in Clinical Practice*.

121 Pascoe, M. C. and Bauer, I. E. (2015), 'A systematic review of randomised control trials on the effects of yoga on stress measures and mood', *Journal of Psychiatric Research*.

122 Gothe, N., et al. (2014), 'The Effects of an 8-Week Hatha Yoga Intervention on Executive Function in Older Adults', *The Journals of Gerontology: Series A*.

123 Cowan, N., et al. (2013), 'Working memory underpins cognitive development, learning, and education', *Educational Psychology Review*.

124 Streeter, C., et al. (2010), 'Effects of yoga versus walking on mood, anxiety, and brain GABA levels: A randomized controlled MRS study', *Journal of Alternative and Complementary Medicine*.

125 Desai, R., et al. (2015), 'Effects of yoga on brain waves and structural activation: A review', *Complementary Therapies in Clinical Practice*.

126 Hölzel, B., et al. (2010), 'Stress reduction correlates with structural changes in the amygdala', *Social Cognitive and Affective Neuroscience*.

15장. 불안을 다스리고 집중력을 강화하는 마음 챙김 명상

127 Van Dam, N., et al. (2017), 'Mind the hype: A critical evaluation and prescriptive agenda for research on mindfulness and meditation', *Perspectives on Psychological Science*.

128 Zeidan, F. and Vago, D. (2016), 'Mindfulness meditation-based pain relief: A mechanistic account', *Annals of the New York Academy of Sciences*.

129 Hoffman, S., et al. (2010), 'The effect of mindfulness-based therapy on anxiety and depression: A meta-analytic review', *Journal of Consulting and Clinical Psychology*.

130 Kuyken, W., et al. (2015), 'Effectiveness and cost-effectiveness of mindfulness-based cognitive therapy compared with maintenance antidepressant treatment in the prevention of depressive relapse or recurrence (PREVENT): A randomised controlled trial', *The Lancet*.

131 Wikipedia.

132 Techcrunch.com (2020), 'Headspace raises $93 million in equity and debt as it pursues clinical validation for mindfulness'.

133 Farias, M., et al. (2020), 'Adverse events in meditation practices and meditation-based therapies: A systematic review', *Acta Psychiatrica Scandinavica*.

4부: 정신 운동

134 Hampshire, A., et al. (2019), 'A large-scale, cross-sectional investigation into the efficacy of brain training', *Frontiers in Human Neuroscience*.

16장. 성인의 뇌에도 새로운 뇌세포가 자란다

135 Kumar, A., et al. (2019), 'Adult neurogenesis in humans: A review of basic concepts,

history, current research, and clinical implications', *Innovations in Clinical Neuroscience*.

136 Ninds.org(게재 년도 미상), 'Brain basics: The life and death of a neuron'.

137 Laham, B. J. and Gould, E. (2020), 'Plasticity in the adult brain', *Reference Module in Neuroscience and Biobehavioral Psychology*.

138 Eriksson, P., et al. (1998), 'Neurogenesis in the adult human hippocampus', *Nature Medicine*.

139 Boldrini, M., et al. (2018), 'Human hippocampal neurogenesis persists throughout aging', *Cell Stem Cell*.

140 Moreno-Jiménez, E. P., et al. (2019), 'Adult hippocampal neurogenesis is abundant in neurologically healthy subjects and drops sharply in patients with Alzheimer's disease', *Nature Medicine*.

141 von Bartheld, C. S. (2018), 'Myths and truths about the cellular composition of the human brain: A review of influential concepts', *Journal of Chemical Neuroanatomy*.

142 Bergmann, O. and Frisén, J. (2013), 'Why adults need new brain cells', *Neuroscience*.

17장. 교육은 뇌를 보호한다

143 *New Scientist* (2005), 'How brainpower can help you cheat old age'.

144 Ageuk.org.uk (2020), 'Cognitive reserve'.

145 Valenzuela, M., and Sachdev, P. (2006) 'Brain reserve and dementia: a systematic review', *Psychological Medicine*.

146 Wilson, R., et al. (2019), 'Education and cognitive reserve in old age', *Neurology*.

147 Lövdén, M., et al. (2020), 'Education and cognitive functioning across the life span', *Psychological Science in the Public Interest*.

148 Avila, J., et al. (2020), 'Education differentially contributes to cognitive reserve across racial/ethnic groups', *Alzheimer's and Dementia*.

149 Alzforum (2018), 'Intelligence matters more for brain reserve, but education helps'.

18장. 이중 언어 사용의 뇌 강화 효과

150 Antoniou, M. (2019), 'The advantages of bilingualism debate', *Annual Review of Linguistics*.

151 Peal, E. and Lambert, W. E. (1962), 'The relation of bilingualism to intelligence', *Psychological Monographs: General and Applied*.

152 Bialystok, E. (1988), 'Levels of bilingualism and levels of linguistic awareness', *Developmental Psychology*.

153 Prior, A. and Macwhinney, B. (2010), 'A bilingual advantage in task switching', *Bilingualism: Language and Cognition*.

154 Craik, F. I. M., Bialystok, E. and Freedman, M. (2010), 'Delaying the onset of Alzheimer disease', *Neurology*.

155 이 장의 많은 부분은 내가 기고한 다음의 기사를 참고한 것이다. *New Scientist, titled 'Bilingual brain boost: Two tongues, two minds'*.

156 Alladi, S., et al. (2013), 'Bilingualism delays age at onset of dementia, independent of education and immigration status', *Neurology*.

19장. 음악이 뇌에 미치는 놀라운 영향력

157 Criscuolo, A., Bonetti, L., Särkämö, T., Kliuchko, M. and Brattico, E. (2019), 'On the association between musical training, intelligence and executive functions in adulthood', *Frontiers in Psychology*.

158 같은 출처.

159 Loui, P., et al. (2019), 'Musical instrument practice predicts white matter microstructure and cognitive abilities in childhood', *Frontiers in Psychology*.

160 Gooding, L., et al. (2015), 'Musical training and late-life cognition', *American Journal of Alzheimer's Disease & Other Dementias*.

161 Devere, R. (2017), 'Music and dementia: An overview', *Practical Neurology*.

162 Veghese, J., et al. (2003), 'Leisure activities and the risk of dementia in the elderly', *New England Journal of Medicine*.

163 Walsh, S., et al. (2021), 'Does playing a musical instrument reduce the incidence of cognitive impairment and dementia? A systematic review and meta-analysis', *Aging and Mental Health*.

164 Chaddock-Heyman, L., et al. (2021), 'Musical training and brain volume in older adults', *Brain Sciences*.

165 Leipold, S., Klein, C. and Jäncke, L. (2021), 'Musical expertise shapes functional and structural brain networks independent of absolute pitch ability', *Neuroscience*.

166 James, C., et al. (2020), 'Train the brain with music (TBM): Brain plasticity and cognitive benefits induced by musical training in elderly people in Germany and Switzerland, a study protocol for an RCT comparing musical instrumental practice to sensitization to music', *BMC Geriatrics*.

167 Devere, R. (2017), 'Music and dementia: An overview', *Practical Neurology*.

168 Krotinger, A. and Loui, P. (2021), 'Rhythm and groove as cognitive mechanisms of dance intervention in Parkinson's disease', *PLOS One*.

169 Tichko, P., et al. (2020), 'Integrating music-based interventions with Gamma-frequency stimulation: Implications for healthy ageing', *European Journal of Neuroscience*.

5부: 사회생활
20장. 원만한 결혼 생활은 치매를 예방한다

170 Sommerlad, A., Ruegger, J., Singh-Manoux, A., et al. (2018), 'Marriage and risk of dementia: systematic review and meta-analysis of observational studies', *Journal of Neurology, Neurosurgery, and Psychiatry*.

171 Joung, I. M., Stronks, K., van de Mheen, H., et al. (1995), 'Health behaviours explain part of the differences in self-reported health associated with partner/marital status in The Netherlands', *Journal of Epidemiology and Community Health*.

172 Locke, H. J. and Wallace, K. M. (1959), 'Short marital adjustment and prediction tests: Their reliability and validity', *Marriage and Family Living*.

173 Holt-Lunstad, J., et al. (2008), 'Is there something unique about marriage? The relative impact of marital status, relationship quality, and network social support on ambulatory blood pressure and mental health', *Annals of Behavioral Medicine*.

174 Beadle, J. N. (2019), 'Leveraging the power of networks to support healthy aging', *The Journals of Gerontology*.

175 Blanchflower, D. G. and Clark, A. E. (2019), 'Children, unhappiness and family finances: Evidence from one million Europeans', *National Bureau of Economic Research*.

176 Becker, C., et al. (2019), 'Marriage, parenthood and social network: Subjective well-being and mental health in old age', *PLOS One*.

21장. 외로움은 뇌를 어떻게 변화시킬까?

177 Sutin, A., et al. (2020), 'Has loneliness increased during COVID-19? Comment on "'Loneliness: A signature mental health concern in the era of COVID-19'", *Psychiatry Research*.

178 Ortiz-Ospina, E. (2019), 'Is there a loneliness epidemic?' Retrieved from https://ourworldindata.org/loneliness-epidemic.

179 Coyle, C. and Dugan, E. (2012), 'Social isolation, loneliness and health among older adults', *Journal of Ageing and Health*.

180 *New Scientist* (2017), 'Feeling lonely? You're not on your own'. Retrieved from https://www.newscientist.com/article/mg23531351-900-feeling-lonelyyoure-not-on-your-own/.

181 Richardson, T., et al. (2017), 'The relationship between loneliness and mental health in students', *Journal of Public Mental Health*.

182 Spithoven, A., et al. (2017), 'It is all in their mind: A review on information processing bias in lonely individuals', *Clinical Psychology Review*.

183 Hawkley, L. and Capitanio, J. (2016), 'Perceived social isolation, evolutionary fitness and health outcomes: A lifespan approach', *Philosophical Transactions of the Royal Society B*.

184 Cacioppo, S., et al. (2015), 'Loneliness: Clinical import and interventions', *Perspectives on Psychological Science*.

185 Pewresearch.org (2018), 'Americans unhappy with family, social or financial life are more likely to say they feel lonely'.

186 Masi, C. M., et al. (2011), 'A meta-analysis of interventions to reduce loneliness', *Personality and Social Psychology Review*.

187 Cole, S., et al. (2015), 'Loneliness, eudaimonia, and the human conserved transcriptional response to adversity', *Psychoneuroendocrinology*.

22장. 반려동물의 치유력

188 Robinson, A. S. (2019), 'Finding healing through animal companionship in Japanese animal cafés', *BMJ Medical Humanities*.

189 McNicholas, J., et al. (2005), 'Pet ownership and human health: A brief review of evidence and issues', *BMJ*.

190 Stoeckel, L., et al. (2014), 'Patterns of brain activation when mothers view their own child and dog: An fMRI study', *PLOS One*.

191 Centre for Mental Health (2018), 'The mental health impact of therapy dogs in prison'.

192 Theguardian.com (2020), 'Sanity, stability and stress-relief: Why our beloved pets have never been more important'.

193 Habri.org (2014), 'Family physician survey'.

194 *New Scientist* (2018), 'Why emotional support animals may be a waste of time'.

195 Hughes, M. (2019), 'Companion animals and health in older populations: A systematic review', *Clinical Gerontologist*.

196 Yerbury, R. M. and Lukey, S. J. (2021), 'Human–animal interactions: Expressions of wellbeing through a "nature language"', *Animals*.

23장. 기분을 북돋우는 빛과 어둠

197 Zee, P. C. (2015), 'Circadian clocks: Implication for health and disease', *Sleep Medicine Clinics*.

198 Bedrosian, T. and Nelson, R. J. (2017), 'Timing of light exposure affects mood and brain circuits', *Translational Psychiatry*.

199 Lee, E. E., et al. (2020), 'Daily and seasonal variation in light exposure among the Old Order Amish', *International Journal of Environmental Research and Public Health*.

200 BBC Future (2018), 'What I learned by living without artificial light'.

201 같은 출처.

202 Münch, M., et al. (2016), 'Blue-enriched morning light as a countermeasure to light at the wrong time: Effects on cognition, sleepiness, sleep, and circadian phase', *Neuropsychobiology*.

203 Chang, A.-M., et al. (2015), 'Evening use of light-emitting eReaders negatively affects sleep, circadian timing, and next-morning alertness', *PNAS*.

24장. 정신 건강에 좋은 자연

204 Alcock, I., et al. (2014), 'Longitudinal effects on mental health of moving to greener and less green urban areas', *Environmental Science*.

205 United Nations (2018), 'World urbanization prospects: The 2018 revision'. Retrieved from https://population.un.org/wup/Publications/Files/ WUP2018-Report.pdf.

206 White, M., et al. (2013), 'Would you be happier living in a greener urban area? A fixed-effects analysis of panel data', *Psychological Science*.

207 Berman, M. G., et al. (2008), 'The cognitive benefits of interacting with nature', *Psychological Science*.

208 White, M. L., et al. (2020), 'Nature contact, nature connectedness and associations with health, wellbeing and pro-environmental behaviours', *Journal of Environmental Psychology*.

209 Alcock, I., et al. (2020), 'Associations between pro-environmental behaviour and neighbourhood nature, nature visit frequency and nature appreciation: Evidence from a nationally representative survey in England', *Environment International*.

6부: 건강한 몸, 건강한 정신
25장. 정신 건강을 위협하는 염증

210 Cox, A., et al. (2015), 'Obesity, inflammation, and the gut microbiota', *Lancet: Diabetes &Endocrinology*.

211 *Nature* (2021),'"Inflammation clock" can reveal body's biological age'.

212 *New Scientist* (2015), 'An inflamed brain may be a hidden cause of depression'.

213 Lee, C.-H. and Giuliani, F. (2019), 'The role of inflammation in depression and fatigue', *Frontiers in Immunology*.

214 Bai, S., et al. (2019), 'Efficacy and safety of anti-inflammatory agents for the treatment of major depressive disorder: A systematic review and meta analysis of randomised controlled trials', *Journal of Neurology, Neurosurgery, and Psychiatry*.

215 Miller, A. and Pariante, C. (2020), 'Trial failures of anti-inflammatory drugs in depression', *Lancet Psychiatry*.

26장. 알츠하이머병 예방을 위한 치아와 잇몸 관리

216 *New York Times* (2021), 'House Committees Demand F.D.A. Records on Alzheimer's Drug Approval'.

217 *New Scientist* (2019), 'We may finally know what causes Alzheimer's – and how to stop it'.

218 Domini, S., et al. (2019), 'Porphyromonas gingivalis in Alzheimer's disease brains: Evidence for disease causation and treatment with small-molecule inhibitors', *Science Advances*.

219 Harding, A., Robinson, S., Crean, S.-J. and Singhrao, S. K. (2017), 'Can better management of periodontal disease delay the onset and progression of Alzheimer's disease?', *Journal of Alzheimer's Disease*.

220 Chen, C.-K., Wu, Y.-T. and Chang, Y.-C. (2017), 'Periodontal inflammatory disease is associated with the risk of Parkinson's disease: A population-based retrospective matched-cohort study', *PeerJ*.

27장. 청력 손실과 치매의 연관성

221 Lin, F. R., et al. (2011), 'Hearing loss and incident dementia', *Aging and Mental Health*.

222 Byeon, G., et al. (2021), 'Dual sensory impairment and cognitive impairment in the Korean longitudinal elderly cohort', *Neurology*.

223 Lin, F. R. and Albert, M. (2014), 'Hearing loss and dementia – who's listening?', *Aging and Mental Health*.

224 Alzheimer's.co.uk (2021), 'Wearing hearing aid may help protect brain in later life'.

225 www.hopkinsmedicine.org (게재 년도 미상), 'The hidden risks of hearing loss'.

7부: 뇌를 돌보는 당신만의 방법
28장. 성격이 정신 건강에 영향을 미친다

226 Steiger, M., et al. (2021), 'Changing personality traits with the help of a digital personality change intervention', *PNAS*.

227 Lamers, M., et al. (2012), 'Differential relationships in the association of the Big Five personality traits with positive mental health and psychopathology', *Journal of Research in Personality*.

228 Williams, P., et al. (2009), 'Openness to experience and stress regulation', *Journal of Research in Personality*.

229 Curran, T. and Hill, A. P. (2019), 'Perfectionism is increasing over time: A meta-analysis of birth cohort differences from 1989 to 2016', *Psychological Bulletin*.

230 Smith, M., et al. (2021), 'Is perfectionism a vulnerability factor for depressive symptoms, a complication of depressive symptoms, or both? A metaanalytic test of 67 longitudinal studies', *Clinical Psychology Review*.

231 Theconversation.com (2018), 'How perfectionism became a hidden epidemic among young people'.

232 Olsson, L., et al. (2021), 'Do athlete and coach performance perfectionism predict athlete burnout?', *European Journal of Sport Science*.

233 Srivastava, S., John, O. P., Gosling, S. D. and Potter, J. (2003), 'Development of personality in early and middle adulthood: Set like plaster or persistent change?', *Journal of Personality and Social Psychology*.

234 Asselmann, E. and Specht, J. (2020), 'Testing the social investment principle around childbirth: Little evidence for personality maturation before and after becoming a parent', *European Journal of Personality*.

235 *New Scientist* (2017), 'Your true self: How your personality changes throughout life'.

236 Hudson, N. W. and Fraley, R. C. (2015), 'Volitional personality trait change: Can people choose to change their personality traits?', *Journal of Personality and Social Psychology*.

237 Nagel, M., et al. (2018), 'Meta-analysis of genome-wide association studies for neuroticism in 449,484 individuals identifies novel genetic loci and pathways', *Nature Genetics*.

238 Steiger, M., et al. (2021), 'Changing personality traits with the help of a digital personality change intervention', *PNAS*.

239 Hudson, N. W. and Fraley, R. C. (2016), 'Changing for the better? Longitudinal associations between volitional personality change and psychological well-being', *Personality and Social Psychology Bulletin*.

240 *New Scientist* (2019), 'The misunderstood personality trait that is causing anxiety and stress'.

241 Nace.co.uk (2020), 'How perfectionistic is your classroom?'

29장. 스트레스가 나쁘기만 한 것은 아니다

242 Salleh, M. R. (2008), 'Life event, stress and illness', *Malaysian Journal of Medical Sciences*.

243 Jinshil Hyun, M. A., et al. (2018), 'Waking up on the wrong side of the bed: The effects of stress anticipation on working memory in daily life', *The Journals of Gerontology: Series B*.

244 *New Scientist* (2020), 'Don't stress: The scientific secrets of people who keep cool heads'.

245 Sliter, M., Kale, A. and Yuan, Z. (2013), 'Is humor the best medicine? The buffering effect of coping humor on traumatic stressors in firefighters', *Journal of Organizational Behavior*.

246 Tagalidou, N., et al. (2018), 'Feasibility of a humor training to promote humor and decrease stress in a subclinical sample: A single-arm pilot study', *Frontiers in Psychology*.

247 Zander-Schellenberg, T., et al. (2020), 'Does laughing have a stress-buffering effect in daily life? An intensive longitudinal study', *PLOS One*.

248 *New Scientist* (2020), 'Stress early in life can make a child's brain more like an adult's'.

249 *Harvard Business Review* (2015), 'Stress can be a good thing if you know how to use it'.

250 Crum, A., et al. (2013), 'Rethinking stress: The role of mindsets in determining the stress response', *Personality, Processes and Individual Differences*.

30장. 건강한 습관을 만드는 방법

251 Wood, W., Quinn, J. M. and Kashy, D. A. (2002), 'Habits in everyday life: Thought, emotion, and action', *Journal of Personality and Social Psychology*.

252 *New Scientist* (2016), 'How to master your habits and take control of your life'.

253 Thomson, H. (2021), *This Book Could Fix Your Life*.

254 Howe, M., et al. (2011), 'Habit learning is associated with major shifts in frequencies of oscillatory activity and synchronized spike firing in striatum', *PNAS*.

255 Smith, K. S. and Graybiel, A. M. (2016), 'Habit formation', *Dialogues in Clinical Neuroscience*.

256 https://www.newscientist.com/article/mg24332400-700-how-to-trick-yourmind- to-break-bad-habits-and-reach-your-goals/.

257 Fournier, M., et al. (2017), 'Effects of circadian cortisol on the development of a health habit', *Health Psychology*.

258 Lally, P., et al. (2009), 'How are habits formed: Modelling habit formation in the real world', *European Journal of Social Psychology*.

259 Van der Weiden, A., et al. (2021), 'How to form good habits? A longitudinal field study on the role of self-control in habit formation', *Frontiers in Psychology*.

260 MIT News (2018), 'Distinctive brain pattern helps habits form'.

261 Keller, J., et al. (2021), 'Habit formation following routine-based versus timebased cue planning: A randomized controlled trial', *Health Psychology*.